胡兰贵简介

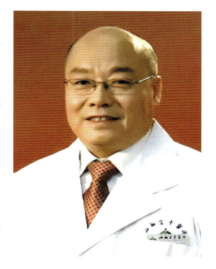

胡兰贵，男，汉族，山西省太原市人。主任医师，教授，博士研究生导师，第五批全国老中医药专家学术经验继承工作指导老师，山西省名中医。

胡兰贵师承朱进忠老先生，1991年其独立著书立说，1993年破格晋升为副主任医师，1996年被确定为第二批全国老中医药专家朱进忠学术经验继承人，2000年晋升主任医师，2004年参加国家中医药管理局第一批优秀中医临床人才研修项目，被授予"全国优秀中医临床人才"称号，2012年被确定为第五批全国老中医药专家学术经验继承工作指导老师，2017年被授予第二批"山西省名中医"称号。他曾历任山西省中医院和平分院副院长，山西省中医药学会常务理事，山西省中医药学会内科专业委员会副主任委员，山西省中西医结合学会风湿病专业委员会副主任委员。

胡教授工作在中医教学与临床一线约五十载，有着丰富的临床经验和精深的理论造诣，对内科疑难病的诊治规律、风湿病的临床研究和治疗、治未病理念和辨证论治方法学的研究尤有建树，擅长应用中医经典理论治疗内科疑难病、风湿病；尤其在治未病方面独树一帜，擅长应用膏方防治内科疑难病；还率先采用了现代工艺制作贴脐剂治疗内科和儿科疾病。他提出"治病以和谐为纲""疑难病从肝论治""疑难病辨证以脉为根""风湿病从五脏论治""精准辨证理法方药高度统一""恍惚诊疗法"等学术观点。胡教授不仅在工作中兢兢业业，竭诚为患者诊病治病，还热心于中医的公众健康教育事业，受电视台邀请多次做客健康栏目，得到广大观众的一致好评，并从2010年起作为《健康时间·话说中医》的主讲人。他主持完成"十五"国家重点科技攻关项目课题1项"名老中医学术思想、经验传承研究"，省级课题5项，报批新药2个。出版了《临证效验秘方》《神方仙方灵验方》《中成药应用必备》《朱进忠临床经验传承》《胡兰贵临床经验传承》《胡兰贵临证效验秘方》（第2版）《胡兰贵临证秘笈》等40部著作。在国内外期刊发表论文80余篇。

胡 娜 简 介

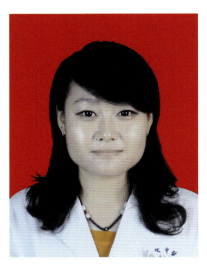

胡娜，女，汉族，山西省太原市人。自幼受外祖父朱进忠、父亲胡兰贵的熏陶，热爱中医，于2001年考入山西中医学院（现山西中医药大学）中医临床专业就读本科，常随同外祖父朱进忠、父亲胡兰贵出诊，对中医汤头、中医经典"滚瓜烂熟"。又于2006年考入山西省中医药研究院，攻读硕士研究生学位。2009年获得硕士学位后就职于山西省中医药研究院肝病科。2019年考入上海中医药大学，攻读博士研究生学位。临床主攻肝硬化的研究与治疗，擅长肝病的中医治疗。

完成"十五"国家重点科技攻关项目"名老中医学术思想、经验传承研究"课题1项，该项目荣获山西省科技进步奖三等奖。完成国家中医药管理局"名老中医朱进忠工作室的建设"项目；山西省科技攻关项目"东垣益气膏对肺气虚证防治机制的研究"；山西省卫生厅"朱进忠学术流派传承工作室项目建设"项目；山西省中医药研究院院级课题"肝痛贴治疗肝郁血瘀型胁痛的临床观察"。在国家核心期刊发表了《朱进忠以脉为根辨证论治的经验》《胡兰贵教授应用经方治疗疑难病的经验》等具有代表性的论文30余篇。编著《胡兰贵临证效验秘方》（第2版），主编《朱进忠临床经验传承》《胡兰贵临证秘笈》，参编《朱进忠老中医医案医话》《明医之路，道传薪火》《中医临证五十年心得录》《药物集成》《甲子回眸》等著作。

胡兰贵内科临证秘笈

胡兰贵　胡　娜　编著

科　学　出　版　社

北　京

内 容 简 介

本书为胡兰贵教授中医内科临证经验心得总结。胡兰贵教授善用经方和经典，在总结过程中，应用很多中医经典的知识穿插在其中。同时，还会阐述大学教材以外的方剂，这些方剂为胡兰贵教授家传方、秘方。本书内容由基础理论、医案思辨临证秘笈、参师襄诊、名医大家参师襄诊、医籍学习参悟五部分构成。基础理论部分阐述了中医内科的简要历史沿革和常用的治疗方法。医案思辨临证秘笈部分，第一节为概述，第二节到第九节为脏腑病证，按其体系分为外感病证、肺病证、心脑病证、脾胃肠病证、肝胆病证、肾膀胱病证、气血津液病证和经络肢体病证；第十节为内科临证思路——汤方辨证。医案思辨临证秘笈部分，分别为感冒、发热、咳嗽、喘证、汗证、头痛、眩晕、喉痹、心悸、痞满、腹痛、胁痛、便秘、痿病、癃闭、痹证、虚劳、郁证，均由该病证的典型医案构成。参师襄诊部分为胡兰贵教授跟随名家学医的心得汇总。名医大家参师襄诊部分为胡兰贵教授学习前辈大师临床课堂笔记。医籍学习参悟部分为胡兰贵教授结合临床总结学习中医经典心得。

本书可供临床中医师和中医药科研工作者参阅。

图书在版编目（CIP）数据

胡兰贵内科临证秘笈 / 胡兰贵，胡娜编著. -- 北京：科学出版社，2025.6. -- ISBN 978-7-03-082736-4

Ⅰ. R25

中国国家版本馆 CIP 数据核字第 2025ZT1888 号

责任编辑：郭海燕　王立红 / 责任校对：刘　芳
责任印制：徐晓晨 / 封面设计：蓝正设计

科学出版社 出版
北京东黄城根北街 16 号
邮政编码：100717
http://www.sciencep.com

固安县铭成印刷有限公司印刷
科学出版社发行　各地新华书店经销
*
2025 年 6 月第　一　版　　开本：787×1092　1/16
2025 年 6 月第一次印刷　　印张：14 1/2　插页：1
字数：371 000
定价：**118.00 元**
（如有印装质量问题，我社负责调换）

前　　言

　　胡兰贵教授，为首批全国优秀中医临床人才，从事中医教学与临床约五十载，有着丰富的临床经验和精深的理论造诣，对疑难杂病诊治规律、治未病理念和辨证论治方法学的研究尤有建树，临床尤擅长治疗疑难杂病、治未病。在中医传承上，胡兰贵教授一贯倡导 "守正创新"思想，长期坚守在临床一线，一方面传承朱进忠老先生学术思想，另一方面也逐渐积累形成个人独特的学术理念。经各省（区、市）中医药主管部门、新疆生产建设兵团卫生健康委、中国中医科学院等部门遴选推荐，国家中医药管理局审定，2022年确定胡兰贵教授为全国名老中医药专家传承工作室建设项目专家，自工作室建设以来得到了山西省乃至全国中医同道、社会各界人士的广泛好评。为了更好地贯彻落实《2021年全国名老中医药专家传承工作室建设项目实施方案》等文件要求，回顾性整理、继承、推广名老中医药专家学术观点和临床经验，包括书籍、影像、笔记等，建立名老中医药专家学术经验传承及推广的有效方法和模式，培养一批高层次的中医药人才，促进中医药事业的发展，当为重中之重。

　　本书为胡兰贵教授中医内科临证经验心得总结。旨在适应中医药建设传承发展的新要求，将胡兰贵教授丰富的临床经验同现行高等中医药院校《中医内科学》教材教学模式相结合，进一步总结胡兰贵教授在内科病证治疗过程中的心得和体会，更好地满足传承需求。全书吸取了《中医内科学》教材精华，充分验证了《中医内科学》教材中病证治疗经验的有效性，同时结合胡兰贵教授临证应用心得，形成独特、完善的中医内科辨证体系和方案，故本书名为《胡兰贵内科临证秘笈》。在编写的过程中，编者以胡兰贵教授约五十年的论文、著作、影像作为资料，采用举纲张目的方式，阐述人体脏腑系统病证的疾病、证型、治疗方案，并佐以相应医案；以提高中医思维方式。虽然以《中医内科学》为蓝本，但胡兰贵教授善用经方和经典，为了使读者更好地学习内科疾病，应用内科知识，理解内科疾病的治疗方式，在总结过程中，应用很多中医经典的知识穿插在其中。同时，还会阐述很多大学教材以外的方剂，这些方剂为胡兰贵教授家传方、秘方。本书内容由基础理论、医案思辨临证秘笈、参师襄诊、名医大家参师襄诊、医籍学习参悟五部分构成。基础理论部分阐述了中医内科的简要历史沿革和常用的治疗方法。医案思辨临证秘笈部分，第一节为概述，第二节到第九节为脏腑病证，按其体系分为外感病证、肺病证、心脑病证、脾胃肠病证、肝胆病证、肾膀胱病证、气血津液病证和经络肢体病证，分别阐述了各个系统病证特点，每一病证分为概述、病因病机、诊断与鉴别诊断、辨证论治、体会等；第十节为内科临证思路——汤方辨证，介绍了胡兰贵教授独特的汤方辨证经验及常用的方剂介绍。医案思辨临证秘笈部分由十八节构成，分别为感冒、发热、咳嗽、喘证、汗证、头痛、眩晕、喉痹、心悸、痞满、腹痛、胁痛、便秘、痿病、癃闭、痹证、虚劳、郁证，均由该病证的典型医案构成。参师襄诊部分为胡兰贵教授跟随名家学医的心得汇总。名医大家参师襄诊部分为胡兰贵教授学习前辈大师临床课堂笔记。医籍学习参悟部分为胡兰贵教授结合临床总结学习中医经典心得。全书关于临床疾病内容的编写顺序，与现行《中医内科学》教材编排顺序一致，以便于读者结合现代医家进一步深入学习，并在篇尾以各位名家对于中医的认识引导大家，将临床经验分享于世，道传薪火。

另外，书中"（背）"意指该段内容需牢记背诵；"（X 个字）"意指可按字数来记忆；书中一些秘方名，可参见胡兰贵教授编著的《胡兰贵临证效验秘方》（第 2 版）等著作；全书重点内容均加黑加粗字体等表示此部分内容要求背熟，"3243"等，这是编者将自己临床心得总结为这种简略方式，便于记忆，因此，读者要仔细领会，认真研读。在编写过程中得到了闫牛、邓树文的大力协助，特此致谢。本书虽力求完美，但是由于编写水平有限，错误和缺点在所难免，不足之处敬请同道们批评指正，以便再版时完善。

本书出版得到了山西省中医院胡兰贵全国名老中医工作室的资助和三晋一纲二目学术流派资助。

胡兰贵　胡　娜
2025 年于山西省中医院

目　　录

第一部分 基 础 理 论

第一节 概 述

1. 中医内科学——用中医理论阐明内科疾病的病因、病机及其证治规律的一门临床学科，是中医学的主干课程，是临床各科的基础，在中医专业中占有重要地位。

2. 宋代钱乙《小儿药证直诀》开创了脏腑证治的先河。

3. 内科病的范围——包括外感病和内伤病两大类，二者既有区别又有联系。

（1）外感病包括伤寒、温病，即"今夫热病者，皆伤寒之类也。"

（2）内伤病即脏腑功能失调引起的病证。

4. 伤寒——指一切外感热病的总称，有广义、狭义之分。

（1）广义的伤寒即外感热病的总称，如《黄帝内经》云："今夫热病者，皆伤寒之类也。"

（2）狭义的伤寒即感受风寒，感而即发，如《伤寒论》所说："太阳病，或已发热，或未发热，必恶寒，体痛，呕逆，脉阴阳俱紧者，名为伤寒。"

5. 《黄帝内经》云："伤寒有五：有中风、有温病、有湿温、有伤寒、有热病。"

6. 温病——感受温热之邪所致的热性病，如《伤寒论》第 6 条云："太阳病，发热而渴，不恶寒者为温病。"

7. 我国第一部病因病机证候诊断学专著——隋代巢元方的《诸病源候论》。

8. 首先用"内科"命名的著作是——明代薛己的《内科摘要》。

9. 金元四大家的诊疗特点：

（1）刘河间诊病，重视病机。

（2）李东垣诊病，重视四诊合参。

（3）朱丹溪诊病，主张从外知内。

（4）张从正诊病，重视症状的鉴别诊断。

10. 明代王纶在《名医杂著》中指出内科学的特点——外感法仲景；内伤法东垣；热病用完素；杂病用丹溪。

11. 疾病与时间的关系——夫百病者，多以旦慧昼安，夕加夜甚。

12. 四个久——久病入络，久病入血，久病入肾，久病及虚。

13. 辨哮与喘——哮即喉中水鸡声；喘即张口抬肩，不能平卧，哮必兼喘，喘未必兼哮。

14. 汗——阳气蒸腾津液从玄府（汗孔、气门）排出之液体，即阳加于阴谓之汗。

15. 战汗——病人先恶寒战栗，表情痛苦，几经挣扎而后汗出，正邪交争，疾病的转折点（伤寒论101条、149条）。

16. 辨头晕——诸风掉眩皆属于肝；无痰不作眩；无虚不作眩。

17. 罢极之本——指肝，肝主筋，筋主运动，肝是耐受疲劳的根本（肝者、罢极之本）。

18. 阳水——发病急，来势猛，水肿先从眼睑、头面开始，然后遍及全身，以腰以上肿甚为特点（风实肺）。

19. 阴水——发病缓，来势徐，水肿先从足部开始，然后遍及全身，以腰以下肿甚为特点（虚脾肾）。

20.《黄帝内经》云："不治已病治未病，不治已乱治未乱，此之谓也，夫病已成而后药之，乱已成而后治之，譬犹渴而穿井，斗而铸锥，不亦晚乎。"

21. 解表法——通过发汗祛除外邪的一种方法，适用于表证。

22. 解表法的注意事项：

（1）淋家、疮家、亡血家、汗家不可发汗（血汗同源，津血同源）；

（2）发汗不可大汗淋漓。

23. 清热法——用寒凉药物治疗热证的方法，又称清法，适用于里热证。

24. 清热法的注意事项：

（1）本药苦寒，不可过用，损伤胃气（有胃气则生，无胃气则死）。

（2）真寒假热不可应用。

25. 攻下法——通过泻下祛除邪实的一种方法，又称下法，包括寒下、温下、润下、逐水、适用于实证。

26. 攻下法的注意事项：

（1）有表证的不可攻里（引邪入里）。

（2）本法不可常用，损伤正气。

27. 和解法——和解少阳，调和内脏的一种方法，又称和法，适用于半表半里证。

28. 和解法的注意事项——忌汗、吐、下三法。

29. 温里法——用祛除寒气的药物和补益阳气的药物，治疗寒证。

30. 温里法的注意事项——热深厥亦深的真热假寒证禁用。

31. 补益法——用补益阴阳气血的药物，治疗虚证的方法，又称补法，适用于气虚、血虚、阴虚、阳虚。

32. 补益法的注意事项：

（1）有表证不可用补法，以免闭门留寇。

（2）要注意阴中求阳，阳中求阴的应用。

33. 消导法——用消导药物治疗食滞内停，邪实积聚的一种方法。

34. 消导法的注意事项——消法不能常用，以免损伤正气。

35. 理气法——用理气药物调理气机的一种方法，适用于气机失调证。

36. 理气药的注意事项——理气药多辛香走窜，香燥苦温，损伤阴液，阴虚者慎用。

37. 既能理气而不伤阴的药——香橼、佛手、玫瑰花、玳玳花。

38. 理血法——通过活血的药物治疗瘀血内阻的一种方法，适用于瘀血证。

39. 理血法的注意事项——根据气行则血行的原理，理血剂应配伍理气药。

40. 固涩法——用收敛固涩的药物治疗脱证的一种方法，适用于脱证。

41. 固涩法的注意事项——痢疾初起，食积泻泄，相火妄动后的遗精应当慎用（闭门留寇）。

42. 开窍法——用开窍药物通窍醒神的一种方法，适用于闭证，包括温开、凉开。

43. 开窍剂的注意事项——开窍剂含有芳香挥发的药物，应吞服、鼻饲或注射，不宜加热服。

44. 镇痉法——通过平肝熄风、祛风通络治疗口眼㖞斜的一种方法。

45. 镇痉法的注意事项——风分内风、外风。外风者散之；内风者息之。

第二节 外感病证

1. 外感病证——指感受外邪，正邪相争，导致脏腑功能失调的一类病证。

2. 外感病证的基本病机——外邪侵袭，正邪相争，脏腑功能失常。

3. 外感病的治疗要点——及时有效地祛除外邪，做到祛邪务净，即所谓"治外感如将"；治疗内伤病应顺脏腑阴阳升降之性，即所谓"治脏腑如相"。

一、感冒

1. 感冒——俗称伤风，是感受外邪或时行病毒，出现的鼻塞、流涕、恶寒、发热的主要表现的病证，若广泛流行，证候相似称时行感冒。

2. 卫气营血的传变——卫分（表证）→气分（里证）→营分→血分。

3. 病机包括：①基本病机；②症状病机；③系统病机。

4. 中医学的病机总纲——阳胜则热，阴胜则寒，阳虚则寒，阴虚则热。

5. 感冒的证候特征——鼻塞、流涕、头痛、恶寒、发热。

6. 表证——发热恶寒、头身疼痛、苔薄白、脉浮。

7. 表寒证——恶寒重，发热轻，头身疼痛，无汗，苔薄白，脉浮紧。

8. 表热证——发热重，恶寒轻，口微渴，舌边尖红，苔薄黄，脉浮数。

9. 表虚证——发热轻，恶风，自汗，脉浮缓。

10. 感冒的主因——风邪。

11. 感冒的病因：一是风邪；二是时行病毒。

12. 感冒的病位——肺卫。

13. 感冒的病机——风邪外客，肺失宣降。

14. 感冒与风温的鉴别——风温初起与感冒相似，但感冒发热不高，汗出热退，一般不传变；风温高热，汗出热不退，多传变。

15. 感冒的辨证要点：

（1）辨表寒表热；

（2）辨普通时行；

（3）辨气虚阴虚。

16. 感冒的治疗原则——祛邪解表，宣通肺气，即《黄帝内经》云："其在皮者，汗而发之。"

17. 湿热证——胸闷、呕恶、头身困重，舌苔黄腻，脉濡数。

18. 寒湿证——胸闷、呕恶、头身困重，舌苔白腻，脉濡缓。

19. 感冒的常见证型及代表方：风寒表证：荆防败毒散。风热表证：银翘散。暑湿表证：藿香正气散。表寒里热证（寒包火）：大青龙汤。气虚感冒：参苏饮。阴虚感冒：加减葳蕤汤【方歌】加减葳蕤用白薇，葱豉薄枣桔甘随，阴虚外感宜服煎，解表滋阴即可愈）。

20. 治疗感冒的体会：

（1）当辨不清风寒、风热感冒时，可用柴胡桂枝汤，切记服本方有时会出现战汗的现象。

（2）气虚外感或长期感冒不愈可用东垣清暑益气汤。

（3）气郁外感可用参苏饮加香附 10g。

（4）香附是治疗气郁外感的要药。

（5）经期感冒可用逍遥散（薄荷 10g）。

（6）遗精或房事后感冒可用滋水清肝饮。

二、外感发热

1. 外感发热——指患有内科疾病，又感受外邪，体温升高，伴有恶寒、面赤、烦渴、脉数为主的病证。

2. 发热的证候特征——以发热为主，包括发热恶寒，但热不寒，寒热往来，潮热。

3. 发热——体温不高或体温升高，全身或局部发热，统称发热，如五心烦热。

4. 外感发热的病因——外感六淫；感受疫毒。

5. 外感发热的病机——外邪入侵；正邪相争；阳胜则热。

6. 外感发热与内伤发热的鉴别：

（1）从病因鉴别：外感发热，感受热邪所致；内伤发热，由内引起。

（2）从病机鉴别：外感发热，正邪交争，阳胜则热；内伤发热，气血壅遏，阴阳失调。

（3）从病性鉴别：外感发热多为起病急，病程短，多属实证；内伤发热多为低热，起病缓，病程长，反复发作，多属虚证。

（4）从症状鉴别：内伤发热，热势不高，不恶寒伴有头晕，乏力、自汗；外感发热，热势较高，恶寒得衣被不减，兼有表证。

7. 寒热真假的鉴别——《伤寒论》第 11 条云："病人身大热，反欲得衣者，热在皮肤，寒在骨髓也；身大寒，反不欲近衣者，寒在皮肤，热在骨髓也。"

8. 外感发热的辨证要点：

（1）辨恶寒发热（表证）。

（2）辨壮热（四大一黄症）。

（3）辨寒热往来（半表半里证、少阳证）。

（4）辨潮热（阳明潮热，湿温潮热）。

9. 外感发热的治疗原则：

（1）清热解毒（感受疫毒）。

（2）通腑泻下（釜底抽薪）。

（3）养阴益气（扶正祛邪）。

10. 外感发热的常见证型及代表方：

（1）卫表证（表寒、表热）：荆防败毒散、银翘散。

（2）肺热证（咳嗽，痰稠色黄+实热证）：麻杏石甘汤。

（3）胃热证（四大一黄症）：白虎汤。

（4）腑实证（痞满燥实坚）：大承气汤。

（5）胆热证（少阳证+阳黄）：大柴胡汤。

（6）脾胃湿热证（小八+湿热证）：甘露消毒丹。

（7）大肠湿热证（下痢，肛门灼热+湿热证）：葛根黄芩黄连汤。

（8）膀胱湿热证（尿频尿急尿热尿痛）：八正散。

11. 治疗外感发热的体会：

（1）高热不退用高烧灵验方（高烧灵验方，柴芩瓜蒌藏）（柴胡 20g，黄芩 10g，瓜蒌 60g）。

（2）急性扁桃体炎引起的高热可用疏风清热汤。

（3）对于气阴两虚引起的发热可用东垣清暑益气汤，咽痛者加蝉蜕 20g。《黄帝内经》云："清阳出上窍，浊阴出下窍，清阳实四肢，浊阴归六腑。"还可用于青春痘、头晕、耳鸣、耳聋、便秘、眼睑下垂。

三、湿阻

1. 湿阻——指湿邪阻滞中焦，运化功能减弱，以脘腹满闷、肢体困重、纳食呆滞为主要症状的病证。

2. 湿邪的性质：

（1）湿为阴邪，易伤阳气，阻遏气机；

（2）湿性重浊；

（3）湿性黏滞；

（4）湿性趋下，易袭阴位。（28 个字）

3. 有关湿邪的名言：

（1）因于湿，首如裹。

（2）伤于风者，上先受之；伤于湿者，下先受之。

（3）诸湿肿满，皆属于脾。

（4）诸痉项强，皆属于湿。

（5）湿热不攘，大筋软短，小筋弛长，软短为拘，弛长为痿。

（6）肥多痰多湿。

（7）无湿不成泄。

（8）湿盛则濡泄。

（9）无湿不成痰。

（10）无湿不成疳。

（11）无湿不成带。

4. 临证治验——湿分外湿内湿，内湿则利之，外湿则汗之，治湿不可发大汗，微微似欲汗出，发大汗，风气去，湿气留，病必难除。（内湿小便不利，大便反快，即小便利者，外湿；小便不利，内湿）

5. 湿阻的证候特征——重、闷、呆、腻、濡。重即肢体困重；闷即脘腹满闷；呆即纳食呆滞；腻即舌苔厚腻；濡即脉濡。

6. 古人云："治湿不利小便，非其治也。"（五苓散、胃苓汤）

7.《金匮要略》云："风湿相搏，一身尽疼痛，法当汗出而解，值天阴雨不止，医云此可发汗，汗之病不愈者何也，盖发其汗，但风气去，湿气在，是故不愈也，若治风湿者，发其汗，但微微似欲出汗者，风湿俱去也。"

8. 大青龙汤发峻汗；麻黄汤发大汗；桂麻各半汤发小汗；桂枝汤发微汗。

9. 湿阻的病因——湿邪伤人；气候、地理因素；有内湿、外湿之分。

10. 湿阻的病机——湿邪阻滞中焦，升降失常。

11. 湿邪的病位——中焦脾胃。

12. 水湿中阻转归有：一是湿从寒化、易损伤脾阳，形成寒湿证；二是湿从热化，易损伤胃阴，可见湿热证。

13. 湿阻与湿温的鉴别——湿温属温病范畴，容易传变，以营血传变为多，变证多，病情重；湿阻以湿邪为主，传变少，病情轻，以脾胃功能障碍为主。

14. 湿阻的辨证要点——要辨清寒湿证、湿热证。

15. 湿阻的治疗原则：一是祛湿；二是运脾。

16. 湿阻的常见证型及代表方：

（1）湿困脾胃：藿香正气散。

（2）湿热中阻：甘露消毒丹、三仁汤。

（3）脾虚湿滞：香砂六君子汤（六君子汤+砂仁、木香）。

17. 治疗湿阻的体会：

（1）古人云："治湿不利小便，非其治也。"但要注意，不可分利太过，以免损伤阴液。

（2）《黄帝内经》云："未至而至谓之太过，至而未至谓之不及。"

（3）《金匮要略》云："太阳病，关节疼痛而烦，脉沉而细，此名湿痹，湿痹之候，小便不利，大便反快，但当利其小便。"

（4）只可意会，不可言传，丸者缓也。

四、痢疾

1. 痢疾——感受时邪疫毒，内伤饮食，使邪蕴肠腑，气血壅滞，传导失司出现的腹痛、腹泻、里急后重、下痢赤白脓血为主的病证。

2. 张仲景开创了白头翁汤、桃花汤治疗痢疾。

3. 《黄帝内经》称痢疾为"肠澼"。

4. 痢疾的名称——由宋代严用和《严氏济生方》正式启用的。

5. 明确提出痢疾具有流行性、传染性的著作是——《丹溪心法》，其提出了痢疾的病因，以"湿热"为本，提出了通因通用的治疗原则。

6. 痢疾的证候特征——腹痛腹泻，里急后重，下痢赤白脓血。

7. 痢疾的病因——外感时邪疫毒；饮食不节。

8. 痢疾的病机——邪滞于肠，气血壅滞，脉络受伤，化为脓血（热盛则肉腐，肉腐则成脓）。

9. 痢疾的病位——在肠，与脾胃关系密切，可涉及肾。

10. 痢疾的病理因素——湿热、毒食，以湿热为主。

11. 各种痢疾的形成：一是感受时邪疫毒，以湿热为主，邪从热化，为湿热痢；疫毒内盛，为疫毒痢。二是饮食不节，病从口入：①若素体阳盛，过食肥甘厚腻，易致湿热痢；②若过食辛辣损伤阴液或湿热郁久伤阴，易致阴虚痢；③若素体阳虚，过食生冷，损伤阳气，湿从寒化，易致寒湿痢、虚寒痢；④若体质虚弱，收涩过早，正虚邪恋，时发时止，易致休息痢；⑤若影响胃，胃失和降，不能进食，出现噤口痢。

12. 休息痢——指下痢时发时止，日久难愈，常因饮食不当，或感受外邪，或劳累诱发的一种痢疾。

13. 噤口痢——指下痢而不能进食，或下痢呕恶而不能进食的一种痢疾。

14. 疫毒痢——指疫毒太盛，蕴于肠腑所致的一种痢疾，以发病愈剧，痢疾症状较重，寒战高热为主，甚则四肢厥冷，惊厥的危重证候。

15. 痢疾与泄泻的鉴别——二者均发于夏秋，病位在肠，病因均为外感时邪，饮食不节，都表现为大便次数增多，但痢疾是下痢赤白脓血，里急后重；泄泻无赤白脓血，无里急后重。

16. 辨证要点：

（1）辨虚实：拒按属实，喜按属虚。

（2）辨寒热：赤多口渴属热，白多不渴属寒。

17. 痢疾的治疗原则——热痢清之，寒痢温之，初痢实则通之，久痢虚则补之，寒热交错者清温并用，虚实夹杂通补兼施，赤多重用血药，白多重用气药，故刘完素曰："调气则后重自除，行血则便脓自愈。"

18. 痢疾的常见证型及代表方：

（1）湿热痢：芍药汤。

（2）疫毒痢：白头翁合芍药汤。

（3）寒湿痢：不换金正气散。

（4）虚寒痢：附子理中汤或桃花汤合真人养脏汤（桃花汤：干姜、粳米、赤石脂）。

（5）休息痢：连理汤（理中大黄汤）。

19. 治疗痢疾的体会：

（1）血痢者用芍药汤（赤多白少白头翁汤；白多赤少芍药汤）。

（2）休息痢可用理中大黄汤，但要注意服法，具体说初期隔日一剂，中期一周一剂，后期一月一剂。

（3）非特异性结肠炎可用理中大黄汤。

（4）治疗痢疾不可早用固涩，以免闭门留寇。

（5）古人云："人以胃气为本，有胃气则生，无胃气则死。"在治疗痢疾时尤为重要，说明护胃气应贯穿治疗痢疾的始终，因为苦寒药不宜长时间服用。

五、疟疾

1. 疟疾——感受疟邪，出现的寒热往来、头痛、汗出、休作有时为特征的病证。

2.《黄帝内经》云："春善病鼽衄，仲夏善病胸胁，长夏善病洞泄寒中，秋善病风疟，冬善病痹厥。"

3. 疟疾的证候特征——寒战壮热，头痛，汗出，休作有时，多发于夏秋季节。

4. 疟疾的病因——感受疟邪。

5. 疟疾的病机——疟邪伏于半表半里，内搏五脏，横连募原。

6. 疟疾的分类：

（1）正疟：一般情况下形成的疟疾。

（2）温疟：素体阳盛，热多寒少。

（3）寒疟：素体阳虚，寒多热少。

（4）瘴疟：由瘴毒引起蒙蔽心神。

（5）疫疟：具有传染性。

（6）劳疟：疟疾日久，遇劳复发。

（7）疟母：疟疾日久，气机郁滞，瘀血结于胁下。

7. 疟疾的辨证要点：

（1）辨瘴疟与一般疟疾的不同。

（2）辨寒热之偏盛。

（3）辨正气之盛衰。

8. 疟疾的治疗原则——祛邪截疟。

9. 疟疾的常见证型及代表方：

（1）正疟：柴胡截疟饮。

（2）温疟：白虎加桂枝汤。

（3）寒疟：柴胡桂枝干姜汤（柴胡桂枝干姜汤，黄芩花粉牡蛎襄）。

（4）热瘴：青蒿素合清瘴汤。

（5）冷瘴：青蒿素合不换金正气散。

（6）劳疟：何人饮。

（7）疟母：鳖甲煎丸。

10. 治疗疟疾的体会：

（1）如果确诊是疟疾，首先注射青蒿素。

（2）不能确诊为疟疾，但有症状可在辨证的基础上加一些治疗疟疾的药，如柴胡、青蒿、草果、槟榔、常山。

（3）寒热往来，头痛汗出，寒战高热，可用达原饮，切记常山有催吐的作用，剂量不宜过大，一般以 4g 为准。

【方歌】达原厚朴与常山，草果槟榔共涤痰，更加黄芩知母入，菖蒲青草不可删。

（4）治疗疟疾的药物一般要注意服药时间，一般在发作前 2 小时服药。

（5）本病以预防为主，防止蚊虫叮咬。

第三节 肺 病 证

1. 肺病证——指外感或内伤使肺的功能失调所表现的一类病证。

2. 肺气虚——咳嗽气短，少气不足以息+气虚证（黄芪鳖甲汤）。

3. 肺阴虚——干咳少痰，痰少而黏+阴虚证（麦味地黄丸）。

4. 燥邪犯肺——干咳少痰，痰少而黏+轻度表证（清燥救肺汤）。

5. 寒邪犯肺——咳嗽，痰稀色白+表寒证（止嗽散）。

6. 风热犯肺——咳嗽，痰稠色黄+表热证（桑菊饮）。

7. 肺热炽盛——咳嗽，痰稠色黄+实热证（麻杏石甘汤）。

8. 痰浊阻肺——咳嗽痰多，易于咳出，不能平卧，舌苔白腻，脉滑（平陈汤）。

9. 肝火犯肺——胁肋胀痛，面红目赤，咳嗽阵作，舌红，脉弦数（泻白散）。

10. 表寒证——恶寒重，发热轻，头身痛，苔薄白，脉浮紧（麻黄汤）。

11. 表热证——发热重，恶寒轻，咽喉疼痛，口微渴，舌边尖红，苔薄黄，脉浮数（银翘散）。

12. 寒湿证——胸闷呕恶，头身困重，舌苔白腻，脉濡缓（平陈汤）。

13. 湿热证——胸闷呕恶，头身困重，舌苔黄腻，脉濡数（三仁汤、甘露消毒丹）。

14. 半表半里证——七症一脉（小柴胡汤、达原饮）。

15. 气虚证——少气懒言，神疲乏力，头晕目眩，自汗，活动后加重，舌淡苔白，脉虚无力。

16. 肺病的治疗要点：

（1）实证宜辛苦，虚证宜酸收。

（2）肺为娇脏，肺为华盖，因此治肺要做到治上焦如羽，非轻不举。

（3）直接治肺法，如宣肺、温肺、敛肺、泻肺等。

（4）间接治肺法，如培土生金法、金水相生法。

17. 三焦的生理特性——上焦如雾；中焦如沤；下焦如渎。

18. 三焦的治疗原则——治上焦如羽，非轻不举；治中焦如衡，非平不安；治下焦如权，非重不沉。

19. 培土生金法——通过补脾气而补肺气的一种方法，适用于脾肺气虚证。

20. 金水相生法——补肺阴可以滋肾阴（金生水），滋肾阴可以补肺阴（肾阴为一身之阴）。

一、咳嗽

1. 咳嗽——由于外邪袭肺，脏腑功能失调，肺失宣降出现的咳嗽、咯痰的病证（一般有声无痰谓之咳，有痰无声谓之嗽，统称咳嗽）。

2. 有关咳嗽的名言：

（1）五脏六腑皆令人咳，非独肺也。

（2）脾为生痰之源，肺为贮痰之器。

（3）肺主出气，肾主纳气。

（4）肺为气之主，肾为气之根。

（5）呼出心与肺，吸入肾与肝。

（6）六气皆令人咳，风寒居多。

（7）咳嗽不止于肺，但不离乎于肺。

3. 咳嗽的命名——最早见于《黄帝内经》。

4. 景岳云："咳嗽之要，一曰外感，二曰内伤""六气皆令人咳，风寒居多"。

5. 治疗虚火咳逆的方剂——麦门冬汤，由汉代张仲景所创立。

6.《金匮要略》云："火逆上气，咽喉不利，止逆下气者，麦门冬汤主之。"

7.《医学正传》指出"治咳必须重视调畅气机，欲治咳嗽者，当以治痰为先，治痰者必以顺气为主"（柴胡枳桔汤）。

8. 咳嗽的证候特征——咳嗽咯痰。

9. 咳嗽的病因有二：一是外邪袭肺；二是内邪干肺。

10. 咳嗽的病机——肺失宣降。

11. 咳嗽的病位——在肺，与脾、肾有关。

12. 咳嗽以风为先导，或夹寒夹热夹燥，以夹寒者居多，正如张景岳云："六气皆令人咳，以风寒居多。"

13. 咳嗽分为外感、内伤两大类：

（1）外感咳嗽以六淫为主，风寒居多属实证。

（2）内伤咳嗽以脏腑功能失调，内邪干肺，虚实并见。

14. 外感咳嗽与内伤咳嗽的鉴别：

（1）外感咳嗽起病急，病程短，常见肺卫表证。

（2）内伤咳嗽反复发作，病程长，可伴见他脏兼证。

15. 咳嗽的辨证要点:

(1) 辨外感内伤。

(2) 辨证候虚实,外感咳嗽以风寒、风热、风燥为主,多属实证;内伤咳嗽以痰湿、痰热、肝火为主,多属邪实正虚,阴虚咳嗽属虚证或虚中夹实。

16. 咳嗽的治疗原则——首先分清邪正虚实。

(1) 外感咳嗽属实证,治以祛邪利肺。

(2) 内伤咳嗽属邪实正虚,治以祛邪止咳,扶正补虚。

17. 治疗咳嗽的注意禁忌:

(1) 外感咳嗽忌敛涩留邪。

(2) 内伤咳嗽应防宣散伤正。

18. 咳嗽的常见证型及代表方:

(1) 外感咳嗽

风寒束肺:三拗汤合止嗽散。

风热犯肺:桑菊饮。

风燥伤肺:桑杏汤(温燥桑杏汤,凉燥杏苏散)。

(2) 内伤咳嗽

痰湿壅肺:二陈汤合三子养亲汤(平陈汤)。

痰热蕴肺:清气化痰汤。

肝火犯肺:黛蛤散合泻白散。

肺阴虚:沙参麦冬饮。

19. 治疗咳嗽的体会:

(1) 咳嗽,胸痛,苔黄,脉弦滑,柴胡枳桔汤主之。

(2) 咳嗽,疲乏无力,痰多,咳而汗出,清暑益气汤主之。

(3) 咳嗽,痰稠色黄,脉滑,咽喉疼痛,清气化痰汤主之。

(4) 小儿咳嗽痰多,金沸草散主之。

(5) 咳而遗尿,脉沉细,咳嗽遗尿方主之。

(6) 夜间咳嗽,加减麦门冬汤主之。

(7) 秋季咳嗽,可用杏苏散。

(8) 虚人咳嗽,黄芪鳖甲汤主之。

(9) 咳嗽兼有胃脘痞满,又有轻微感冒,可用柴胡Ⅱ方。

附 柴胡Ⅱ方

【方歌】柴胡Ⅱ方治咳嗽,内含加减小柴胡,苏曲蝉薄款冬花,胃脘痞满兼外感。

【组成】柴胡10g、半夏10g、黄芩10g、干姜3g、紫菀10g、五味子10g、丝瓜络10g、苏叶10g、神曲10g、蝉蜕10g、薄荷10g、款冬花10g。

【汤方辨证】咳嗽兼有胃脘痞满,又有轻微感冒。

【剂量】干姜3g,其余10g。

二、哮病

1. 哮病——又称哮证,是一种发作性痰鸣气喘的疾病。发作时喉中哮鸣有声,呼吸困难,其至不能平卧的病证。

2. 哮喘的病名——由元代朱丹溪首创提出，哮喘病机专主于痰，"未发以扶正气为主，发作时以祛邪为主"。

3. 哮喘的证候特征——喉中哮鸣有声，呼吸急促困难，甚至喘息不能平卧。

4. 哮病的先兆症状——鼻痒、咽痒、喷嚏、流涕、咳嗽、胸闷。

5. 哮病的病因——外邪侵袭；饮食不当；体虚病后。

6. 哮病的病机——痰阻气道，肺失宣降。

7. 哮病的病位——在肺。

8. 哮病的诱因有四：一是气候突变；二是饮食不当；三是情志失调；四是体虚劳倦，其中以气候因素为主。

9. 哮病的病理因素——以痰为主，朱丹溪云："哮喘专主于痰。"

10. 哮病的病理变化——"伏痰"遇感引触，为发病的潜在"夙根"。

11. 冷哮——病因于寒，素体阳虚，痰从寒化，寒痰为患，发为冷哮。

12. 热哮——病因于热，素体阳盛，痰从热化，热痰为患，发为热哮。

13. 风痰哮——痰浊伏肺，风邪触发者，为风痰哮。

14. 虚哮——反复发作，正气耗伤，肺肾不足，为虚哮。

15. 寒包火——痰热内郁，风寒外束，表寒内热。

16. 寒包热哮——表寒内热引起的哮病。

17. 哮病与支饮的鉴别——二者均有痰鸣气喘，但支饮时轻时重，咳喘重于哮鸣；哮病以喉中水鸡声为特点，突然发作，迅速缓解，哮鸣重于咳喘。

18. 哮病的辨证要点：

（1）辨虚实：发作时为实，休止时为虚。

（2）辨寒热：冷哮、热哮、寒包火（痰白而稀是寒痰，痰黄而稠是热痰）。

19. 哮病的治疗原则——发病时治标（寒痰、热痰），平时治本（肺、脾、肾）。

20. 哮病的常见证型及代表方：

（1）发作期

寒哮：射干麻黄汤。

热哮：定喘汤。

（2）缓解期

肺虚：玉屏风散。

脾虚：六君子汤。

肾虚：阳虚予金匮肾气丸；阴虚予七味都气丸。

21. 治疗哮病的体会：

（1）治疗哮病首先采用射干麻黄汤，药物剂量不宜过大，以 6g 为佳，细辛 3g。

（2）小青龙汤的应用指征：表寒内饮（哮病兼有胃脘痞满即为表寒内饮）。

（3）《伤寒论》第 18 条云："喘家作，桂枝汤加厚朴杏子佳。"

（4）过敏性哮喘可用咳嗽遗尿方+款冬花 10g。

三、喘证

1. 喘证——由于感受外邪，痰浊内蕴，情志失调，肺失宣降，肾失摄纳出现的呼吸困难，张口抬肩，其至不能平卧的一种病证。

2. 喘脱——喘证的严重阶段出现的孤阳欲脱，病及于心，表现为喘促持续不断，烦躁不安，面唇青紫，汗出如珠，脉浮大无根的亡阳亡阴的表现。

3. 喘证的命名——最早见于《黄帝内经》。

4. 明代张景岳把喘分为虚实两类，"实喘者有邪，邪气实也；虚喘者无邪，元气虚也"，为喘证的辨证提供了纲领。

5. 清代叶天士《临证指南医案》云："在肺为实，在肾为虚。"

6. 清代林珮琴《类证治裁》云："喘由外感者治肺，内伤者治肾。"

7. 喘证的证候特征——呼吸困难，其则张口抬肩、鼻翼煽动，不能平卧。

8. 喘证的病因有四：一是外邪犯肺；二是痰浊内蕴；三是情志失调；四是久病劳欲。

9. 喘证的病机——肺气上逆，肺失宣降，肾失摄纳。

10. 喘证的病位——肺和肾。

11. 喘证的病性——实喘在肺；虚喘在肾，以气虚为主。

12. 喘证严重影响到心可发生——喘脱。

13. 喘证与气短的鉴别——二者同为呼吸异常，但喘证以呼吸困难，张口抬肩，甚至不能平卧为特征；气短即少气，呼吸微弱而喘促，短气不足以息，似喘而无声，尚可平卧。

14. 喘证的辨证要点：

（1）辨病位：在肺，在肾。

（2）辨虚实：在肺为实，在肾为虚。

15. 实喘与虚喘的鉴别：

（1）呼吸深长有余，呼出为快，气粗声高，伴有痰鸣咳嗽，脉象有力者为实喘。

（2）呼吸短促难续，深吸为快，气怯声低，少有痰鸣咳嗽，脉象微弱者为虚喘。

16. 喘证的治疗原则：

（1）实喘在肺，祛邪利气。

（2）虚喘在肺、肾，以肾为主，培补摄纳。

17. 喘证的常见证型及代表方：

（1）实喘

风寒闭肺：麻黄汤。

表寒肺热（寒包火）：麻杏石甘汤。

痰热蕴肺：桑白皮汤（清气化痰汤）。

痰浊阻肺：平陈汤。

（2）虚喘

肾气虚：金匮肾气丸合参蛤散。

肺气虚：补肺汤合生脉散（黄芪鳖甲汤）。

肾阴虚：七味都气丸。

喘脱：参附汤合黑锡丹。

18. 治疗喘证的体会：

（1）仲景云："喘家作，桂枝汤加厚朴杏子佳。"

"喘家作，桂枝汤加厚朴杏子佳"指临证不论有没有桂枝汤的证候，凡属喘家均可应用。

"喘家，作桂枝汤加厚朴杏子佳"指临证见到汗出恶风而喘可用本方。

（2）用小青龙汤治疗虚喘一定要注意剂量，以 3g 为佳，细辛 1.5g。

（3）痰饮内壅所致的咳嗽、痰多、黏痰、不易咯出，可用木已二陈汤。

（4）面色黧黑而喘，可用木防己去石膏加茯苓芒硝汤主之。

（5）过敏性哮喘可用咳嗽遗尿方＋款冬花 10g。

（6）冬夏俱喘，疲乏无力，五心烦热，咳嗽痰多，可用黄芪鳖甲汤。

四、肺胀

1. 肺胀——多种慢性肺部疾病，反复发作，迁延不愈、邪气壅塞出现的胸部膨胀，憋闷如塞，喘息气促的一种病证。

2. 《金匮要略》云："咳而上气，此为肺胀，其人喘，目如脱状，脉浮大者，越婢加半夏汤主之。"

3. 《金匮要略》云："肺胀，咳而上气，烦躁而喘，脉浮者，心下有水，小青龙加石膏汤主之。"

4. 《黄帝内经》云："形寒饮冷伤肺。"

5. 《素问·咳论》云："五脏六腑皆令人咳，非独肺也。帝曰：愿闻其状，岐伯曰：皮毛者，肺之合也，皮毛先受邪气，邪气以从其合也。其寒饮食入胃，从肺脉上至于肺则肺寒，肺寒则外内合邪，因而客之，则为肺咳。五脏各以其时受病，非其时，各传以与之。人与天地相参，故五脏各以治时，感于寒则受病，微则为咳，甚者为泄为痛。"

6. 眼突而喘是肺胀，颈肿眼突是瘿病；单眼突出是恶候。

7. 肺胀的证候特征——喘息气促，咳嗽咳痰，胸部膨满，憋闷如塞。

8. 肺胀的病因：感受外邪；久病肺虚；痰夹血瘀。

9. 肺胀的病机——气痰瘀阻，肺失宣降。

10. 肺胀的病位——首先在肺，继则影响到脾、肾，最后影响到心、肝。

11. 肺胀的病理因素——痰浊水饮，瘀血。

12. 肺胀的病理性质——本虚标实。本虚以肺脾肾气虚，最后气虚及阳，出现的阴阳两虚；标实痰浊水饮瘀血气滞。

13. 肺胀的基本病因——慢性肺系疾病。

14. 肺胀与哮病、喘证的鉴别——三者均以咳而上气、喘满为主症。肺胀是多种慢性疾病（包括哮病、喘证）后期转归而成，以胸部膨满、胀闷如塞为特征；哮病是一种发作性痰鸣气喘疾病，以喉中水鸡声为特征；喘证是慢性病的一种症状，以呼吸困难、张口抬肩、鼻翼煽动为特征。

15. 肺胀的辨证要点：

（1）辨标本虚实，发作时以标实为主；平时以本虚为主，标实以痰浊瘀血，早期为痰；本虚以气虚，后期阴阳两虚。

（2）辨脏腑阴阳，早期以气虚、气阴两虚为主，病位在肺、脾、肾；后期以气虚、阴阳两虚为主，病位在肺、肾、心。

16. 肺胀的治疗原则——扶正祛邪。标实以祛邪宣肺，降气化痰，温阳利水为主；本虚以补养心肺、益肾健脾为主。

17. 肺胀的常见证型及代表方：

（1）表寒内饮：小青龙汤。

（2）痰热蕴肺：越婢加半夏汤。

（3）痰瘀阻肺：葶苈大枣泻肺汤合桂枝茯苓丸。

（4）痰蒙神窍：三宝（安宫牛黄丸、紫雪丹、至宝丹）、涤痰汤。

（5）肺肾气虚：补肺汤合参蛤散（黄芪鳖甲汤）。

（6）阳虚水泛：真武汤合五苓散。

18. 治疗肺胀的体会：

（1）肺胀属慢性疾病多由他脏转归而来，注意本虚标实的特点。

（2）目如脱状是本病的主要症状，但需与瘿瘤、恶候相区别。

（3）肺胀严重时会影响到心，出现肺心病心衰竭，可见咳嗽、气喘、食欲不振、下肢浮肿，可用桂理二陈汤合葶苈大枣泻肺汤。

（4）注意仲景关于"观其脉证，知犯何逆，随证治之"的应用。

（5）肺胀属疑难病，注意经文的应用，如越婢加半夏汤证、小青龙加石膏汤证。

五、肺痈

1. 肺痈——由于热毒蕴结于肺，肺叶生疮，血败肉腐形成脓肿的一种病证，以发热、咳嗽、胸痛、咳吐腥臭浊痰，甚则脓血相兼的病证。

2. 肺痈与西医病名的关系——肺痈相当于西医的肺脓肿、化脓性肺炎等。

3. 唐代孙思邈《备急千金要方》开创了千金苇茎汤，清热排脓，活血消痈，治疗肺痈，为后世治疗本病的要方。

4. 治疗肺痈的有名方剂——桔梗汤（出自《伤寒论》311条）；千金苇茎汤（出自《备急千金要方》）。

5. 肺痈的病名——出自《金匮要略》，"脓已成者治以排脓，脓未成者治以泻肺"。

6. 肺痈的证候特征——发热，咳嗽，胸痛，咳吐腥臭浊痰，甚则脓血相兼。

7.《伤寒论》311条云："少阴病二三日，咽痛者，可与甘草汤，不瘥，与桔梗汤。"

8. 肺痈的病因：一是感受外邪；二是痰热素盛。

9. 肺痈的病机——热壅血瘀，蕴酿成痈，血败肉腐化脓。

10. 痈的病位——在肺。

11. 肺痈的病理性质——属实属热。

12. 肺痈化脓的病理基础——热壅血瘀。

13. 肺痈的病理演变过程——初期、成痈期、溃脓期、恢复期。

（1）初期风热或风寒袭表犯肺，肺失宣降，出现恶寒、发热、咳嗽，肺卫表证。

（2）随着邪热壅肺，热壅血瘀，蕴酿成痈为成痈期；

（3）疾病进一步发展，痰热与瘀血壅阻肺络，血败肉腐化脓，肺络损伤，脓肿溃破，为溃脓期。

（4）随着脓肿内溃外泄，邪毒渐尽，病情趋向好转，为恢复期。

14. 肺痈的诊断要点有四：一是临床表现，发热、咳嗽、胸痛、咯吐腥臭浊痰，甚则脓血相兼；二是验痰法，脓血浊痰吐在水中沉者是痈脓，浮者是痰；三是验口味，肺痈病人吃黄豆不觉其腥；四是体征，可见舌下生细粒。

15. 肺痈与风温的鉴别——二者均有发热、咳嗽、胸痛，但风温治疗一周内热退，而肺痈一周身热不退，热更甚，咯吐腥臭浊痰，胸痛不减。

16. 肺痈的辨证要点：

（1）辨病性：属实属热。

（2）辨病期：四期。

17. 肺痈四期主症：

（1）初期：肺卫表证，恶寒、发热、咳嗽。

（2）成痈期：邪热壅肺，高热振寒、咳嗽、气急胸痛。

（3）溃脓期：痰瘀阻肺，咯吐大量腥臭浊痰或脓血痰。

（4）恢复期：邪毒渐尽，病情好转，身热渐退或气虚证、阴虚证。

18. 肺痈的治疗原则——清热散结，解毒排脓，脓未成者重在清肺消痈，脓已成者必须排脓解毒，即"有脓必排"的原则。

19. 肺痈的常见证型及代表方：

（1）初期：银翘散。

（2）成痈期：千金苇茎汤。

（3）溃脓期：加味桔梗汤。

（4）恢复期：沙参麦冬饮合竹叶石膏汤。

20. 治疗肺痈的体会：

（1）咳嗽、胸痛、咯吐脓痰临证可用柴胡枳桔汤（不去甘草）。

（2）排脓之要药——桔梗（剂量不宜过大，过大引起呕吐）。

（3）肺痈忌用辛温发散之品退热，以防以热助热。

（4）肺痈不宜过早应用补敛滋品，以防闭门留寇。

六、肺痨

1. 肺痨——由于正气虚弱，感染痨虫出现的具有传染性慢性消耗性疾病，由于虚损在肺，故称肺痨，以咳嗽、咯血、潮热、盗汗、消瘦为特征。

2. 肺痨的三大性——传染性、慢性、消耗性。

3. 肺痨的五大症——咳嗽、咯血、潮热、盗汗、消瘦。

4. 肺痨与西医病名的关系相当于西医学的肺结核。

5. 宋代陈无择（陈言）《三因极一病证方论》首先提出"痨瘵"的病名。

6. 我国第一部治疗肺痨的专著——元代葛可久《十药神书》收藏治疗肺痨的十个方剂。

7.《医学正传》（明代虞抟）明确提出杀虫、补虚是治疗肺痨的两大原则。

8. 肺痨的证候特征——咳嗽、咯血、潮热、盗汗。

9. 肺痨的病因：感染痨虫；正气虚弱。

10. 肺痨的病机——痨虫蚀肺，耗损肺阴，阴虚火旺，或气阴两虚，阴损及阳。

11. 肺痨的病位——主要在肺，但可累及脾肾两脏。

12. 肺痨的病理性质——主要是阴虚或气阴两虚，阴损及阳，丹溪云："痨瘵"主乎阴虚。

13. 肺痨与虚劳的鉴别——肺痨为痨虫侵袭，病变在肺，具有传染性，阴虚火旺为特点，以五大症为临床表现，是一种独立的慢性传染性疾病；虚劳病由内伤所引起，是多种慢性虚损证候的总称，以五脏气血阴阳为主，以脾肾为主的虚性病证，一般不传染。

14. 肺痨的辨证要点：

（1）辨属性：阴虚，阴虚火旺，气虚。

（2）辨主症：五大症。

15. 肺痨的治疗原则——补虚培元，抗痨杀虫。

16. 肺痨的常见证型及代表方：

（1）肺阴亏虚：月华丸。

（2）阴虚火旺：百合固金汤。

（3）气阴耗伤：保真汤。

（4）阴阳两虚：补天大造丸。

17. 治疗肺痨的体会：

（1）肺结核首选用抗痨药物的应用，应当用第一线抗结核药。

（2）切记联合用药，顿服（一天一次）一般服药一年以上，不可擅自停药，在专科医生指导下应用。

（3）肺结核出现咯血，可用百合固金汤。

（4）体质虚弱，气阴两虚者可用黄芪鳖甲汤。

（5）肺结核的病人忌辛辣（大蒜、羊肉），要参加户外运动，如太极拳。

七、肺痿

1. 肺痿——指肺叶痿弱不用，以咳吐浊唾涎沫为主的慢性虚损性疾病。

2. 肺痿的命名——最早见于《金匮要略》。

3. 肺痿的病因——久病损肺；误治津伤。

4. 肺痿的病机——肺脏虚损，津气耗伤，肺叶枯萎。

5. 肺痿的病理性质——肺燥津伤，肺气虚冷。

6. 肺痿的病理表现：一是虚热肺痿；二是虚寒肺痿。

7. 肺痿的病位——在肺，与脾、胃、肾密切相关。

8. 肺痿的辨证要点——主要辨清虚热肺痿还是虚寒肺痿。

9. 肺痿的治疗原则——以补肺生津为原则，虚热证生津清热；虚寒证温肺益气。

10. 肺痿的常见证型及代表方：

（1）虚热证：麦门冬汤合清燥救肺汤。

（2）虚寒证：甘草干姜汤。

11. 治疗肺痿的体会：

（1）肺痿是肺热叶焦，治疗时应注意温热药物的作用，早期多属虚热证，以麦门冬汤为主方，后期虚寒证，甘草干姜汤。

（2）肺痿早期易治，后期难治。

第四节　心脑病证

1. 心脑病证——由于情志内伤，禀赋不足，年老体弱，久病失养，心脑功能失常的一类病证。

2. 痰火扰心——心悸、心烦、失眠、或癫、或狂、苔黄、脉滑数。

3. 饮遏心阳（水气凌心）——心悸、眩晕、水肿、脉弦。

4. 心血瘀阻（心脉痹阻）——心胸憋闷，疼痛，痛引肩背内侧，痛如针刺，舌质紫暗，有瘀斑瘀点，脉细涩或沉弦结代。

5. 心气虚——心悸怔忡，胸闷，气短＋气虚证。

6. 心阳虚——心悸怔忡，心胸憋闷疼痛＋阳虚证。

7. 心阴虚——心悸怔忡，失眠多梦＋阴虚证。

8. 心血虚——心悸怔忡，失眠多梦＋血虚证。

9. 心脑病证的治疗要点：

（1）实证祛邪，损其有余，兼用重镇安神。

（2）虚证补其不足，兼以养心安神。

一、心悸

1. 心悸——由于外感或内伤，或痰饮瘀血使气血阴阳不足，血脉不畅出现的心中急剧跳动，惊慌不安，不能自主的一种病证，病情较轻者为惊悸，病情较重者为怔忡。

2. 惊悸——心悸因惊恐，劳累而发，时作时止，不发时如常人，病情较轻。

3. 怔忡——心悸终日悸动，稍劳尤甚，全身情况差，病情较重。

4. 心悸与西医病名的关系——心悸相当于西医的心律失常，如心动过速、心动过缓、心动过早搏动、心房颤动、房室传导阻滞、病态窦房结综合征。

5. 最早记载脉律不齐是疾病的著作——《素问·三部九候论》。

6.《伤寒论》64 条云："发汗过多，其人叉手自冒心，心下悸，欲得按者，桂枝甘草汤主之。"

7.《伤寒论》65 条云："发汗后，其人脐下悸者，欲作奔豚，苓桂甘枣汤主之。"

8.《伤寒论》177 条云："伤寒，脉结代，心动悸，炙甘草汤主之。"

9. 宋代严用和率先提出怔忡病名。

10. 提出心悸当"责之虚与痰"的理论著作是——《丹溪心法》。

11. 王清任的贡献：一是重视解剖；二是发展了瘀血治病的理论，代表作《医林改错》。

12.《医林改错》云："心悸、怔忡、胸满、胸痛有瘀血之说，血府逐瘀汤主之"。

13. 心悸的证候特征——心慌、心悸、心跳剧烈，不能自主，或一过性、阵发性。

14. 心悸的原因有五：一是体质虚弱；二是饮食劳倦；三是七情所伤；四是感受外邪；五是药物中毒。

15. 心悸的病机——气血阴阳亏虚，心失所养或邪扰心神，心神不宁。

16. 心悸的病位——在心，与肝、脾、肺、肾有关。

17. 心悸的病理性质——本虚标实。

（1）本虚为气血阴阳不足，心失所养。

（2）标实为气滞、血瘀、痰浊、水饮。

18. 心悸与真心痛的区别——心悸是心中悸动，惊慌不安，不能自主的病证；真心痛是心胸憋闷疼痛，汗出肢冷，面色苍白，唇甲青紫，手足青冷至肘膝关节，夕发旦死，旦发夕死。

19. 惊悸与怔忡的鉴别——惊悸因惊恐，劳累而发，时发时止，不发时如常人，病情较轻；怔忡终日悸动，稍劳尤甚，全身情况差，病情较重。

20.《金匮要略》云："奔豚气上冲胸，腹痛，往来寒热，奔豚汤主之。"

21. 心悸的辨证要点——辨虚实。

（1）虚为脏腑阴阳气血亏虚。

（2）实为气滞、血瘀、痰饮、火邪。

22. 心悸的治疗原则：

（1）虚证：补益气血，调理阴阳，配合（养心）安神之品。

（2）实证：化痰涤饮，活血化瘀，配合（重镇）安神之品。

23.《伤寒论》303 条云："少阴病，得之二三日以上，心中烦，不得卧，黄连阿胶汤主之。"

24.《伤寒论》67 条云："伤寒若吐若下后，心下逆满，气上冲胸，起则头眩，脉沉紧，发汗则动经，身为振振摇者，苓桂术甘汤主之。"

25. 心悸的常见证型及代表方：

（1）心虚胆怯：安神定志丸。

（2）心脾两虚：归脾汤。

（3）阴虚火旺：黄连阿胶汤。

（4）心阳不振：桂枝甘草龙骨牡蛎汤。

（5）水饮凌心：苓桂术甘汤。

（6）心血瘀阻：血府逐瘀汤。

（7）痰火扰心：黄连温胆汤。

26. 治疗心悸的体会：

（1）伤寒，脉结代，心动悸，炙甘草汤主之。

（2）心悸，脉结代，首选炙甘草汤。

（3）心悸，脉沉，可用参芪丹鸡黄精汤。

（4）心悸，脉滑，可用小柴胡加瓜蒌汤。

（5）心悸，脉濡缓，可用十四味温胆汤。

（6）十四味温胆汤——由当归补血汤、生脉散、温胆汤加生地、菖蒲、远志而成，既能补气又能补血，还能补阴，祛痰安神，故可治疗虚证引起的心悸，又可治疗痰湿郁滞所致的心悸，本方又可治疗眩晕，符合无虚不作眩、无痰不作眩的理论，本方可治疗失眠，具有理气化痰，交通心肾（菖蒲、远志），补虚（当归补血汤、生脉散），宁神（温胆汤）的作用，故本方是治疗失眠的好方剂，本方可用于精神错乱等很多疾病，其原理是"凡十一脏，皆取决于胆"，"百病多由痰作祟"。

二、胸痹心痛

1. 胸痹——由于正气亏虚、痰浊、瘀血、气滞、寒凝痹阻心脉，以膻中、左胸闷痛，甚至胸痛侧背，喘息不得卧为主症的一种病证。

2.《金匮要略》云："胸痹之为病，喘息咳唾，胸背痛，短气，寸口脉沉而迟，关上小紧数，瓜蒌薤白白酒汤主之。"

3.《金匮要略》云："胸痹不得卧，心痛彻背者，瓜蒌薤白半夏汤主之。"

4.《金匮要略》云："心痛彻背，背痛彻心，乌头赤石脂丸主之。"

5. 膻中的概念有三：一是心包络；二是上气海；三是膻中穴。

6. 胸痹的病名最早见于《黄帝内经》，但正式提出"胸痹"名称的著作是《金匮要略》。

7.《金匮要略》认为胸痹的病机是——阳微阴弦。

8. 阳微阴弦——上焦阳气不足，下焦阴寒太盛。

9.《金匮要略》云："胸痹心中痞，留气结在胸，胸满，胁下逆抢心，枳实薤白桂枝汤主之；人参汤亦主之。"（人参汤即理中汤）

10. 清代王清任《医林改错》，以血府逐瘀汤治疗胸痹心痛，为胸痹治疗开辟了广阔的途径。

11. 《金匮要略》创立了治疗胸痹的有效方剂——瓜蒌薤白白酒汤、瓜蒌薤白半夏汤、人参汤等九首方剂。

12. 清代陈念祖《时方歌括》以"丹参饮"治疗心腹诸痛。

13. 胸痹与西医病名的关系：冠状动脉粥样硬化性心脏病、心绞痛、心肌梗死、心包炎、病毒性心肌炎。

14. 胸痹心痛的证候特征——40 岁以上以膻中左胸憋闷疼痛，痛引肩背内侧。

15. 胸痹的病因——年老体虚；饮食不当；情志失调；寒邪内侵。

16. 胸痹的病机——心脉痹阻。

17. 胸痹的病位——以心为主，与肝、脾、肾有关。

18. 胸痹心痛的病理性质——本虚标实，本虚气血阴阳虚；标实气滞、寒凝、痰浊、血瘀。

19. 中老年人为什么易患胸痹？

因为中老年人肾气渐衰，肾阳不足，心阳不振，肾阳为一身之阳，阳虚则寒，血脉寒滞，发为胸痹；肾阴亏虚，心阴不足，阴虚火旺，炼液为痰，痰浊阻滞，心脉痹阻。

20. 心脉痹阻——心悸怔忡，心胸憋闷疼痛，痛引肩背内侧。

（1）若见痛如针刺，舌质紫暗，有瘀斑、瘀点、脉细涩，属瘀血内阻。

（2）若见闷痛，体胖多痰，脉沉滑，属痰浊凝滞。

（3）若见剧痛，得温痛减，畏寒肢冷，属阴寒凝滞。

（4）若见胀痛，发作与精神因素有关，脉弦，属气机郁滞。

21. 胸痹的诊断依据有五：一是主证，以膻中或心前区疼痛憋闷，突然发作；二是发病特点，突然发作，时发时止，反复发作；三是发病诱因，情志波动，气候变化，暴饮暴食，劳累过多；四是好发年龄，中年以上；五是心电图明显异常。

22. 胸痹与胃脘痛的鉴别：一是部位不同，胃痛以上腹、胃脘为主；胸痛以左侧胸部疼痛为主；二是疼痛性质不同，胃痛以胀痛压痛为主，消化系统症状；胸痹心痛以刺痛、绞痛为主，消化系统症状不明显。

23. 胸痹与真心痛的鉴别：真心痛即胸痹的进一步发展，证见胸痛剧烈，汗出肢冷，面白唇紫，手足青冷至节，脉微或结代，危重证候。

24. 胸痹的辨证要点：

（1）辨标本虚实，本虚为气血阴阳亏虚，标实为瘀血、寒凝、痰浊、气滞。

（2）辨病情轻重，持续时间短，服药休息，缓解者为轻，持续时间长，服药休息，难以缓解者为重。

25. 胸痹的治疗原则——补其不足，泻其有余，发作时以泻实为主，缓解期以补虚为主。

26. 胸痹的常见证型及代表方：

（1）寒凝心脉：当归四逆汤。

（2）气滞心胸：柴胡疏肝散。

（3）痰浊闭阻：瓜蒌薤白半夏汤。

（4）瘀血痹阻：血府逐瘀汤。

（5）心气不足：保元汤合甘麦大枣汤。

（6）心阴亏虚：天王补心丹。

（7）心阳不振：参附汤合桂枝甘草汤。

27. 治疗胸痹的体会：

（1）胸痹相当于西医的冠心病，临证首选瓜蒌薤白半夏厚朴桂枝汤。

（2）胸痹刺痛，血府逐瘀汤主之。

（3）胸痹剧痛，乌头赤石脂丸主之。

（4）胸痹胀痛，脉沉弦或沉弦滑，四逆香佛二花汤主之。

（5）胸痹闷痛，瓜蒌薤白半夏厚朴桂枝汤主之。

（6）冠心病脉沉弦，男子可用小柴胡丹参饮，女子逍遥丹参饮。

三、眩晕

1. 眩晕——由于情志内伤，饮食不洁，久病体虚，出现的风、火、痰、瘀引起清窍失养，以头晕、眼花为主的一类病证，其中眩即眼花，晕即头晕，统称眩晕。

2. 历代有关眩晕的论述：

（1）《素问·至真要大论》云："诸风掉眩，皆属于肝。"

（2）朱丹溪云："无痰不作眩。"

（3）张景岳云："无虚不作眩"，"虚者，十居其八九，而兼火兼痰者，不过一二耳"。

3. 朱丹溪的贡献： 一是"阳常有余，阴常不足"；二是"无痰不作眩"；三是"百病多由痰作祟"；四是创立了"六郁"学说，代表方越鞠丸。

4. 眩晕，头胀而痛，心烦易怒，肢体震颤，应警惕——中风（脑血栓）。

5. 眩晕的证候特征——头晕，目眩，轻者闭目即止，重者如坐舟船，视物旋转。

6. 眩晕的病因——肝阳上亢；气血亏虚；肾精不足；痰湿中阻。

7. 眩晕的病机——髓海气血空虚，清窍失养，风火痰瘀扰乱清窍。

8. 眩晕的病位——清窍，与肝、脾、肾密切相关。

9. 眩晕的病性——有虚实两种，属虚者居多，故张景岳云："虚者十居其八九。"

10. 眩晕的病理因素——风、火、痰、瘀。

11. 眩晕的鉴别（眩晕与中风、厥证、痫病、昏迷的鉴别）

一是眩晕：头晕目眩，视物旋转不定，无神志异常的表现。

二是中风：以老年人多见，素体肝阳亢盛，突然昏倒，不省人事，醒后留有后遗症。

三是厥证：突然昏仆，不省人事，四肢厥冷，呈一时性有先兆症状，属气机逆乱，阴阳气不相顺接，预后良好。

四是痫病：有先天因素，青少年多见，突然昏仆，不省人事，口吐涎沫，有猪牛羊叫声，醒后如常人，难以根治。

五是昏迷：多见危重证候，昏不识人或伴谵语，持续时间较长，恢复较晚，醒后原发病仍在。

12. 眩晕的辨证要点：

（1）辨脏腑：肝、脾、肾三脏。

（2）辨虚实：新病多实、久病多虚。

（3）辨标本：肝肾阴虚、气血不足为本，风、火、痰、瘀为标。

13. 眩晕的治疗原则——补虚泻实、调整阴阳。

（1）虚者：以精气虚居多，宜填精生髓、滋补肾阴；

（2）实者：以痰火多见，治宜清肝泻火化痰。

14. 眩晕的常见证型及代表方：

（1）风阳上扰：天麻钩藤饮。

（2）肝火上炎：龙胆泻肝汤。

（3）痰浊上蒙：半夏白术天麻汤。

（4）气血亏虚：归脾汤。

（5）肝肾阴虚：滋水清肝饮。

（6）瘀血阻窍：复元活血汤。

15. 治疗眩晕的体会

（1）治疗眩晕要注意调肝、补虚、祛痰，因为眩晕与肝密切相关，诸风掉眩皆属于肝，如肝火上炎、肝阳上亢治以平肝养肝，如龙胆泻肝汤、镇肝熄风汤，其次要补虚，眩晕以虚者居多，或本虚标实，强调补虚以补气补肝肾为主，再有祛痰，丹溪云："无痰不作眩"，如半夏白术天麻汤。

（2）《黄帝内经》云："凡十一脏皆取决于胆。"凡头晕可用十四味温胆汤，因本方补气补血符合"无虚不作眩"；二陈汤符合"无痰不作眩"；温胆汤符合"凡十一脏皆取决于胆"，因此是治疗眩晕、心悸、失眠等有效的方剂。

（3）眩晕，心烦，脉弦紧，柴胡加龙骨牡蛎汤主之。

（4）眩晕，心烦，脉弦滑，可用柴芩温胆汤。

（5）眩晕，景物颠倒，如坐舟船，视物昏花脉滑，可用眩晕方（注意剂量）。

（6）眩晕，寸脉尤甚，面赤，可用镇肝熄风汤。

（7）眩晕，耳鸣，晨起微甚，可用益气聪明汤。

（8）眩晕，疲乏无力，下肢沉重，汗出，脉虚大，可用清暑益气汤。

（9）肝郁血虚头晕，逍遥散加菊花主之。

（10）肝肾阴虚头晕，可用滋水清肝饮。

（11）瘀血头晕，复元活血汤主之。

四、中风

1. 中风——由于正气亏虚、劳倦内伤，使气血逆乱出现的突然昏仆、不省人事、半身不遂、口眼㖞斜、语言謇涩为主的病证。

2.《黄帝内经》将中风称为——大厥、薄厥、偏枯、痱风。

3. 薄厥——大怒则形气绝而血菀于上，使人薄厥。

4. 肝失疏泄病理有二：一是肝的升发太过，肝气上逆，出现头晕，胀痛，面红目赤，急躁易怒，甚至咯血、吐血、昏厥，多见肝火上炎、肝阳上亢（以头面部症状为主）；二是肝的疏泄功能减退，升发不足，气机郁滞出现胸胁少腹、两乳胀痛，多见肝气郁结（无头面部症状）。

5. 正式提出中风病名的著作——《金匮要略》。

6. 历代医家关于中风的论述——金元时期许多医家以内风立论，其中刘河间主张心火暴甚；李东垣认为正气自虚；朱丹溪主张湿痰生热；王履将中风分为"真中""类中"，明代医家李中梓将中风分为"闭证""脱证"；清代王清任创立了补阳还五汤，提出气虚血瘀所致的中风。

7. 中风与西医病名的关系——与急性脑血管疾病相类似，包括缺血性中风、出血性中风、局限性脑梗死、原发性脑出血、蛛网膜下腔出血。

8. 中风的证候特征——神昏、半身不遂、口舌㖞斜、语言謇涩。

9. 中风的原因——积损正衰，劳倦内伤，脾失健运，五志所伤。

10. 中风的病机——阴阳失调，气血逆乱。

11. 中风的病位——在脑，与心、肝、脾、肾有关。

12. 中风的病理因素有六：

（1）虚：阴虚、气虚。

（2）火：心火、肝火。

（3）风：肝风、外风。

（4）痰：风痰、湿痰。

（5）气：气逆。

（6）瘀：血瘀。

13. 中风的病性——本虚标实，上盛下虚。本虚：肝肾阴虚，气血衰少；标实：风火痰气瘀为标。

14. 平人手麻眩晕即中风先兆——清代李用粹《证治汇补》。

15. 中风与虚火风痰气血和肝肾阴虚的关系——中风病位在脑，与心、肝、脾、肾密切相关。其病机阴阳失调，气机逆乱，肝风夹痰，中经络则半身不遂，但神志清楚，风痰火蒙闭神窍，中脏腑损伤脉络，突然昏倒，不省人事，肝肾阴虚气血衰少为本，风火痰气瘀为标。

16. 中风的诊断有五：

一是主证：神昏、半身不遂、口舌㖞斜、语言謇涩。

二是急性发病。

三是诱因：先兆症状（头晕、手麻）。

四是年龄：40 岁以上。

五是血压偏高，即诊断。

17. 口僻与中风的鉴别——二者均与受风有关，但口僻主要是口眼㖞斜，无肢体麻木、半身不遂，不同年龄都可发病。中风：口眼㖞斜，伴有半身不遂，40 岁以上发病。

18. 痿病与中风的鉴别——痿病：起步缓慢，以下肢瘫痪，以肌肉萎缩多见，无神志昏迷（西医多发性进行性神经炎）；中风：起病急剧，以偏瘫、半身不遂为主，可见不同程度的昏迷。

19. 中风与痫病、厥病、痉病、痿病——见眩晕第 11 条（内容略）。

20. 中经络与中脏腑的区别——中经络：无神志改变、不经昏仆，即可出现语言不利，半身不遂，病位较浅，病情较轻，中脏腑：突然昏仆，不省人事，半身不遂，神志昏迷，常伴有后遗症，病位较深，病情较重。

21. 中脏腑闭证与脱证的区别——二者均属中脏腑，共同表现为：突然昏倒，不省人事，语言謇涩，口眼㖞斜。其区别是闭证，两手紧握，牙关紧闭，大小便闭，苔腻脉滑，为邪实内闭的实证。脱证：手撒肢冷，目合口开，二便自遗，脉微，阳气欲脱的虚证。

22. 中风的治疗原则——①急则治其标，治当祛邪为主。a."中经络"：平肝熄风，化痰祛瘀通络；b."中脏腑"，闭证：熄风清火、豁痰开窍，通腑泻热；脱证：扶正固脱，救阴固阳，内闭外脱，醒神开窍与扶正固脱兼用。②恢复期：后遗症轻，治宜扶正祛邪，育阴熄风，益气活血。

23. 中风的常见证型及代表方：

（1）中经络

风痰瘀血，痹阻脉络：化痰通络汤（熄风通络汤）。

肝阳暴亢，风火上扰：天麻钩藤饮。

痰热腑实，风痰上扰：星蒌承气汤。

气虚血瘀：补阳还五汤。

阴虚风动：镇肝熄风汤。

（2）中脏腑

1）闭证

阳闭：痰热内闭清窍：羚羊角汤、安宫牛黄丸。

阴闭：痰湿蒙蔽心神：涤痰汤、苏合香丸。

2）脱证

元气败脱，神明散乱：参附汤。

24. 治疗中风的体会：

（1）中风首选用补阳还五汤。

（2）急性中风人最好配合针灸。

（3）治疗中风应把概念搞清，一是表虚证（太阳中风证）。二是中风的面神经麻痹（口僻），二者均不属中风。

（4）中风：肢体麻木，脉沉弦滑，可用熄风通络汤。

（5）中风以口眼㖞斜为主的可用地黄饮子。

（6）凉开三宝：苏合香丸用温水化开，不可用火煎。

五、失眠

1. 失眠——又称"不寐"。由于情志内伤，饮食不节，心虚胆怯，心神失养引起，经常不能获得正常睡眠，轻者入睡困难，重者彻夜不寐。

2. "胃不和则卧不安"——出自《素问》。

3. "不寐"的病名——《难经》最早提出的。

4. 《难经》46 难云："血气衰，肌肉不滑，荣卫之道涩，故昼日不能精，夜不得寐也。"

5. 《伤寒论》303 条云："少阴病，得之二三日以上，心中烦，不得卧，黄连阿胶汤主之。"

6. 《金匮要略》云："虚劳虚烦不得眠，酸枣仁汤主之。"

7. 失眠的证候特征——睡眠时间短，深度不够，不能获得正常睡眠，不能消除疲劳，恢复体力和精力。

8. 失眠的病因——情志所伤；饮食不节；病后、年迈；禀赋不足、心虚胆怯。

9. 失眠的病机——阴阳失调，气血失和。

10. 失眠虚证的病机——心虚胆怯，脾虚，肾阴亏虚。

11. 失眠实证的病机——心火亢盛，肝郁痰热，胃失和降，心神不安。

12. 失眠的病位——在心，与肝、胆、脾、胃、肾密切相关。

13. 王清任提出用血府逐瘀汤治疗失眠久病不愈之证。

14. 失眠的辨证要点：

（1）辨脏腑：心、脾、肝、胆、胃、肾；

（2）辨虚实：心脾两虚，心虚胆怯，阴虚火旺属虚证；肝郁化火，痰热扰心，心火炽盛属实证。

15. 失眠的治疗原则：

（1）虚证：补其不足，配合养血安神之品。

（2）实证：泻其有余，配合镇惊安神之品。

16. 失眠的常见证型及代表方：

（1）心火炽盛：朱砂安神丸。

（2）肝郁化火：龙胆泻肝汤。

（3）痰热内扰：温胆汤（黄连温胆汤）。

（4）阴虚火旺：六味地黄丸合黄连阿胶汤。

（5）心脾两虚：归脾汤。

（6）心胆气虚：安神定志丸合酸枣仁汤（十四味温胆汤）。

17. 治疗失眠的体会：

（1）失眠，疲乏无力，头晕头闷，脉濡缓，可用十四味温胆汤。

（2）失眠，心烦，头晕，头痛，脉弦紧，柴胡加龙骨牡蛎汤主之。

（3）失眠，腰困，脉虚大，补阴益气煎主之。

（4）女性失眠，手足心热，脉弦细，逍遥散＋合欢花 15g，炒枣仁 15g。

（5）顽固性失眠，可用孔圣枕中丹。

（6）老年人夜尿多引起的失眠，可用桑螵蛸散。

附 健忘

1. 健忘——指记忆力减退，遇事善忘的一种病证。

2. 健忘的病因——气血阴精不足，或气滞血瘀，痰浊上扰。

3. 健忘的病机——气血阴精不足，脑失所养。

4. 健忘的病位——在脑，与心、脾、肾有关。

5. 健忘的常见证型及代表方：

（1）心脾两虚：归脾汤。

（2）肾精亏虚：六味地黄汤。

（3）痰浊上扰：温胆汤。

（4）肝郁气滞：柴胡疏肝散。

6. 治疗健忘的体会：

（1）治疗健忘，应从补肾着手，有兼证当宜治疗兼证，兼证治愈，健忘痊愈。

（2）外伤引起的健忘，以脑部为主的，可用复元活血汤。

六、痴呆

1. 痴呆——由于情志内伤，久病年老，髓减脑消，神机失用，出现的呆傻愚笨，智能低下，善忘的一种神志异常的疾病。

2. 古人云："呆者，痴也，癫也，不慧也，不明事理之谓也。"

3. 首次立"癫狂痴呆"专篇讨论的著作是——《景岳全书》。

4. 痴呆的证候特征——善忘，呆傻愚笨，性情改变。

5. 痴呆的病因——脑髓空虚；气血不足；肾精亏耗；痰瘀痹阻。

6. 痴呆的病机——髓减脑消，神机失用。

7. 痴呆的病位——在脑，与心、肝、脾、肾有关。

8. 痴呆的病理性质——本虚标实，本虚以阴精气血亏虚，标实以气火痰瘀阻于脑。

9. 痴呆的辨证要点——辨别虚实与受病脏腑，本虚为髓海不足，阴精衰少，标实为痰浊瘀血风火。

10. 痴呆的治疗原则——虚则补之，实则泻之。以解郁散结、补虚益损为治法，此外，应注意移情移性，智力和功能训练。

11. 痴呆的常见证型及代表方：

（1）髓海不足：七福饮。

（2）脾肾两虚：还少丹。

（3）痰浊蒙窍：养心汤。

（4）瘀血内阻：通窍活血汤。

12. 治疗痴呆的体会：

（1）景岳云："本病有不可治愈"的说法，故难以治疗，不要向患者家属进行许诺。

（2）痴呆俗称"文痴"，以痰湿气血亏虚多见，临证多用十四味温胆汤。

（3）本病应当注意精神调摄和智能训练。

七、痫病

1. 痫病——由于先天或后天因素，使脏腑受伤，神机受损，元神失控，出现的突然意识丧失，甚则仆倒不省人事，两目上视，口吐涎沫，四肢抽搐，甚至发出猪、牛、羊叫声，移时苏醒，醒后如常人的一种发作性疾病。

2. 痫病最早论述的著作是——《黄帝内经》。

3. 痫病"无非痰涎壅塞，迷闷孔窍"——出自《丹溪心法》。

4. 痫病的证候特征——突然昏倒，不省人事，两目上视，口吐涎沫，四肢抽搐，甚至发出猪、牛、羊叫声。

5. 痫病的病因——七情失调；先天因素；脑部外伤。

6. 痫病的病机——神明失用，神机失灵，元神失控。

7. 痫病的病理因素——以痰为主，风火触动，痰瘀内阻，蒙蔽清窍。

8. 痫病的病位——在心、脑，与肝、脾、肾密切相关。

9. 痫病与中风、厥证的鉴别——见现行中医药大学教材《中医内科》中风、眩晕章节（内容略）。

10. 痫病的辨证要点：

（1）辨轻重：发作持续时间长，间隔时间短，病重；发作时间短，间隔时间长，病轻。

（2）辨虚实：风痰火属实；心脾两虚，肝肾阴虚属虚；发作时为实，休止时为虚；阴痫为虚，阳痫为实。

11. 痫病的治疗原则——发作期治标，开窍醒神，豁痰；平时治本，健脾化痰，养心安神。

12. 痫病的常见证型及代表方：

（1）发作期

阳痫：针刺人中、十宣、合谷，清开灵注射液静脉滴注。

阴痫：针刺人中、十宣，参附注射液静脉滴注。

（2）休止期

痰火扰神：龙胆泻肝汤合涤痰汤。

风痰闭阻：定痫丸。

心脾两虚：归脾汤。

肝肾阴虚：滋水清肝饮。

13. 治疗痫病的体会：

（1）本病具有遗传性或外伤致病，高热致病。

（2）本病发作时防止咬破舌头。

（3）本病不易根治。

（4）小儿患本病可服苯妥英钠，服 8~10 年以上。

（5）发作时可用柴胡加龙骨牡蛎汤+蝉蜕 20g，可缓解发作时间。

八、癫病

1. 癫病——由于情志所伤，先天遗传，痰气郁结，蒙蔽心窍，阴阳失调，出现的精神抑郁，表情淡漠，沉默痴呆，喃喃自语，静而多喜为特征。

2. 癫病的病名——出自《黄帝内经》，并提出："诸躁狂越，皆属于火。"

3. 重阴者癫，重阳者狂——出自《难经》，是癫病与狂病相鉴别。

4. 提出癫、狂与"痰"的密切关系的著作是——《丹溪心法》并指出"癫属阴，狂属阳。"

5. 将癫、狂、痫明确区别的医家是——明代王肯堂的《证治准绳》。

6. 开创从瘀血治疗癫、狂先河的著作是——清代王清任《医林改错》（癫狂梦醒汤）。

7. 癫病的证候特征——精神抑郁，表情淡漠；沉默痴呆，语无伦次，静而少动，喃喃自语。

8. 癫病的病因——情志所伤；痰气郁结；先天遗传。

9. 癫病病机——脏气不平，阴阳失调，神机逆乱。

10. 癫病的病位——在神机，与心、脾、肝、胆有关。

11. 癫病的病理因素——气、痰、瘀、火，以气郁为先。

12. 癫病与郁病的鉴别——二者均与五志过极、七情内伤有关，郁病以心情抑郁、情绪不宁、急躁易怒，喉中有异物，严重者喜悲伤欲哭，像如神灵所作，但神志清醒，有自制力；癫病喜怒无常，喃喃自语，失去自我控制力，神志不清。

13. 癫病与痴呆的鉴别——二者相似之处，痴呆以智力低下，神志呆滞，愚笨迟钝为主；癫病以喃喃自语，失去自我控制力，喜怒无常，神志不清为主。

14. 癫病的辨证要点：

（1）辨新久虚实：初期为实，后期为虚。

（2）辨病性：气滞、痰阻、气虚、脾虚、血虚。

15. 癫病的治疗原则——理气解郁；畅达神机。

16. 癫病的常见证型及代表方：

（1）肝郁气滞：柴胡疏肝散。

（2）痰气郁结：顺气导痰汤。

（3）心脾两虚：养心汤合越鞠丸。

（4）气阴两虚：四君子汤合大补阴丸。

17. 治疗癫病的体会：

（1）癫病多属痰气郁结，因百病多由痰作祟，怪病多痰，痰迷心窍，凡十一脏皆取之于胆的理论指导下，首选十四味温胆汤；偏于痰火者，柴芩温胆汤；偏于痰湿郁滞，胃脘痞满者，可用温胆汤，十味温胆汤。

（2）郁病，癫病属痰湿气机郁滞，治疗当畅达神机，调畅气机，可选用柴胡加龙骨牡蛎汤。

九、狂病

1. 狂病——由于五志过极，先天遗传，痰火血瘀，闭塞心窍，神机错乱出现的精神亢奋，烦躁不安，打人毁物，呼号怒骂。

2. 狂病的病名——出自《黄帝内经》，其提出："诸躁狂越，皆属于火。"

3. 清代王清任首创"气血凝滞"学说，创立了癫狂梦醒汤治疗癫狂病。

4. 狂病的证候特征——狂躁不安，打人毁物，呼号怒骂，登高而歌，弃衣而走。

5. 狂病的病因——大怒伤肝；饮食不节，先天遗传。

6. 狂病的病机——阴阳失调，形神失控。

7. 狂病的病位——在神机，与肝、胆、心、脾有关。

8. 狂病的辨证要点：

（1）辨新久虚实：初期为实，久病为虚。

（2）辨脏腑虚实：心肝火炽，痰火内扰属实；阴虚火旺，水火失济，气血两虚属虚。

9. 狂病的治疗原则——降火豁痰治标；调整阴阳，恢复神机治本。

10. 狂病的常见证型及代表方：

（1）痰火扰神：生铁落饮。

（2）火盛伤阴：二阴煎。

（3）痰结血瘀：癫狂梦醒汤。

（4）瘀血阻窍：定狂逐瘀汤。

（5）心肾失调：黄连阿胶汤合琥珀养心丹。

11. 治疗狂病的体会：

（1）狂病以呼号怒骂为主者，根据呼属肝，治当从肝论治，可用柴芩温胆汤。

（2）狂病以唱歌为主，根据歌属脾所主，治当用泻黄散。

（3）狂病可根据王清任气血凝滞的理论可选用癫狂梦醒汤。

第五节 脾胃肠病证

1. 脾胃肠病证——感受外邪，内伤饮食，情志不遂，脏腑功能失调出现的脾胃系统病证。

2. 脾与胃的关系——二者通过经脉络属构成表里关系，表现有三：一是纳运结合；二是升降相因；三是燥湿相济，病理上有"清气在下则生飧泄，浊气在上则生䐜胀"。

3. 气机升降的枢纽——脾与胃。

4. 脾气虚——小八+气虚证。

5. 脾阳虚——小八+阳虚证。

6. 寒湿困脾——小八+寒湿证。

7. 湿热蕴脾——小八+湿热证。

8. 寒湿证——胸闷，呕恶，头身困重，舌苔白腻，脉濡缓。

9. 湿热证——胸闷、呕恶、头身困重，舌苔黄腻，脉濡数。

10. 胃阴虚——胃脘隐痛，饥不欲食+阴虚证。

11. 胃寒（寒邪客胃）——胃脘冷痛+寒象。

12. 胃热（胃肠积热）——胃脘灼痛，吞酸嘈杂+热象。

13. 食滞胃脘——脘腹胀痛，嗳腐吞酸，舌苔厚腻，脉滑。

14. 食积的三要素：一是嗳腐吞酸；二是舌苔厚腻；三是脉滑。

15. 肝气犯胃（肝胃不和）——胃脘胀痛，两胁胀痛，喜叹气，脉弦（柴平汤）。

16. 瘀血内停——胃脘刺痛+瘀血证。

17. 脾胃肠病的治疗要点：

（1）要注意脾喜燥恶湿，胃喜润而恶燥。

（2）要注意脾主升胃主降，脾胃为气机升降的枢纽。

（3）要注意"实则阳明，虚则太阴"，即胃病多实，脾病多虚。

（4）要注意六腑以通为用，脏病多虚，腑病多实，脏实者泻腑，腑虚者补脏，如柴平汤+大黄、焦山楂法。

（5）要注意四个久的用法，如逍遥散合丹参饮、附桂理中六味汤的用法。

一、胃痛

1. 胃痛——又称胃脘痛，由于外感邪气，内伤饮食，情志失调，脏腑功能失调出现的上腹胃脘近心窝处疼痛为主症的病证。

2. 首先提出胃痛的发生与肝、脾有关的著作是——《素问·六元正纪大论》。

3. 将九种心痛指出是胃而不是心的著作是——《医学正传》。

4. 胃痛的证候特征——以心下胃脘疼痛为主的病证。

5. 胃痛的病因——寒邪客胃；饮食伤胃；肝气犯胃；脾胃虚弱。

6. 胃痛的病机——胃气郁滞，胃失所养。

7. 胃痛的主因——寒邪客胃。

8. 胃痛的病位——在胃，与肝、胆、脾、肾密切有关。

9.《黄帝内经》云："饮食自倍，肠胃乃伤""膏粱之变，足生大丁"。

10. 胃痛与胃痞的鉴别——胃痞即痞满，以胃脘部满胀为主，以气机不畅为病机；胃脘痛以疼痛为主，其主因为寒，病机为不通则痛。

11. 胃脘痛与真心痛的鉴别——胃脘痛是以心窝部（剑突下）疼痛为主，不危及生命；真心痛以左胸疼痛，旦发夕死，夕发旦死，手足青至节，危及生命。

12. 胃痛的辨证要点：

（1）辨缓急：暴痛为急，渐痛为缓。

（2）辨寒热：得温痛减为寒，得温痛甚为热。

（3）辨虚实：拒按实，喜按虚。

（4）辨气血：初痛在气，久痛在血。

（5）辨脏腑：病变在胃，与肝、脾、胆、肾有关。

13. 胃痛的寒热虚实鉴别：

（1）胃脘冷痛遇寒痛甚，口淡不渴，舌苔白，脉弦紧属寒。

（2）胃脘灼热疼痛，食辛辣痛甚，大便秘结，口渴喜冷饮，舌红苔黄，脉数属热。

（3）胃脘隐痛，时发时止，饥饿劳累时加重，食后痛减，喜按，脉虚属虚。

（4）胃脘胀痛，痛势急剧，拒按痛有定处，食后痛甚，脉实属实。

14. 胃痛初病在（气），久病在（血），在气有气滞、气虚之分；胀痛属气滞，空痛属气虚；在血刺痛。

15. 胃痛的治疗原则——理气和胃止痛。

16. 胃痛的常见证型及代表方：

（1）寒邪客胃：良附丸。

（2）饮食停滞：保和丸。

（3）肝气犯胃：柴胡疏肝散。

（4）肝胃郁热：丹栀逍遥散。

（5）瘀血停滞：失笑散合丹参饮。

（6）湿热中阻：三仁汤。

（7）胃阴亏虚：一贯煎合芍药甘草汤。

（8）脾胃虚寒：黄芪建中汤。

17. 治疗胃痛的体会：

（1）胃、十二指肠溃疡可用进退黄连汤加青皮 10g（黄连汤去桂枝改肉桂）。

（2）胃、十二指肠溃疡恶性变，可用附桂理中五苓汤。

（3）胃脘疼痛，大便稀，脉弦涩不调，可用柴平汤合苓桂术甘汤。

（4）胃痛与脉象选方应用：脉沉弦，脉弦紧，脉弦，脉弦涩不调可用柴平汤合苓桂术甘汤；脉沉弦滑，可用木香顺气汤；脉滑，可用越鞠保和汤，脉沉细，可用归芪建中汤；脉沉细缓，可用加味一贯煎（十四味建中汤）（夜间口干者，加味一贯煎；腹中悸动者，十四味建中汤）。

（5）胃脘痛可针刺中脘、足三里、关元、内关、委中。

　附　吐酸

1. 吐酸——胃中酸水上泛的症状，又称泛酸，若随即咽下称为吞酸，若随即吐出称为吐酸。

2.《素问・至真要大论》云："诸呕吐酸，暴注下迫，皆属于热。"

3. 吐酸的病因有二：一是热：即肝郁化热，胃失和降。二是寒：即肝气犯胃，脾胃虚弱。

4. 吐酸的病机——肝气犯胃，胃失和降。

5. 吐酸的常见证型及代表方：

（1）热证：左金丸。

（2）寒证：香砂六君子汤。

6. 治疗吐酸的体会：吐酸有寒热之分，书上说以热证多见，我认为寒证多见，可用丁蔻理中汤、附桂理中六味汤。

　附　嘈杂

1. 嘈杂——指胃中空虚，似饥非饥，似辣非辣，似痛非痛，时发时止的病证。

2. 丹溪云："嘈杂，是痰因火动"，"治痰为先"，"食郁有热"。

3. 嘈杂的病因——胃热；胃虚；血虚。

4. 嘈杂的常见证型及代表方：

（1）胃热证：温胆汤、黄连温胆汤。

（2）胃虚证：四君子汤。

（3）胃阴虚：益胃汤。

（4）血虚证：归脾汤。

5. 治疗嘈杂的体会：

（1）嘈杂要注意是否有胃溃疡病变，防止恶性变，禁辛辣食物。

（2）嘈杂属寒热错杂，半夏泻心汤主之。

（3）嘈杂噫气不除者，旋覆代赭汤主之。

二、痞证

1. 痞证——由于表邪内陷，饮食不洁，痰湿阻滞，情志失调出现的心下痞塞，胸膈胀满，触之无形，按之无痛，柔软为主的病证。痞满有胸痞、心下痞之分，在胃脘部的痞满称胃痞。

2. 痞证在《黄帝内经》中称痞、痞满、满、痞塞。

3. 痞满的病名——《伤寒论》首次提出。

4. 《伤寒论》135 条云："伤寒六七日，结胸热实，脉沉而紧，心下痛，按之石硬者，大陷胸汤主之。"

5. 《伤寒论》137 条云："太阳病，重发汗而复下之，不大便五六日，舌上燥而渴，日晡所小有潮热，从心下至少腹硬满而痛不可近者，大陷胸汤主之。"

【方歌】大陷胸汤硝黄遂，按之石硬此方推。

6. 痞满的证候特征——心下胃脘，自觉痞满不舒，按之柔软，触之无形，压之无痛。

7. 《伤寒论》154 条云："心下痞，按之濡，其脉关上浮者，大黄黄连泻心汤主之。"

8. 伤寒五泻心汤——半夏泻心汤、大黄黄连泻心汤、生姜泻心汤、附子泻心汤、甘草泻心汤。

9. 痞满的病因——表邪入里；食滞中阻；痰湿阻滞；七情失和；脾胃虚弱。

10. 痞满的病机——中焦气机不利；脾胃升降失职。

11. 痞满的病理性质虚实两类：

（1）实为邪实内阻：食积、痰湿、外邪、气滞。

（2）虚为脾胃虚弱：气虚、阴虚、虚实夹杂。

12. 脾与胃的关系——二者通过经脉络属构成表里关系，表现有三：一是纳运结合；二是燥湿相济；三是升降相因，病理上"清气在下，则生飧泄，浊气在上，则生䐜胀"。

13. 痞满的病证辨别——应与臌胀、胃痛、胸痹、心痛相鉴别：

（1）胃痛的病位虽与痞证相同，均在胃脘，但胃痛以疼痛为主，病势急剧，压之疼痛。

（2）臌胀与痞满均有腹部胀满，但臌胀腹部胀大如鼓，皮色苍黄，脉络暴露。

（3）胸痹是以胸部痹塞不通，以胸闷、胸痛、短气为主症。

（4）心痛应注意真心痛，旦发夕死、夕发旦死，手足青至节，结胸虽与痞均在胃脘，但以心下至少腹硬满而痛，拒按。

（5）痞满以胃脘痞塞，脘痞不舒，按之柔软，压之不痛，望之无胀大之形。

14. 痞满的辨证要点：

（1）辨有邪无邪：有邪为实，无邪为虚。

（2）辨虚实寒热：拒按为实，喜按为虚，口渴为热，不渴为寒。

15. 痞满的治疗原则——调理脾胃升降，行气除痞消满。

（1）实者泻之，包括泻热、消食、化痰、理气。

（2）虚者补之，以补脾胃为主。

16. 痞满的常见证型及代表方：

（1）实痞

邪热内陷：大黄黄连泻心汤。

饮食停滞：保和丸。

痰湿内阻：二陈汤（平陈汤）。

肝郁气滞：越鞠丸（越鞠保和丸）。

（2）虚痞

脾胃虚弱：补中益气汤。

胃阴不足：益胃汤。

17. 治疗痞满的体会：

（1）由于痞满是气机不利，升降失司，故临证可用四逆平胃散。

（2）胃脘痞满，舌苔黄腻，大便稀，脉滑，半夏泻心汤主之。

（3）胃脘痞满，食欲不振，舌苔白或白腻，脉弦或弦紧或弦涩不调，可用柴平汤合苓桂术甘汤。

（4）胃脘痞满，两胁胀痛，脉滑或沉弦滑，可用木香顺气汤。

（5）胃脘痞满，心烦懊恼，情志不畅，可用越鞠丸合枳术丸。

（6）胃脘痞满，嗳腐吞酸，脉滑，可用越鞠保和丸。

三、腹痛

1. 腹痛——以胃脘以下，耻骨毛际以上部位发生疼痛为主的病证。

2. 最早提出腹痛病名的是——《黄帝内经》。

3. 仲景云："病者腹满，按之不痛者为虚；痛者为实，可下之，舌黄未下者，下之黄自去。"开创了腹痛治疗之先河。

4. 《金匮要略》云："腹满时减，复如故，此为寒，当与温药。"

5. 《金匮要略》云："病腹满，发热十日，脉浮而数，饮食如故，厚朴七物汤主之。"

6. 《金匮要略》云："腹中寒气，雷鸣切痛，胸胁逆满，呕吐，附子粳米汤主之。"

7. 《金匮要略》云："痛而闭者，厚朴三物汤主之。"

8. 《伤寒论》云："按之心下满痛者，此为寒也，当下之，宜大柴胡汤。"

9. 《金匮要略》云："腹满不减，减不足言，当须下之，宜大承气汤。"

10. 《金匮要略》云："心胸中大寒痛，呕不能饮食，腹中寒，上冲皮起，出见有头足，上下痛而不可触近，大建中汤主之。"

11. 《金匮要略》云："胁下偏痛，发热，其脉紧弦，此寒也，以温药下之，宜大黄附子汤"。

12. 腹痛的证候特征——胃脘以下，耻骨毛际以上疼痛。

13. 腹痛的病因——外感时邪；饮食不节；情志失调，阳气素虚。

14. 腹痛的病机——气机阻滞，脉络闭阻，不通则痛；或经脉失养，不荣则痛。

15. 腹痛的病位——在腹部，在脏腑的病位在脾或在肠，也可在气，在血，在经脉。

16. 腹痛的病理性质——不外乎寒热虚实气血。

17. 腹痛的诊断依据：

一是主证：以胃脘以下耻骨毛际以上，部位疼痛为主。

二是兼证：有腹胀，饮食大便异常。

三是起病缓慢与饮食情志异常有关。

18. 腹痛与胃痛的鉴别：

（1）相同点：二者都是感受外邪，饮食不节，情志失调，脾胃虚弱，与肝脾有关。

（2）不同点：胃痛以寒为主，腹痛以寒暑湿热有关；胃痛以上腹胃脘部，位置较高，病位在胃；腹痛以胃脘以下，耻骨毛际以上，病位较低，病位在脾、大小肠。

19. 腹痛的辨证要点：

（1）辨性质：遇冷疼痛属寒；得凉痛减属热；拒按属实，喜按属虚；痛无定处属气滞；痛如针刺属瘀血；疼痛嗳气属食积；暴痛属实，久痛属虚。

（2）辨缓急：急性发作属急，慢性发作属缓。

（3）辨部位：大腹属脾，大腹当脐，脐以下为小腹，小腹两侧为少腹。

暖肝煎【方歌】少腹冷痛暖肝煎，乌药苓杞归香难，路上碰上小茴香，肉桂生姜共晚餐。

20. 腹痛的治疗原则——以"通"为主。所谓"通"并非单指攻下，如调气以和血；虚者助之使通，寒者温之使通，无非通之之法。

21. 腹痛的常见证型及代表方：

（1）寒邪内阻：良附丸合正气天香散。

正气天香散【方歌】绀珠正气天香散，香附干姜苏叶陈，乌药除郁兼除痛，气行血活经自匀。

（2）湿热壅滞：大承气汤。

（3）中虚脏寒：小建中汤。

（4）饮食停滞：枳实导滞丸（保和丸）。

（5）气机郁滞：柴胡疏肝散。

（6）瘀血阻滞：少腹逐瘀汤。

22. 治疗腹痛的体会：

（1）腹痛，脉弦紧，柴平汤加大黄、焦山楂主之。

（2）小腹冷痛，脉弦紧，暖肝煎主之。

（3）慢性结肠炎，泻下有黏液，理中大黄汤主之。

（4）胁下偏痛，脉弦紧，大黄附子细辛汤主之。

（5）经期腹痛，加减小柴胡汤主之。

四、呕吐

1. 呕吐——由于胃失和降，胃气上逆，胃中之物，从口中吐出的一种病证。其中有声有物谓之呕，有物无声谓之吐，有声无物谓之干呕。

2. 呕吐病名——最早见于《黄帝内经》。

3. 病机十九条属热的有：

（1）诸胀腹大，皆属于热。

（2）诸病有声，鼓之如鼓，皆属于热。

（3）诸转反戾，水液混浊，皆属于热。

（4）诸呕吐酸，暴注下迫，皆属于热。

4. 《伤寒论》有百分之二十的条文论述呕吐，创立了小半夏汤、吴茱萸汤、小柴胡汤、大柴胡汤等有效方剂。

5. 《金匮要略》认识到呕吐是人体排泄胃中有害物质、保护性反应，治疗不应止呕当因势利导，祛除外邪，如"夫呕家有痈脓，不可治呕，脓尽自愈"。

6. 《金匮要略》云："朝食暮吐，暮食朝吐，宿谷不化，名曰胃反，大半夏汤主之。"

7. 《金匮要略》云："呕而肠鸣，心下痞者，半夏泻心汤主之。"

8. 《金匮要略》云："诸呕吐，谷不得下者，小半夏汤主之。"

9. 《金匮要略》云："呕吐而病在膈上，后思水者，解。急与之，思水者，猪苓散主之。"

10. 《金匮要略》云："呕而发热者，小柴胡汤主之。"

11. 《金匮要略》云："食已即吐者，大黄甘草汤主之。"

12. 《金匮要略》云："胃反，吐而渴欲饮水者，茯苓泽泻汤主之。"

13. 《金匮要略》云："哕逆者，橘皮竹茹汤主之。"

14. 《金匮要略》云："先呕却渴者，此为欲解，先渴却呕者，为水停心下，此属饮家。呕家本渴，今反不渴者，以心下有支饮故也，此属支饮。"

15. 凡呕者，多食生姜，此呕家圣药——出自唐代孙思邈《备急千金要方》。

16. 龚延贤《寿世保元》认为："有外感寒邪者，有内伤饮食者，有气逆者，三者俱以藿香正气散加减治之，有胃热者清胃保中汤，有胃寒者附子理中汤。"

17. 呕吐的证候特征——有干呕、呕、吐三类。

18. 呕吐的病因——外邪犯胃；饮食不节；情志失调；脾胃虚弱。

19. 呕吐的病机——胃失和降；胃气上逆。

20. 呕吐的病位——在胃，与肝、脾关系密切。

21. 呕吐的病证鉴别——应与反胃、噎膈、呃逆进行鉴别，四者都是胃部的病变，都是胃气上逆的表现；呕吐是以有声有物为特征；反胃是以朝食暮吐、暮食朝吐为特征；呃逆是以喉间呃呃有声，令人不能自主为特征；噎膈以进食梗阻不畅为特征。在病位上的区别：呕吐、反胃在胃；呃逆在喉；噎膈在食管。在病机上四者都是胃气上逆。

22. 呕吐的辨证要点：

（1）辨虚实：急性呕吐多属实证；慢性呕吐多属虚证。

（2）辨呕吐物：呕吐无味是寒呕，呕吐有味是热呕；呕吐痰涎是痰饮，呕吐清水是虚寒；

（3）辨可吐与止呕：有痈脓食积，毒物，痰饮不可止呕，《金匮要略》云："夫呕家有痈肿，不可止呕，脓尽者自愈。"

（4）辨可下与禁下：虚寒呕吐不宜下，若"食已即吐者，大黄甘草汤主之"。

23. 呕吐的治疗原则——和胃降逆止呕。实证呕吐祛邪化浊，和胃降逆；虚证呕吐扶正为主，温中健脾，滋养胃阴。

24. 呕吐的常见证型及代表方：

（1）实证

外邪犯胃：藿香正气散。

饮食停滞：保和丸。

痰饮内停：小半夏汤合苓桂术甘汤。

肝气犯胃：四逆散合半夏厚朴汤。

（2）虚证

脾胃虚弱：香砂六君子汤（丁蔻理中汤）。

胃阴不足：麦门冬汤（加味一贯煎）。

25. 治疗呕吐的体会

（1）急性呕吐首先选用藿香正气胶囊或多潘立酮。

（2）慢性神经性呕吐，食入即吐，久久不愈，大半夏汤主之。

（3）顽固性呕吐或梅尼埃病（苏曲汤）。

（4）小儿呕吐，予丁蔻理中汤，剂量要小。

（5）呕吐的病人服药要小量频服，防止大口入药即吐，以免影响疗效。

五、呃逆

1. 呃逆——胃气上逆动膈，气逆上冲，气从咽喉冲出发出一种不由自主的冲击声，因其呃呃连声，故称呃逆，古人称"哕"，又称"哕逆"。

2. 哕概念有二：一是指干呕；二是指呃逆。

3. 记载哕为呃逆的著作——《素问·宣明五气》，"胃为气逆为哕"。

4. 久病呃逆，胃气衰败的迹象——《素问·宝命全形论》曰："病深者，其声哕。"

5. 《黄帝内经》提出治疗呃逆的三种简便方法——《灵枢·杂病》曰："哕，以草刺鼻，嚏，嚏而已；无息，而疾迎引之，立已；大惊之，亦可已"。

6. 为后世寒热虚实的辨证分类奠定基础的著作是——《金匮要略》。将呃逆分为三种，一为实证；二为寒证；三为虚证。

7. 呃逆的证候特征——喉间呃呃连声，声短而频，令人不能自制。

8. 呃逆的原因——饮食不当，情志不遂，正气亏虚。

9. 呃逆的病机——胃失和降，胃气上逆动膈。

10. 呃逆的病位——在膈。

11. 呃逆的病变脏腑——在胃，与肝、肺、肾有关。

12. 呃逆的病理性质——有虚实之分。

（1）实证为寒凝，火郁，气滞，痰阻，胃失和降。

（2）虚证为脾肾阳虚，胃阴耗损，正虚气逆。

13. 呃逆发生与脏腑的关系：

（1）与胃有关，胃气上逆，动肺引起呃逆。

（2）与肺有关，肺居膈上，肺有经脉与胃相连，肺间气机不畅，发生呃逆。

（3）与肝有关，恼怒伤肝，横逆犯胃，胃气上逆动膈。

（4）与肾有关，肾失摄纳，气逆上冲，挟胃气动膈，发生呃逆。

14. 呃逆的鉴别诊断——呃逆应与干呕、嗳气相鉴别，三者都有胃气上逆所表现的证候，其中有声无物谓之干呕；嗳气即饱食之气，"噫者，饱食之气，即嗳气也"；呃逆是胃气上逆，气从咽喉冲出发出一种不由自主的冲击声，呃呃连声。

15. 呃逆的辨证要点：

（1）辨生理病理：一时性无复发属生理，反复呃逆属病重。

（2）辨寒热虚实：呃声响亮属实证，呃声时断时续，声低而长属虚证；呃声沉缓有力属寒证；呃声洪亮，声高短粗属热证。

（3）辨病重临危：久病重病呃逆，元气衰败胃气将绝之危候。

16. 呃逆的治疗原则——理气和胃，降逆平呃。

17. 呃逆的常见证型及代表方：

（1）实证

胃中寒冷：丁香散（丁香柿蒂汤）。

胃火上逆：竹叶石膏汤。

气机郁滞：五磨饮子。

（2）虚证

脾胃阳虚：理中汤。

胃阴不足：益胃汤（加味一贯煎）。

18. 治疗呃逆的体会：

（1）呃逆，丁香柿蒂汤主之，舌苔腻者合平胃散。

（2）胃阴不足的呃逆，加味一贯煎主之。

（3）久病重病呃逆，胃气衰败预后不佳。

六、噎膈

1. 噎膈——指吞咽食物梗噎不顺，饮食难下或食入即吐的病证。噎即噎塞，指吞咽食物梗噎不顺；膈即格拒，指食管阻塞，食物不能下咽于胃，食入即吐。

2. 噎膈的病名出自——《黄帝内经》。

3. 指出噎膈的病位与情志精神有关的著作是——《黄帝内经》。

4. 指出噎膈与饮食、酒色、年龄有关的著作是——宋代严用和《济生方》。

5. 明确指出噎膈的病机为脘管窄隘的著作是——清代叶天士《临证指南医案》。

6. 噎膈的证候特征——吞咽食物，噎塞不顺，咽后随即吐出。

7. 噎膈的病因——七情内伤；饮食所伤；年老肾虚。

8. 噎膈的病机——气、痰、瘀交阻于膈，食管狭窄，食管干涩。

9. 噎膈的病位——在食管，属胃气所主。

10. 噎膈的病变脏腑——在胃，与肝、脾、肾有关。

11. 噎膈的病理性质——本虚标实，本虚是肾虚、食管失养；标实为痰气瘀交阻。

12. 噎膈的鉴别诊断——噎膈应与反胃、梅核气相鉴别：

（1）噎膈以进食梗阻不畅，吞咽困难，食入即吐为特征。

（2）反胃饮食尚能入胃但朝食暮吐，暮食朝吐。

（3）梅核气自感咽中有物，咯之不出，吞之不下，但无吞咽困难，饮食不下。

13. 《金匮要略》云："妇人咽中有炙脔，半夏厚朴汤主之。"

14. 梅核气——由于痰气交阻于咽喉出现的咯之不出吞之不下，名曰梅核气。

15. 噎膈的辨证要点：

（1）辨虚实：新病多实，久病多虚。

（2）辨标本：本虚多责之于阴津枯耗为主；标实当以气滞、痰阻、瘀血为主。

16. 噎膈的治疗原则：

（1）初期以标实为主，重在治标，理气、化痰、消瘀为法。

（2）后期以正虚为主，重在治本，滋阴润燥、益气温阳为法。

17. 古人云："存得一分津液，留得一分胃气。"

18. 噎膈的常见证型及代表方：

（1）痰气交阻：启膈散。

【方歌】启膈散中沙参丹，贝苓荷叶共郁金，杵头米与砂仁壳，开郁化瘀润燥方。

（2）津亏热结：沙参麦冬饮。

（3）瘀血内结：通幽汤；

（4）气虚阳微：温脾用——补气运脾汤；温肾用——右归丸（附桂理中六味汤）。

19. 治疗噎膈的体会：

（1）噎膈指西医的食管癌，初期宜手术治疗（一般中段、下段可行手术）。

（2）临证初期用启膈散或用加味一贯煎。

（3）噎膈后期食入即吐，可用大半夏汤。

附 反胃

1. 反胃——指饮食入胃，宿谷不化出现的朝食暮吐，暮食朝吐，《金匮要略》称为胃反。

2.《金匮要略》云："朝食暮吐，暮食朝吐，宿谷不化，名曰胃反，大半夏汤主之。"

3. 反胃的病因——饮食不当；过食生冷；忧愁思虑。

4. 反胃的病机——脾胃虚寒，胃气上逆。

5. 反胃的治疗原则——温中健脾，降逆和胃。

6. 反胃的常见证型及代表方：

脾胃虚寒：大半夏汤。

7. 治疗反胃的体会：遇到反胃的病人，一定要小量频服。

七、泄泻

1. 泄泻——以排便次数增多，粪便稀薄，完谷不化，甚则泻出如水样的一种病证。大便稀薄而缓称为泄；大便清稀如水而势急，称为泻。

2. 泄泻主要由于湿盛与脾胃所致，是一种常见的脾胃肠病证。

3.《黄帝内经》对泄泻描述为飧泄（清气在下，则生飧泄），濡泄（湿盛则濡泄），洞泄（长夏善病洞泄寒中）。

4.《素问·至真要大论》云："诸呕吐酸，暴迫下注，皆属于热。"

5.《黄帝内经》云："湿盛则濡泄""湿多成五泄""无湿不成泄"。

6. 泄泻病名的沿革：

（1）张仲景将泄泻与痢疾统称为下利。

（2）巢元方明确泄泻与痢疾分开。

（3）宋代以后将泻和泄，统称泄泻。

7. 提出分利之法治疗泄泻的医家是——张景岳。

8.《景岳全书》云："凡泄泻之病，多由水谷不分，故以利水为上策。"

9. 提出著名的治泻九法治疗泄泻的"里程碑"医家是——李中梓，代表作《医宗必读》。

10. 李中梓的治泻九法——淡渗、升提、清凉、疏利、甘缓、酸收、燥脾、温肾、固涩。

11. 泄泻的证候特征——大便清稀，大便次数增多，粪质稀薄，完谷不化。

12. 泄泻的病因——感受外邪；饮食所伤；情志失调；脾胃虚弱；命门火衰。

13. 泄泻的病机——脾胃受损，湿困脾土，肠道功能失司。

14. 泄泻的病位——在肠、在脾，与肝肾密切有关。

15. 泄泻的病理因素——湿邪。

16. 外感泄泻的关键——湿邪。

17. 内伤泄泻的关键——脾虚。

18. 泄泻的基本病机——脾虚湿盛。

19. 湿盛是泄泻的关键——泄泻的病因分为外因、内因。外因是湿邪为主，因脾恶湿，湿邪易困脾土，脾失健运，清浊不分，形成泄泻；内因以脾虚为主，脾虚致泻，无不由于脾虚失运，清浊不分，形成泄泻。外湿、内湿导致泄泻，均与湿有关，故有"湿多成五泄"、"无湿不成泄"、"湿盛则濡泄"之说。

20. 泄泻的鉴别诊断——泄泻应与痢疾、霍乱相鉴别。

（1）痢疾是以腹痛，里急后重，下痢赤白脓血为特征。

（2）霍乱是来势急剧，变化迅速，病情凶险，突然腹痛，吐泻交作，伴恶寒发热，严重时腹中绞痛，面色苍白，甚至汗出肢冷，津竭阳衰之危候。

（3）泄泻大便次数增多，粪质稀薄，甚至如水样，无里急后重，无脓血便，起病不急剧，泄水量不大。

21. 泄泻的辨证要点：

（1）辨轻重缓急：饮食如常为轻证；暴泄无度为重证；急性泄泻为急；慢性泄泻为缓。

（2）辨寒热虚实：喜温属寒，泻下黄褐属热；拒按属实，喜按属虚。

（3）辨泻下物：清稀寒湿；黄褐湿热；败卵伤食。

（4）辨久泻特点：遇劳复发，脾虚；情志复发，肝郁克脾；五更泄，肾阳不足。

22. 泄泻的治疗原则——运脾化湿。急性泄泻以湿盛为主，重在化湿，佐以分利；慢性泄泻以脾虚为主，当以健脾补虚，佐以化湿，但应注意暴泄不可骤用补涩，以免关门留寇；久泻不可分利，以防伤其阴液。

23. 泄泻的常见证型及代表方：

（1）暴泻

寒湿泄泻：藿香正气散。

湿热泄泻：葛根黄芩黄连汤。

伤食泄泻：保和丸。

（2）久泻

脾虚泄泻：参苓白术散。

肾虚泄泻：四神丸。

肝郁泄泻：痛泻要方。

24. 治疗泄泻的体会

（1）急性泄泻兼有呕吐者，藿香正气散主之。

（2）泄泻如水样便，胃苓汤主之。

（3）泄泻，胃脘痞满，脉滑，半夏泻心汤主之。

（4）急性泄泻，腹中雷鸣下利者，生姜泻心汤主之。

（5）既有表证又有里热，葛根黄芩黄连汤主之。

（6）既有表证，内有寒湿，桂枝人参汤主之。

（7）一般泄泻胃脘痞满，食欲不振，脉弦紧，柴平汤加丁香、肉桂主之。

（8）急性泄泻可配合西药诺氟沙星、庆大霉素，饭前服用。

八、便秘

1. 便秘——大肠传导功能失常，导致大便排出困难、排便时间延长为特征的病证。

2. 张仲景对便秘有全面的认识，提出了寒、热、虚、实不同的发病机制，设立了承气汤的苦寒泻下、大黄附子汤的温里泻下、麻子仁丸的养阴润下、厚朴三物汤的理气通下以及蜜煎导法，为后世治疗便秘创立了基本原则。

3. 将便秘分为实秘、虚秘、热秘、冷秘的著作是——程钟龄《医学心悟》。

4. 便秘的证候特征——大便秘结，周期延长，粪便坚硬，排出困难。

5. 便秘的病因——肠胃积热；气机郁滞；阴寒积滞；气虚阳衰；阴亏血少。

6. 便秘的病机——热结、寒凝、气滞、血虚、阴阳亏虚使大肠传导功能失司。

7. 便秘的病位——在大肠，与肺、脾、胃、肝、肾有关。

8. 便秘的病性——冷、热、虚、实。

9. 便秘的形成有五：

一是素体阳盛，过食辛辣，胃肠积热，形成热秘。

二是忧愁太过，久坐少动，腑气不通，形成气秘（润肠丸）。

三是过食生冷，阴寒内结，传导失司形成冷秘（理中大黄汤）。

四是素体阳虚，年老久病，便下无力，形成虚秘（气虚、阳虚便秘）。

五是素体阴虚，年老产后，阴血亏少形成虚秘（阴虚、血虚便秘）。

10. 便秘的辨证要点——以虚、实为纲。

（1）冷秘、热秘、气秘属实；

（2）阴阳气血不足的便秘属虚。

11. 便秘的治疗原则——以通下为主，实秘以祛邪为主；虚秘以扶正为先。

12. 试论"不得一见便秘便用大黄、芒硝、巴豆、牵牛子之属"。

因为便秘治疗应分清虚、实、寒、热。实证以祛邪为主，根据冷秘、热秘、气秘的不同，采用泻热、温散、理气的方法佐以导滞之品，虚证以扶正为先，根据阴阳气血亏虚的不同，采用滋阴养血、益气温阳的方法，佐以甘温润肠之品，六腑以通为用，由于大便干结可用下法，应在辨证的基础上应用，暂时攻下，以缓下为宜，不得一见便秘便用大黄、芒硝、巴豆、牵牛子峻下。此外，若见便秘便用大黄、芒硝、巴豆、牵牛子攻下之药，苦寒伤阳的同时又伤津液，使大肠失去温润，传导失常，形成顽固性便秘。

13. 便秘的常见证型及代表方：

（1）实秘

肠胃积热（热秘）：麻子仁丸。

气机郁滞（气秘）：六磨汤（五磨饮子＋大黄）。

冷秘：大黄附子汤（温脾汤、理中大黄汤）。

（2）虚秘

气虚秘：黄芪汤。

血虚秘：润肠丸（四物汤）。

阴虚秘：增液汤。

阳虚秘：济川煎。

14. 治疗便秘的体会：

（1）不可一见便秘妄用攻下，应观其脉证，知犯何逆，随证治之。

（2）冷秘可用理中大黄汤。

（3）便秘、肛裂、出血首先采用增液承气汤，外用热水清洗，然后用红霉素外涂。

（4）顽固性便秘不妨用一用润肠丸。

（5）大便秘结，胃脘痞满或大便不爽，可用柴平汤加大黄（3~5g）、焦山楂 30g。

（6）大便秘结，胃脘痞满，冷痛，可用柴平汤加大黄、肉桂。

（7）既能润便又能下乳，可用核桃仁焙干，捣碎，研粗粉配红糖等量水煎服，一次 50g，一日两次。

第六节　肝胆病证

1. 肝胆病证——指外感或内伤导致肝与胆的功能失调和病理变化所引起的一类病证。

2. 肝气郁结——胸胁两乳，少腹胀痛。

3. 肝火上炎——头晕胀痛，面红目赤，急躁易怒，其则咯血、吐血。

4. 肝阴虚——头晕目眩，两目干涩（中八）+阴虚证。

5. 肝血虚——中八+血虚证。

6. 肝阳上亢——肝火上炎+腰膝酸软、头重足飘。

7. 肝胆湿热——胸胁灼热胀痛+湿热证。

8. 湿热证——胸闷、呕恶、头身困重、舌苔黄腻、脉濡数。

9. 肝胆病的治疗要点——肝病多实，宜疏宜泄宜利；肝虚分血虚、阴虚；肝气郁滞，气滞则血瘀，肝与其他脏腑关系密切，要注意滋水涵木法、佐金平木法、疏肝和胃法的应用，治疗肝脏要兼顾他脏，从整体出发。

一、黄疸

1. 黄疸——由于感受湿热疫毒，气机受阻，疏泄失职，胆汁外溢出现的以目黄、身黄、小便黄为主证的病证，其中以目黄为特征。

2. 女劳疸——又称女劳发黄，由于色欲伤肾出现的黑疸，称女劳疸。

3. 将黄疸分为五疸的著作是——《金匮要略》，湿热发黄、寒湿发黄、火劫发黄、女劳发黄、虚黄。

4. 茵陈蒿汤、茵陈五苓散是治疗黄疸的有名方剂，出自——《伤寒杂病论》。

5. 提出急黄是一种猝然发病，命在顷刻的疾病的著作是——《诸病源候论》。

6. 明确提出湿从热化为阳黄，湿从寒化为阴黄，将阴黄、阳黄辨证论治系统化的著作是——元代罗天益《卫生宝鉴》。

7. 创立了茵陈术附汤治疗阴黄的著作是——程钟龄《医学心悟》。

8. 认识到黄疸的传染性、严重性，又有天行疫疠，以致发黄者，俗称瘟黄，杀人最急的著作是——清代《沈氏尊生书》。

9. 提出黄疸与胆汁有关的著作是——《景岳全书》。

10. 黄疸的证候特征——目黄、身黄、小便黄，以目黄为突出。

11. 黄疸的病因——感受时邪疫毒；饮食所伤；脾胃虚弱。

12. 黄疸的病机——湿邪困脾，壅塞肝胆，疏泄失常，胆汁外溢。

13. 黄疸的病理因素——湿邪、热邪、寒邪、疫毒、气滞血瘀，其中以湿邪为主。黄疸的形成关键是湿邪为患。

14. 黄家所得，从湿得之——出自《金匮要略》。

15. 黄疸的病位——在脾胃、肝胆，由脾胃波及肝胆。

16. 黄疸的病邪——湿邪。

17. 黄疸与萎黄的鉴别有三：

（1）从病因鉴别：黄疸感受湿邪、饮食所伤，脾胃虚弱，结石，积块瘀积；萎黄为大出血或脾胃虚弱。

（2）从病机鉴别：黄疸是湿邪阻滞，肝失疏泄，胆汁外溢；萎黄是脾虚化源不足或失血过多，气血亏虚，肌肤失养。

（3）从症状鉴别：黄疸以目黄、身黄、小便黄为特征；萎黄以身黄、面黄、干枯无泽为特征，无目黄，以目黄的有无为鉴别要点。

18. 辨阴黄、阳黄——面目一身俱黄，称黄疸，分为阳黄、阴黄。

（1）由于湿热熏蒸出现的黄而鲜明如橘子色属阳黄。

（2）由于寒湿郁滞出现的黄而晦暗如烟熏色属阴黄。

19. 急黄——湿热夹疫毒，热入阴血，内陷心包出现的壮热、神昏、吐血、衄血等危重证候。

20. 黄疸的辨证要点——应以阴阳为纲。阳黄以湿热为主，阴黄以脾虚寒湿为主。

21. 黄疸的治疗原则——祛湿利小便，正如《金匮要略》所说："诸病黄家，但利其小便。"

22. 黄疸的常见证型及代表方

（1）阳黄

湿热兼表：麻黄连翘赤小豆汤合甘露消毒丹。

热重于湿：茵陈蒿汤。

湿重于热：茵陈四苓汤（甘露消毒丹）。

胆腑郁热：大柴胡汤。

疫毒发黄：千金犀角散（安宫牛黄丸）。

（2）阴黄

寒湿证：茵陈术附汤。

脾虚证：小建中汤。

23. 治疗黄疸的体会：

（1）本病禁酒、忌房事。

（2）急黄热入营血，耗血动血，预后不良，可出现急性重型肝炎、肝性脑病。

（3）阳黄预后良好，一般 18 剂以上治阳黄方药可恢复正常。

（4）阴黄久治不愈可转化为肝硬化。

（5）肝炎日久，有气滞血瘀者可用参芪丹鸡黄精汤。

（6）肝炎属寒湿阻滞者可用柴平汤＋丁香、肉桂。

附　萎黄

1. 萎黄——由于脾胃虚弱、虫积或失血出现的周身肌肤发黄、干枯无光、疲乏无力、大便稀溏为主的病证。

2. 萎黄的病因有三： 一是脾胃虚弱；二是失血；三是虫积。

3. 萎黄的治疗——调理脾胃，益气健脾。

4. 萎黄的方药——黄芪建中汤、人参养荣汤。

二、胁痛

1. 胁痛——以一侧或两侧胁肋部疼痛为主要表现的病证。胁指侧胸部，为腋以下至第 12 肋骨部统称。

2. 《医方考》云：“胁者，肝胆之区也。”（两胁属肝）

3. 《灵枢·经脉》指出胁痛的发生主要是肝胆。

4. 叶天士《临证指南医案》胁痛之属久病入络，善用辛香通络、甘缓补虚、辛泄祛瘀等法。

5. 林珮琴《类证治裁》将胁痛分为肝郁、肝瘀、痰饮、食积、肝虚诸类。

6. 胁痛的证候特征——胁肋部疼痛一侧或两侧。

7. 胁痛的病因——肝气郁结；瘀血阻络；湿热蕴结；肝阴不足。

8. 胁痛的病机——不通则痛（属实）；不荣则痛（属虚）。

9. 胁痛的病位——在肝胆，与脾、胃、肾有关。

10. 胁痛的鉴别诊断——胁痛应与胸痹、胃脘痛、悬饮相鉴别。

（1）胸痹是以胸部痹塞不通，以胸闷、胸痛、短气为主。

（2）胃脘痛是以心窝部（剑突下）疼痛为主。

（3）悬饮是以胸胁胀闷疼痛，咳唾引痛为主。

（4）胁痛是以一侧或两侧胁肋部疼痛为主。

11. 胁痛的辨证要点：

（1）辨外感内伤：外感，湿热。内伤，肝郁气滞、瘀血内阻、肝阴不足。

（2）辨在气在血：气滞胀痛；血瘀刺痛。

（3）辨虚实：病程短，拒按属实；病程长，喜按属虚。

12. 胁痛的治疗原则——根据通则不痛，不通则痛的理论以疏肝活络止痛为基本原则。实证理气活血，清热利湿；虚证滋阴，养血柔肝。

13. 胁痛的常见证型及代表方：

（1）肝气郁结：柴胡疏肝散。

（2）瘀血阻络：血府逐瘀汤。

（3）湿热蕴结：龙胆泻肝汤。

（4）肝阴不足：一贯煎。

14. 治疗胁痛的体会：

（1）胁乃肝之所主，肝体阴而用阳，应当柔润调和，因为肝藏血，肝为刚脏，故临证多用逍遥丹参饮。

（2）两胁属肝、胁痛当从肝治，首选柴胡疏肝散。

（3）仲景云：“胁下偏痛，发热，其脉紧弦，当以温药下之，大黄附子细辛汤主之。”

（4）腋下疼痛，心烦，脉沉弦涩，血府逐瘀汤主之。

三、胆胀

1. 胆胀——指胆腑气机通降失常引起的右胁胀痛为主的病证。

2. 胆胀的病名——出自《灵枢·胀论》，"胆胀者，胁下痛胀，口中苦，善太息"。

3. 仲景创立了大柴胡汤、大陷胸汤、茵陈蒿汤，为治疗胆胀的有效方剂。

4. 胆胀的证候特征——右上腹胀满疼痛，反复发作。

5. 胆胀的病因——饮食偏嗜；忧思暴怒；外邪侵袭；湿热久蕴。

6. 胆胀的病机——肝胆气郁，胆失通降。

7. 胆胀的病位——在胆腑，与肝胃有关。

8. 胆胀的诊断要点有四：一是右胁疼痛为主证；二是脘腹胀满、恶心、嗳气；三是起病缓慢，反复发作，年龄 40 岁以上；四是 B 超、CT 有助于诊断。

9. 胆胀的鉴别诊断——胆胀应与胁痛、胃痛、真心痛相鉴别（各自定义）。

（1）胃痛是以心窝部（剑突下）疼痛为主。

（2）胁痛是以一侧或两侧胁肋部疼痛为主。

（3）真心痛是心胸憋闷疼痛，汗出肢冷，面色苍白，唇甲青紫，手足青冷至肘膝关节，夕发旦死，旦发夕死。

（4）胆胀是右胁疼痛为主。

10. 胆胀的辨证要点：一是以右胁疼痛为主症；二是胆胀的病程较长。

11. 胆胀的治疗原则——疏肝利胆，和降通腑。

12. 胆胀的常见证型及代表方：

（1）肝胆气郁：柴胡疏肝散。

（2）气滞血瘀：四逆散合失笑散。

（3）胆腑郁热：清胆汤。

（4）肝胆湿热：茵陈蒿汤。

（5）阴虚郁滞：一贯煎。

（6）阳虚郁滞：理中汤。

13. 治疗胆胀的体会：

（1）胆囊炎，胆结石，右胁疼痛，可用右胁疼痛方。

（2）胆囊炎，胆结石，胃脘痞满，舌苔厚腻，脉弦滑可用越鞠保和汤。

四、臌胀

1. 臌胀——指肝病日久，肝脾功能失调，气滞血瘀，水停腹中出现的腹部胀大如鼓、皮色苍黄、脉络显露的一种病证。

2. 臌胀的病名——首见于《黄帝内经》，详细描述了臌胀的临床特征。

3. 历代医家列为四大顽证的病证——风、痨、臌、膈。

4. 提出肝水、脾水、肾水均以腹大胀满为主，与臌胀类似的著作是——《金匮要略》。

5. 《金匮要略》云："肝水者，其腹胀大，不能自转侧，胁下腹痛。"

6. 提出放腹水的适应证和方法的著作是——晋代葛洪的《肘后备急方》（肘后方）。

7. 明确提出臌胀的病因与寄生虫有关的著作是——隋代巢元方的《诸病源候论》。

8. 提出"积"是胀病之根的著作是——喻嘉言《医门法律》，其认识到癥积日久可导致腹胀。

9. 提出"血臌"与"接触河中疫水"有关的著作是——唐容川（唐宗海）代表作《血证论》。

10. 臌胀的证候特征——臌胀以腹部胀大、皮色苍黄、脉络暴露为特征。

11. 臌胀的病因——情志所伤；酒食不节；劳欲过度；脾虚食积；感染血吸虫；黄疸、积聚失治。

12. 臌胀的病机——肝脾肾受损，气滞血瘀，水停腹中。

13. 臌胀的病位——在腹部，与肝、脾、肾有关。

14. 臌胀的病理性质——本虚标实。本虚乃肝、脾、肾三脏俱虚；标实气滞水停，血瘀为实；初期为实，后期为虚。

15. 积是胀病之根——积指积证；胀病指臌胀。积证是臌胀最常见的基础病变，臌胀的发生因为肝、脾、肾受损，气滞、血瘀、水停腹中；积证是肝脾两伤，越聚越深，血不利而化为水，最终导致气滞血瘀，水停腹中发生臌胀，而且臌胀形成后治疗，腹水虽能消退而积证未除，其后，终可因积证病变再度加重，再度形成臌胀。故有积是胀病之根之说。

16. 气臌——腹部膨隆，脐突皮光，嗳气或矢气则舒，腹部按之空空然，叩之如臌，为"气臌"。

17. 水臌——腹部胀大，状如蛙腹，按之如囊裹水，为"水臌"。

18. 血臌——胀病日久，腹部胀满，青筋暴露，内有癥积，按之胀满疼痛，而颈部可见赤丝血缕，为"血臌"。

19. 臌胀的鉴别诊断：

一是臌胀与水肿的鉴别：臌胀由于肝脾肾受损气滞、血瘀、水停腹中，以腹部胀大，皮色苍黄，青筋暴露为主症，水肿以肺、脾、肾三脏功能失调，水湿泛滥肌肤引起水肿，如阳水、阴水；二是气臌、血臌、水臌的鉴别。

20. 臌胀的辨证要点：

（1）辨新久缓急：一月之内为急，属阳证、实证；迁延数月为缓，属阴证、虚证；

（2）辨虚实：初期正虚邪实，后期多虚证。

（3）辨邪实：气滞、血瘀、水饮、血臌、气臌、水臌。

21. 臌胀的治疗原则——初期：理气祛湿，行气活血，健脾利水；后期采用攻补兼施。

22. 臌胀的常见证型及代表方：

（1）气滞湿阻：柴胡疏肝散合胃苓汤。

（2）寒湿困脾：实脾饮。

（3）湿热蕴结：中满分消丸合茵陈蒿汤。

（4）肝脾血虚：调营饮（参芪丹鸡黄精汤）。

（5）脾肾阳虚：附桂五苓汤或济生肾气丸。

（6）肝肾阴虚：六味地黄丸合膈下逐瘀汤。

（7）臌胀出血：泻心汤合十灰散。

（8）臌胀神昏：安宫牛黄丸。

23. 治疗臌胀的体会：

（1）对于病毒性肝炎应早期治疗，防止演化为臌胀。

（2）臌胀的病人应忌酒，忌粗硬食物，防止出血，做到厚衣，断妄想，忌愤怒，淡盐味。

（3）临证可用参芪丹鸡黄精汤合消胀散。

第七节　　肾膀胱病证

1. 肾与膀胱病证——指外感或内伤，肾与膀胱功能失调出现的一类病证。

2. 肾气不固——腰膝酸软+闭藏失职（尿有余沥，夜尿增多，男子滑精早泄，女子带下清稀，胎动易滑）。

3. 肾阳虚——腰膝酸软，男子阳痿，女子宫寒不孕+阳虚证。

4. 阳虚水泛——全身浮肿，下肢尤甚+阳虚证（水肿+阳虚证）。

5. 阴虚火旺——腰膝酸软，阳强易举或牙痛+阴虚证。

6. 膀胱湿热——尿频、尿急、尿热、尿痛。

7. 肾与膀胱病的治疗要点——肾病多虚，宜补其不足，不可伐其有余，同时要注意"阴中求阳，阳中求阴"，"壮水之主，以制阳光"，"益火之源，以消阴翳"的应用，膀胱虚寒当以温肾化气，肾与他脏关系密切，应从整体出发，兼治他脏。

一、水肿

1. 水肿——指感受外邪，饮食失调，劳倦过度使肺、脾、肾三脏功能失调，水液潴留以致头面、眼睑，甚至全身水肿。

2.《金匮要略》云："师曰：病有风水，有皮水，有正水，有石水，有黄汗，风水其脉自浮，外证骨节疼痛，恶风；皮水其脉亦浮，外证胕肿，按之没指，不恶风，其腹如鼓，不渴。当发其汗，正水其脉沉迟，外证自喘；石水其脉自沉，外证腹满不喘；黄汗，其脉沉迟，身发热，胸满，四肢头面肿，久不愈，必致痈脓。"

3. 首先将水肿分为阴水和阳水两大类的是——朱丹溪（七版教材为宋代严用和）。

4. 阳水与阴水的鉴别：

（1）阳水——发病急，来势猛，水肿先从头面开始，然后遍及全身，以腰以上肿甚为特点（风、实、肺）。

（2）阴水——发病缓，来势徐，水肿先从足部开始，然后遍及全身，以腰以下肿为特点（虚、肾、脾）。

5. "故其本在肾，其末在肺"出自——《素问·水热穴论》。

6.《黄帝内经》关于水肿的治疗原则——平治与权衡；去菀陈莝；开鬼门，洁净府。

7. 张仲景关于水肿的治疗原则——腰以上肿当以汗之；腰以下肿当以利之。

8. 在前人汗、利、攻治疗水肿的基础上开创补法（温补脾肾法）的医家是——宋代严用和（济生方），如济生肾气丸。

9. 首先提出水肿必须忌盐的著作是——唐代孙思邈的《备急千金要方》。

10. 水肿的证候特征——眼睑、头面、四肢，甚至全身水肿。

11. 水肿的病因——风邪侵袭；湿毒浸淫；水湿浸渍；湿热内盛；饮食劳倦；房劳过度。

12. 水肿的病机——肺失通调；脾失健运；肾司开合；三焦气化不利。

13. 水肿的病位——在肺、脾、肾，关键在肾。

14. 景岳云："凡水肿等证，乃肺脾肾三脏相干之病，盖水为至阴，故其本在肾；水化于气，故其标在肺；水唯畏土，故其制在脾"。

15. 乳蛾——咽喉一侧或两侧红肿热痛，甚至有黄白色脓点（急性扁桃体炎）。

16. 水肿的辨证要点：

（1）辨阳水阴水。

（2）辨外感内伤：外感在肺属实，内伤在脾肾属虚。

17. 水肿的治疗原则——发汗、利尿、泻下逐水三项基本原则（即开鬼门、洁净府、去菀陈堇）。阳水以祛邪为主，发汗、利水、攻逐；阴水以扶正为主，健脾、温肾。

18. 汗孔——又称气门、玄府、鬼门。

19. 如何理解《素问》提出的"平治与权衡，去菀陈堇，开鬼门，洁净府"？

一是平治与权衡：即治疗水肿，应衡量病情，予以平治，使阴阳平衡。

二是去菀陈堇：即驱除恶血停聚及其郁积久留之物，相当于攻下化瘀之法；

三是开鬼门，洁净府：即发汗、利小便之法。

这句话是《黄帝内经》提出治疗水肿的基本原则，即发汗、利尿、攻下逐瘀。

20.《金匮要略》云："里水者，一身面目黄肿，其脉沉，小便不利，故令病水，假如小便自利，此亡津液，故令渴也，越婢加术汤主之。"

21. 水肿的常见证型及代表方：

（1）阳水

风水泛滥：越婢加术汤。

湿毒浸淫：麻黄连翘赤小豆汤合五味消毒饮。

水湿浸渍：五皮饮合胃苓汤。

湿热壅盛：疏凿饮子（大橘皮汤）。

（2）阴水

脾阳虚衰：实脾饮。

肾阳衰微：济生肾气丸合真武汤。

22. 治疗水肿的体会：

（1）水肿首先辨清在肺、在脾、在肾的不同，在肺者越婢汤，在脾者胃苓汤，在肾者济生肾气丸（在脾肾多为阴水，多用健脾温肾之法）。

（2）上半身肿用越婢汤，下半身肿用防己黄芪汤、防己五苓汤。

（3）全身浮肿以脾肺症状为主者，可用防己黄芪汤合越婢汤；若以下肢或脾症状为主者，可用防己五苓汤。

（4）若以肾虚为主，偏阳虚者用济生肾气丸；偏气阴两虚者用芪脉地黄汤。

二、淋证

1. 淋证——指因饮食劳倦、湿热侵袭而致的以肾虚膀胱湿热，气化失司为主要病机，以小便频数、淋漓不尽、小腹拘急、尿道涩痛、痛引腰腹为主的病证。

2.《金匮要略》云："淋之为病，小便如粟状，小腹弦急，痛引脐中。"

3. 提出"诸淋者，有肾虚而膀胱湿热故也"的著作——《诸病源候论》，为后世医家治疗淋证提供了依据（肾虚为本，膀胱湿热为标）。

4.《诸病源候论》把淋证分为"气、血、寒、热、膏、劳、石"七种，后世医家除寒淋外，其余六种均在临床中应用。

5. "淋有五，皆属于热"——出自《丹溪心法》。

6. 淋证的证候特征——小便频数、淋漓不尽、尿道涩痛、小腹拘急、痛引腰腹。其中小便灼热为热淋；尿有沙石为石淋；小腹胀满为气淋；溺血而痛为血淋；小便如米泔为膏淋；遇劳即发为劳淋。

7. 淋证的病因——外感湿热；脾肾亏虚；肝郁气滞。

8. 淋证的病机——湿热蕴结下焦，肾与膀胱气化不利。

9. 淋证的病位——在膀胱和肾，与肝、脾有关。

10. 淋证的病理性质——有虚实之分。初病多实，久病多虚；实证在膀胱和肝；虚证在肾和脾。

11. 淋证的鉴别诊断——应与癃闭、尿血、尿浊相鉴别：癃闭以排尿困难，点滴不出为特征，无尿痛；淋证以小便频数点滴刺痛为特征，尿频而疼；血淋与尿血都以小便出血为特征，痛者为血淋，不痛者为尿血；膏淋与尿浊均有小便混浊，但排尿无痛者为尿浊，有痛者为膏淋（痛者为淋，不痛为其他）。

12. 淋证的辨证要点：

（1）辨类别：气、血、寒、热、膏、劳、石。

（2）辨虚实：谁虚谁实。

（3）辨标本缓急：谁标谁本。

13. 淋证的治疗原则——实则清利，虚则补益。

14. 淋家不可发汗——张仲景提出的。

一是淋家往往有恶寒发热，但并非外邪袭表，乃湿热熏蒸，正邪相搏所致，故不可发汗。

二是淋证属膀胱有热，阴液不足，辛散发表，不仅不能退热，反而损伤阴液。

三是淋证确有外感诱发或新感外邪，应当用辛凉之品，因膀胱有热即使感受寒邪，易邪从热化，避免用辛温之品。

15. 淋证的常见证型及代表方：

（1）热淋：八正散。

（2）石淋：石韦散。

（3）气淋

实证：沉香散（理气通淋汤）。

虚证：补中益气汤。

（4）血淋

实证：小蓟饮子。

虚证：知柏地黄丸。

（5）膏淋

实证：萆薢分清饮。

虚证：膏淋汤（补中益气汤合七味都气丸）。

（6）劳淋：无比山药丸（【方歌】无比山药肉苁蓉，熟地山萸菟茯苓，五味赭石巴戟天，杜仲泽泻牛膝填）。

16. 治疗淋证的体会：

（1）淋证以尿急、尿频、尿热、尿痛为主，属膀胱湿热，首先采用八正散。

（2）小腹憋胀，尿急、尿频、尿痛，脉沉可用理气通淋汤。

（3）尿崩症可用清心莲子饮。

附　尿浊

1. 尿浊——指小便混浊，白如泔浆，排尿时无疼痛。

2. 尿浊的病因——肥甘厚味。

3. 尿浊的病机——湿热下注，脾肾亏虚。

4. 尿浊的治则——实则清利，虚则补益脾肾。

5. 尿浊的常见证型及代表方:
（1）湿热下注：萆薢分清饮。
（2）脾虚气陷：补中益气汤。
（3）肾虚不固：知柏地黄丸。

三、癃闭

1. 癃闭——指肾和膀胱气化失司出现的小便量少，点滴而出为癃，点滴不出为闭，统称癃闭。

2. 癃闭的名称——最早见于《黄帝内经》。

3. 最早用导尿术治疗小便不通的是——唐代孙思邈的《备急千金要方》。

4. 癃闭的证候特征——小便量少，点滴而出或点滴不出。

5. 癃闭的病因——湿热蕴结；肺热气壅；脾气不升；肾元亏虚；肝郁气滞；尿路阻塞。

6. 癃闭的病机——膀胱气化失职。

7. 癃闭的病位——在膀胱，与肺、脾、肾、三焦密切相关。

8. 癃闭与关格的鉴别——关格是以小便不通与呕吐并见；癃闭是小便量少，甚则尿闭无呕吐，癃闭可发展为关格，但不都是由癃闭发展而来，也可由水肿、淋证发为关格。

9. 癃闭的辨证要点
（1）辨主因：看在肺、在脾、在肾、在膀胱的不同。
（2）辨虚实：尿道灼热不畅属实，属热；年老体弱，排尿无力，神疲乏力属虚。

10. 癃闭的治疗原则——根据腑以通为用，以降为和的原则，着重于通，同时要注意"上窍开下窍通""上窍闭下窍塞"以及"补之使通""提壶揭盖"法的应用。

11. 癃闭的常见证型及代表方:
（1）膀胱湿热：八正散。
（2）肺热壅盛：清肺饮（麻杏石甘汤）。
（3）肝郁气滞：沉香散（理气通淋汤）。
（4）尿道阻塞：抵挡丸。
（5）脾气不升：补中益气汤合春泽汤（五苓散+人参）或清暑益气汤。
（6）肾阳衰惫：济生肾气丸。

12. 治疗癃闭的体会:
（1）首先要辨别癃闭的病位，在肺、在脾、在肾、在膀胱的不同，病位不同，用药不同，如肺气不降，当降肺气；清阳不升，当升清阳。
（2）要注意提壶揭盖法的应用，如开上窍的药物有麻黄、杏仁、升麻、桔梗，切记欲导其下，必开其上。
（3）产后性癃闭可配合针灸治疗，针三阴交。
（4）暂时性癃闭可用鸡毛入鼻中取喷嚏。

四、关格

1. 关格——指脾肾阴阳衰惫，气化不利，浊邪壅塞三焦使小便不通与呕吐并见的一种危重病证，小便不通谓之关，呕吐时作谓之格。

2. 关格病名——首见于《黄帝内经》。一是指脉象；二是指病理，均非指关格病。

3. 关格病名——张仲景《伤寒论》正式提出的，认为关格是以小便不通与呕吐并见的证候，属危重证候。

4. 关格的病因——由水肿、淋证、癃闭迁延日久失治、误治发展而成。

5. 关格的病机——本虚标实。脾肾阴阳衰惫为本；湿浊毒邪内壅为标，即脾肾阴阳衰惫，气化不利，湿浊毒邪上逆犯胃。

6. 关格的证候特征——小便不通与呕吐并见。

7. 走哺——指呕吐伴有大小便不通为主的病证。

8. 关格与走哺的鉴别：

（1）从病机鉴别：关格是脾肾阴阳衰惫为本，湿浊毒邪内壅为标，属本虚标实，病位在胃；走哺是由大便不通，浊气上逆，饮食不得入，属实热证，病位在肠。

（2）从症状鉴别：关格先有小便不通，而后出现呕吐；走哺先有大便不通，而后出现呕吐，最后出现小便不通。

9. 关格的辨证要点——主要辨清本虚标实。本虚以脾肾阳虚、肝肾阴虚为主；标实以湿浊邪毒为主，但应分清寒湿与湿热的不同。

10. 关格的治方原则——应遵循王肯堂《证治准绳》提出的"治主当缓，治客当急"的原则，主即本，指脾肾阴阳衰惫；客即标，浊邪，补宜缓，浊宜急，浊分降浊、化浊，降浊从小便而去，化浊化痰祛浊。

11. 关格的常见证型及代表方：

（1）脾肾亏虚，湿热内蕴：无比山药丸合黄连温胆汤。

（2）脾肾阳虚，寒湿内蕴：温脾汤合吴茱萸汤。

（3）肝肾阴虚，肝风内动：六味地黄丸合羚角钩藤汤。

（4）肾病及心，邪陷心包：涤痰汤合苏合香丸。

12. 治疗关格的体会：

（1）关格即西医的尿毒症。

（2）本病以预防为主，积极治疗水肿、淋证、癃闭，严格控制蛋白质的摄入量，选择人体容易吸收的蛋白质，如牛奶、蛋清；适当给予高热量易消化的食物，注意口腔、皮肤清洁，如水肿者忌盐。

（3）关格以小便不利为主，可用滋肾通关丸。

（4）尿毒症可用芪麦地黄汤，可减少透析次数。

五、遗精

1. 遗精——指脾肾亏虚，精关不固，或阴虚火旺，湿热扰动精室所致的不因性生活而精液遗泄的病证，包括滑精、梦遗。

2. 梦遗——有梦而遗，称为梦遗。

3. 滑精——无梦而遗，甚至清醒时精液流出，称为滑精。

4.《金匮要略》云："夫失精家，少腹弦急，阴头寒，目眩，发落，脉极虚芤迟，为清谷、亡血、失精。脉得诸芤动微紧，男子失精，女子梦交，桂枝加龙骨牡蛎汤主之。"

5. 遗精的证候特征——遗精，每周2次以上，伴头晕、耳鸣，腰膝酸软，精神萎靡。

6. 正式提出遗精和梦遗的著作是——《普济本事方》。

7. 认为遗精除肾虚外还有湿热的著作是——《丹溪心法》。

8. 遗精的病因——肾虚不藏；君相火旺；湿热痰火下注。

9. 遗精的病机——肾失闭藏，精关不固。

10. 遗精的病位——在肾，与心、肝、脾密切相关。

11. 《金匮翼》云："动于心者，神摇于上，则精遗于下也。"

12. 溢精——成年未婚男子，或婚后夫妻分居者，长期无性生活，遗精 1 个月 1~2 次，次日并无不适感觉或其他症状，称为溢精，属生理现象，并非病态。

13. 《景岳全书》云："有壮年气盛，久节房欲而遗者，此满而溢者也。"

14. 早泄——指同房阴茎虽能勃起但不能持久，过早射精，即一触即泄。

15. 精浊——指尿道口时有米泔样或糊状分泌物溢出，多在大便或排尿终了时发生，伴有茎中作痒疼痛。

16. 遗精的辨证要点：

（1）辨脏腑：有梦为心病，无梦为肾病。

（2）辨虚实：初期为实，久病为虚，有梦属心火，无梦属肾虚。

（3）辨阴阳：肾阴虚，肾阳虚。

17. 遗精的治疗原则——实证以清泄为主；虚证，肾阴虚，滋养肾阴（滋阴降火）；肾阳虚，温补肾阳为主。

18. 古人云："有梦治心，无梦治肾。"

19. 遗精的常见证型及代表方：

（1）君相火旺：加味三才封髓丹。

（2）湿热下注：萆薢分清饮。

（3）劳伤心脾：归脾汤。

（4）肾虚滑脱：左归饮合金锁固精丸。

20. 治疗遗精的体会：

（1）遗精的病人首选加味三才封髓丹。

（2）遗精，遗尿，失眠可选用桑螵蛸散。

（3）滑精的病人脉弦大，尺脉尤甚，可选用补阴益气煎合金锁固精丸。

（4）遗精，失眠，脉弦紧，可选用柴胡加龙骨牡蛎汤。

（5）遗精，脉浮缓可选用桂枝龙骨牡蛎汤。

（6）遗精的病人不宜饮酒，忌食辛辣之品。

附　早泄

1. 早泄——指同房时阴茎虽能勃起但不能持久，过早射精，即一触即泄。

2. 早泄的病因——情志内伤；湿热侵袭；纵欲过度；久病体虚。

3. 早泄的病机——肾失封藏，精关不固。

4. 早泄的病位——在肾，与心脾有关。

5. 早泄的治疗原则——虚者补益脾肾，滋阴降火；实者清热利湿，清心降火。

6. 早泄的常见证型及代表方：

（1）肝经湿热：龙胆泻肝汤。

（2）阴虚火旺：知柏地黄丸。

（3）心脾亏损：归脾汤。

（4）肾气不固：金匮肾气丸。

7. 治疗早泄的体会：

（1）早泄属肾的关门不利，当以附桂理中六味汤治之。

（2）若不属虚证，乃肝的疏泄失职，可用柴胡加龙骨牡蛎汤（人参 10g）。

六、阳痿

1. 阳痿——指青壮年男子，由于虚损、惊恐、湿热等原因使宗筋失养而弛缓，引起阴茎萎软不举、或举而不坚，无法进行性生活的病证。

2. 阳痿的病名——首载于《黄帝内经》，称阳痿为阴痿。认为"宗筋弛纵"和"筋痿"，其主要为虚劳和邪实。

3. 《景岳全书》云："阴痿者，阳不举也。"指出阴痿即是阳痿。

4. 阳痿的证候特征——房事不举，举而不坚，不能持久。

5. 阳痿的病因——命门火衰；心脾受损；恐惧伤肾；肝郁不舒；湿热下注。

6. 阳痿的病机——宗筋失养，命门火衰。

7. 阳痿的病位——在宗筋，病变脏腑在肝、肾、心、脾。

8. 走阳——指性交时精泄不止。

9. 阳痿的辨证要点

（1）辨有火无火：有火者湿热下注，无火者肾阳不足，命门火衰。

（2）辨脏腑虚实：虚者命门火衰，实者肝郁化火，湿热下注。

10. 阳痿临证命门火衰多见，湿热下注少见，肝郁不舒不可忽视，故景岳云："阳痿火衰者十居七八，火盛者，仅有之耳。"

11. 阳痿的治疗原则——虚者宜补，实者宜泻，有火者宜清，无火者宜温。

12. 阳痿的常见证型及代表方

（1）命门火衰：右归丸（金匮肾气丸、附桂理中六味汤）。

（2）心脾受损：归脾汤。

（3）恐惧伤肾：大补元煎（柴胡加龙骨牡蛎汤）。

（4）肝郁不舒：逍遥散加减（四逆香佛二花汤）。

（5）湿热下注：龙胆泻肝汤。

13. 治疗阳痿的体会：

（1）阳痿，脉沉弦滑，可用四逆香佛二花汤。

（2）阳痿，脉弦紧，柴胡加龙骨牡蛎汤主之。

（3）肾阳不足引起的阳痿，可用附桂理中六味汤。

（4）阳痿，脉缓，可用桂枝加龙骨牡蛎汤。

（5）阳痿可刺秩边穴。

第八节   气血津液病证

1. 气血津液病证——指在外感或内伤引起气、血、津液运行失常所引起的病证。

2. 气——不断运动着的，具有很强活力的精微物质，是构成人体、维持人体生命活动的基本物质。

3. 血——运行于脉内的富有营养和滋润作用的红色液体，是构成人体维持人体生命活动的基本物质。

4. 津液——人体一切正常水液的总称，是构成人体维持人体生命活动的基本物质。

5. 气的生理功能——推动作用、温煦作用、防御作用、固摄作用、气化作用、营养作用。

6. 气化——气的运动变化及其伴随能量的转化过程称为气化。

7. 气滞多发生在——肝、肺、脾、胃；

气逆多发生在——肺、胃、肝；

内燥多发生在——肺、胃、大肠。

8. 气虚证——少气懒言，神疲乏力，头晕目眩，自汗，活动后加重，舌淡苔白，脉虚无力。

9. 气郁证——胸胁两乳，少腹胀痛。

10. 气滞证——胀、闷、疼、痛。

11. 气逆证——表现为肺、胃、肝气上逆。

（1）肺气上逆，咳嗽气短。

（2）胃气上逆，恶心呕吐。

（3）肝气上逆，头晕胀痛，面红目赤，急躁易怒，甚至咯血，吐血。

12. 血虚证——皮肤黏膜、爪甲淡白+全身虚弱证。

13. 血瘀证：一是疼痛，呈刺痛样；二是拒按，夜间痛甚；三是肿块，青紫肿胀，按之不移；四是出血，血色紫暗，伴有血块；五是舌质紫暗，有瘀斑，瘀点；六是脉细涩、沉弦涩或见结代。

14. 津伤化燥——口、鼻、皮肤干燥。

15. 气血津液病证的治疗要点：

（1）注意补气理气的应用（观其脉证，知犯何逆，随证治之）。

（2）注意脏腑不通，如气逆，表现为肺、胃、肝。

（3）重视脾胃，脾胃为气血生化之源。

（4）注意气、血、津液的关系。

（5）注意攻补兼施的应用，做到补气不留邪，活血不伤正。

一、郁证

1. 郁证——又称郁病，由于情志不舒，气机郁滞出现的心情抑郁、情绪不宁、胸部满闷、胁肋胀痛、易哭易怒、咽中有异物梗塞的一类病证。

2.《素问》云："木郁达之，火郁发之，土郁夺之，金郁泄之，水郁折之。"

3. 思则气结——《素问·举痛论》云："思则气结。"指思则心有所存，神有所归，正气留而不行，故气结矣。

4.《金匮要略》记载了属于郁病的脏躁、梅核气两种病证，多见于女性。

5.《金匮要略》云："妇人脏躁，喜悲伤欲哭，象如神灵所作，数欠伸，甘麦大枣汤主之。"

6.《金匮要略》云："妇人咽中如有炙脔，半夏厚朴汤主之。"

7. 金元时期朱丹溪提出了"六郁学说"，即气、血、痰、火、食、湿，创立了六郁的代表方——越鞠丸。

8. 名言——气有余便是火，气不足便是寒；气实者热也，气虚者寒也；得热则行，得寒则凝。

9. 首先采用郁证病名的著作是——明代虞抟《医学正传》。

10. 郁证的证候特征——精神抑郁，情绪不宁，胸胁胀满疼痛。

11. 郁证的病因——愤懑郁怒，肝气郁结；忧愁思虑，脾失健运；情志过极，心失所养。

12. 郁证的病机——肝失疏泄，脾失健运，心失所养，脏腑气血阴阳失调。

13. 郁证的病位——在肝，与心、脾、肾有关。

14. 郁证的病理性质——初期多实，日久转虚，即气、血、痰、火、食、湿六郁为实，心、脾、肝气血阴精亏损所致的郁证属虚；初病为实以气滞为主，六郁属实，气血阴精亏虚为虚，以肝、心、脾、肾为主。

15. 郁证受病脏腑与六郁的关系——郁证主要由肝失疏泄，脾失健运，心失所养所致，但脏腑侧重不同，六郁以气郁为先，一般气郁、火郁、血郁与肝密切；湿郁、痰郁、食郁与脾关系密切；虚证与心密切。

16. 六郁以气郁为先——因为郁证的病因为七情所伤，肝气郁滞，脾气不畅，引起五脏气血阴阳失调，病变初期以肝气郁结为主，即气郁为先，由于气为血帅，气滞则血瘀，形成血郁；气有余便是火，形成火郁；气滞则津液输布障碍凝聚为痰，形成痰郁；肝郁乘脾，脾失健运，水湿停滞，形成湿郁；思伤脾，脾失健运，食滞内停，形成食郁，可见六郁以气郁开始，继则便生他郁。

17. 郁证辨虚实——气郁、血郁、火郁、痰郁、食郁、湿郁均属实；心、肝、脾气血和阴精亏损所致的郁证属虚。

18. 梅核气与虚火喉痹的鉴别：

（1）梅核气多见于中青年女性，无咽痛，无吞咽困难，仅感咽中有物梗塞，与情志波动有关。

（2）虚火喉痹以中青年男性发病较多，有吸烟、食辛辣病史，除咽中有异物外，且有咽干、咽热、咽痒、劳累加重的表现。

19. 郁病的辨证要点：

（1）辨郁病与脏腑的关系：气血火郁与肝有关；食湿痰郁与脾有关，虚证郁病与心有关。

（2）辨虚实：六郁属实，心脾肝气血和阴精亏虚属虚。

20. 郁病的治疗原则——理气开郁，调畅气机，怡情养性，实证以理气疏肝为先，虚证以补气养血为主（补益心脾，滋养肝肾）。

21. 郁病的常见证型及代表方：

（1）肝气郁结：柴胡疏肝散。

（2）气郁化火：丹栀逍遥散。

（3）血行郁滞：血府逐瘀汤。

（4）痰气郁结：半夏厚朴汤。

（5）心神惑乱：甘麦大枣汤。

（6）心脾亏虚：归脾汤。

（7）心阴亏虚：天王补心丹。

（8）肝阴亏虚：滋水清肝饮。

22. 治疗郁证的体会：

（1）郁证总的代表方：越鞠丸。其中气郁：四逆香佛二花汤；血郁：血府逐瘀汤；痰郁：柴胡枳桔汤；火郁：丹栀逍遥散；湿郁：三仁汤；食郁：越鞠保和汤。

（2）疑难病证，辨不清楚时，以解郁为先。

（3）临床上要注意"郁而生病，病而生郁"的辨证关系，临证治疗时常配伍解郁之品。

（4）解郁要注意应用理气而不伤阴，其性平和的药物，如香橼、佛手、玫瑰花、玳玳花、丝瓜络。

（5）在解郁时要注意气郁的部位，选择不同的理气药，如理肠胃之气用木香；理上肢之气用佛手、香橼；理经络之气用丝瓜络。

二、血证

1. 血证——由于热迫血行或气不摄血使血液不循常道，上溢于口鼻诸窍，下泄于前后二阴，或渗出肌肤所形成的疾病，统称血证。

2. 《灵枢·百病始生》云："阳络伤则血外溢，血外溢则衄血；阴络伤则血内溢，血内溢则后血。"

3. 阳络——在上在外的血络。

4. 阴络——在下在内的血络。

5. 血的生成有三：一为营气；二为津液；三为肾精转化。

6. 津血同源——津液和血液都来自水谷精微，故曰"津血同源"。

7. 血汗同源——汗液是津液所化，津液是血液的组成部分，故曰"血汗同源"。

8. 精血同源——又称"乙癸同源""肝肾同源"，肝藏血，肾藏精，精能生血，血能化精，故称精血同源。

9. 夺血者无汗，夺汗者无血——失血的患者不宜发汗，因为血汗同源；久病瘀血的患者不宜使用峻剂活血，乃津血同源之故。

10. 最早记载泻心汤、柏叶汤、黄土汤治疗吐血、便血的著作是——《金匮要略》。

11. 《金匮要略》云："心气不足，吐血，衄血，泻心汤主之。"

【方歌】三黄合用为泻心，大黄黄连合黄芩。

12. 《金匮要略》云："吐血不止者，柏叶汤主之。"

【方歌】吐血不止柏叶汤，艾叶童便与干姜。

13. 《金匮要略》云："下血，先便后血，此远血也，黄土汤主之。"

【方歌】黄土汤将远血医，芩胶地术附甘随。

14. 犀角地黄汤首见于《备急千金要方》。

15. 最早将各种血证归纳在一起，以"血证"之名概之的著作是——《医学正传》（明代虞抟）。

16. 明代缪希雍《先醒斋医学笔记》云："吐血三要法：宜行血不宜止血，宜补肝不宜伐肝，宜降气不宜降火。"是著名的治吐血三要法。

17. 将出血的病机提纲挈领概括为"火盛"及"气伤"两个方面的著作是——《景岳全书》。

18. 清代唐容川（唐宗海）的《血证论》——论述血证的专书，提出了"止血"、"消瘀"、"宁血"、"补血"的治血四法，是通治血证的大纲。

19. 血证的证候特征——口、鼻、尿道、肛门、肌肤出血。

20. 血证的病因——感受外邪；情志过极；饮食不节；劳倦过度；久病之后。

21. 血证的病机——火热熏灼，迫血妄行，气不摄血，血溢脉外。

22. 斑疹——点大成片，平摊于皮肤之下，摸之不碍手，压之不褪色，是谓斑；点小如粟，色红而高起，摸之碍手，是谓疹（斑出于胃，疹出于肺）。

化斑良方【方歌】化斑侧柏生地荷，黄连石膏此方康。

23. 血证主要类证鉴别有三：

一是热盛迫血证：出血+实热证。

二是阴虚火旺证：出血+阴虚证。

三是气虚不摄证：出血+气虚证。

24. 血证的预后有三个因素：

（1）引起血证的原因：外感易治，内伤难治。

（2）与出血量的多少密切相关：量少病轻，量多病重。

（3）与兼症有关：兼发热、咳喘、脉数较重。

25. 血证的辨证要点有三：

（1）辨病证的不同：原因、病位、部位。

（2）辨脏腑病变之异：同是出血，引起出血的脏腑不同。

（3）辨证候的虚实：火、气。

26. 血证的治疗原则——治火、治气、治血三个原则。一曰治火：实火当清热泻火；虚火当滋阴降火；二曰治气：治血必先理气，实证当清气降气；虚证当补气益气；三曰治血：宜凉血止血，收敛止血，祛瘀止血。故《血证论》云："存得一分血，便保一分命。"

27. 鼻衄的原因——火热迫血妄行，胃热、肺热、肝火多见或阴虚火旺，少数病人正气亏虚，血失统摄。

28. 鼻衄的常见证型及代表方：

（1）邪热犯肺：桑菊饮。

（2）胃热炽盛：玉女煎。

（3）肝火上炎：龙胆泻肝汤。

（4）气血亏虚：归脾汤。

29. 齿衄——齿龈出血，又称牙衄、牙宣，与胃、大肠、肾有关。

30. 齿衄的常见证型及代表方：

（1）胃火炽盛：清胃散合泻心汤。

（2）阴虚火旺：六味地黄丸。

31. 咳血的病因——燥热伤肺；肝火犯肺；阴虚肺热。

32. 咳血的常见证型及代表方：

（1）燥热伤肺：桑杏汤。

（2）肝火犯肺：泻白散。

（3）阴虚肺热：百合固金汤。

33. 吐血的病变脏腑——胃、肝、脾。

34. 肝火所致的血证——衄血、咯血、吐血。

35. 吐血的常见证型及代表方：

（1）胃热壅盛：泻心汤合十灰散。

（2）肝火犯胃：龙胆泻肝汤。

（3）气虚血溢：归脾汤。

36. 胃火所致的血证——包括鼻衄、齿衄、吐血。

37. 龙胆泻肝汤治疗的血证有二：一是肝火上炎的鼻衄；二是肝火犯胃的吐血。

38. 归脾汤治疗的血证——鼻衄、吐血、便血、尿血、紫斑。

39. 便血的常见证型及代表方：

（1）肠道湿热：槐角丸（当归赤小豆汤）。

（2）气虚不摄：归脾汤。

（3）脾胃虚寒：黄土汤。

40. 尿血的常见证型及代表方：

（1）下焦热盛：小蓟饮子。

（2）肾虚火旺：知柏地黄丸。

（3）脾不统血：归脾汤。

（4）肾气不固：无比山药丸。

41. 尿血的病位——在肾和膀胱。

42. 紫斑——血液溢出肌肤之间，皮肤出现青紫斑点或斑块的病证，称为肌衄。

43. 紫斑的常见证型及代表方：

（1）血热妄行：十灰散（犀角地黄汤）。

（2）阴虚火旺：茜根散（六味地黄丸）。

（3）气不摄血：归脾汤。

44. 治疗血证的体会：

（1）感冒发热出现的鼻衄，应与血证中的鼻衄相区别，因为仲景有"以衄代汗"、"红汗"、"血汗"同源的说法。

（2）阳络、阴络：《内经》云："阳络伤则血外溢，血外溢则衄血；阴络伤则血内溢，血内溢则后血。"

（3）鼻衄、齿衄多用止衄汤。

（4）眼衄即眼底出血，可用骨碎元活汤。

（5）咯血（支气管扩张），可用百合固金汤。

（6）皮下出血，可用化斑汤（白虎汤+白芍、元参）。

（7）尿血、潜血（+），可用芪脉地黄汤。

（8）各种出血可参见《胡兰贵临证效验秘方》（第2版）。

三、汗证（自汗、盗汗）

1. 汗证——由于阴阳失调，腠理不固而致汗液外泄失常的病证。

2. 汗——津液通过阳气蒸腾，从玄府（气门、鬼门、汗孔）排出的液体，即"阳加于阴谓之汗"。

3. 自汗——汗证的一种类型，不因外界因素的影响而白昼时时汗出，动则益甚，称为自汗。

4. 盗汗——汗证的一种类型，指寐中汗出，醒来自止，称为盗汗，亦称寝汗。

5. 正式提出盗汗名称的著作是——《金匮要略》。

6. 正式提出自汗名称的著作是——明代成无己《伤寒明理论》。

7. 首先对自汗、盗汗做了鉴别的著作是——《三因极一病证方论》。

8. 朱丹溪对自汗、盗汗的病理做了概括——认为自汗属气虚、血虚、湿、阳虚、痰；盗汗属血虚、阴虚。

9. 《景岳全书》明确提出自汗属阳虚，盗汗属阴虚。

10. 王清任《医林改错》补充了瘀血所致自汗、盗汗的治疗方药。

11. 汗证的证候特征——自汗白昼汗出，动则益甚，伴气虚证；盗汗睡中汗出，醒后即止，伴阴虚证。

12. 津血同源——津液和血液都来自水谷精微，故曰"津血同源"。

13. 血汗同源——汗液是津液所化，津液是血液的组成部分，故曰"血汗同源"。

14. 精血同源——又称"乙癸同源"、"肝肾同源"，肝藏血，肾藏精，精能生血，血能化精，故称精血同源。

15. 汗证的病因——肺气不足；营卫不和；心血不足；阴虚火旺；邪热郁蒸。

16. 汗证的病机——阴阳失调，腠理不固，营卫失和，汗液外泄。

17. 汗证的病理性质——有虚、实之分，虚多实少。自汗属气虚，盗汗属阴虚；属实者为肝火，湿热郁蒸。

18. 脱汗——又称绝汗，表现为大汗淋漓，汗出如珠，声音低微，精神疲惫，脉微欲绝，在危重时出现。

19. 战汗——病人先恶寒战栗，表情痛苦，几经挣扎，而后汗出者，称为战汗，是正邪交争疾病的转折点。

20. 黄汗——汗出色黄，染衣着色，口中黏苦，渴不欲饮，小便不利，脉弦滑，湿热内郁之症。

21. 《金匮要略》云："黄汗其脉沉迟，身发热，胸满，四肢头面肿，久不愈，必致痈脓。"

22. 汗证的辨证要点——着重辨清阴阳虚实：汗证属虚者多，自汗属气虚，盗汗属阴虚，自汗久者可伤阴，盗汗久者可伤阳，出现气阴两虚、阴阳两虚。

23. 汗证的治疗原则：

（1）虚证：益气、养阴、补血（调和营卫）。

（2）实证：清肝泄热，化湿和营。

24. 汗证的常见证型及代表方：

（1）肺卫不固：玉屏风散。

（2）营卫不和：桂枝汤（阳旦汤）。

（3）心血不足：归脾汤。

（4）阴虚火旺：当归六黄汤。

【方歌】当归六黄治盗汗，三黄二地一归。

（5）邪热郁蒸：龙胆泻肝汤。

25. 治疗汗证的体会：

（1）辨汗：阴囊汗出，肾阴亏虚；鼻头汗出，肺经有热；手心汗出，胃经有热；膻中汗出，心血亏虚。过饱汗出，病在胃；因惊汗出，病在心；持重远行汗出，病在肾；急走汗出，病在肝。劳累汗出，病在脾；突然汗出，属实证；久病汗出，属虚证。

（2）燥汗：阵发性烦热上冲，冲则汗出（妇女更年期），可用奔豚生脉散。

（3）但头汗出，齐颈而还，可用柴胡加龙骨牡蛎汤主之。（《伤寒论》147 条、236 条，柴胡桂枝干姜汤证、茵陈蒿汤证已有论述）。

（4）自汗属气虚，可用清暑益气汤。

（5）盗汗属阴虚可用滋水清肝饮（男性），丹栀逍遥散、黑丹栀逍遥散（女性）。

（6）阳虚自汗，可用桂枝加附子汤（《伤寒论》20 条）。

（7）老年人发热汗出，可用白虎加人参汤。

（8）手心汗出，可用炙甘草汤、桂枝白虎汤、清暑益气汤、六君子汤。

四、消渴

1. 消渴——禀赋不足，情志失调，饮食不节等原因导致阴虚燥热为基本病机，以多饮、多食、多尿、形体消瘦（三多一少）或尿有甜味为临床表现的一种病证。

2. 消渴的病名——首见于《黄帝内经》。

3.《金匮要略》将消渴立专篇讨论并最早提出方药，肾气丸、白虎加人参汤。

4.《金匮要略》云："男子消渴，小便反多，以饮一斗，小便一斗，肾气丸主之。"

5.《金匮要略》提出"三消"症，为后世医家根据三多症状分为上、中、下三消奠定了基础。

6. 王肯堂《证治准绳》云："渴而多饮为上消（经谓膈消）；消谷善饥为中消（经谓消中）；渴而便数有膏为下消（经谓肾消）。"

7. 消渴的证候特征——多饮、多食、多尿，尿有甜味，形体消瘦（三多一少）。

8. 消渴的病因——禀赋不足；饮食失节；情志失调；劳欲过度。

9. 消渴的病机——阴津亏损，燥热偏胜，而以阴虚为本，燥热为标。

10. 消渴的病位——在肺、胃、肾，以肾为关键。

11. 消渴"三多"症——消渴在肺、胃、肾不同，但相互影响，肺燥津伤，津液失于输布，脾胃不得濡养，肾精不得滋助，脾胃燥热偏胜，上可灼肺，下可伤肾，肾阴不足则阴虚火旺，亦可灼肺胃，最终导致肺燥胃热肾虚，故"三多"之症常可相互并见。

12. 消渴病日久，发生两种病变：一是阴损及阳，阴阳两虚；二是久病入络，血脉瘀滞。

13. 消渴病常见并发症——肺痨、白内障、雀盲、痈疽、耳聋、中风、水肿、眩晕、胸痹、心痛。

14. 消渴的辨证要点有三：

（1）辨病位：即上、中、下三消，肺燥、胃热、肾虚之别，多饮症状为主，称为上消；多食症状为主，称为中消；多尿症状为主，称为下消。

（2）辨标本：阴虚为本，燥热为标。

（3）辨并发症：本病三多一少，并发症以痈疽、眼疾、心脑病证为线索。

15. 消渴的治疗原则——清热润燥，养阴生津。清代程钟龄《医学心悟》："治上消者，宜润其肺，兼清其胃"；"治中消者，宜清其胃，兼滋其肾"；"治下消者，宜滋其肾，兼补其肺"。

16. 消渴的常见证型及代表方：

（1）上消：肺热津伤，消渴方（沙参麦冬饮）。

（2）中消：胃热炽盛，玉女煎。

（3）下消：肾阴亏虚，六味地黄丸；阴阳两虚（饮一溲一），金匮肾气丸。

17. 治疗消渴的体会：

（1）消渴灵验方用于糖尿病，血糖、尿糖增高症，注意一定要用喂牲口的小黑豆。

（2）糖尿病，口干，口渴，胃脘痞满，脉沉缓，可用柴胡桂枝干姜汤+元参 15g。

（3）糖尿病，疲乏无力，可用清暑益气汤。

（4）糖尿病，手麻（糖尿病合并末梢神经炎），可用消渴麻木方。

【方歌】二地杞子女贞元，山萸麦粉苁蓉山。首乌砂芪参玉竹，消渴麻木用此痊。

（5）消渴，腰困，小便多，可用金匮肾气丸。

五、内伤发热

1. 内伤发热——以内伤为病因，脏腑功能失调，气血阴阳亏虚为基本病机，以发热为主的病证（临床上自觉发热，五心烦热都属内伤发热的范畴）。

2. 发热——病人体温升高，或体温正常，或全身发热，或局部发热，统称发热。

3.《黄帝内经》关于发热的论述——阴虚则热："诸寒之而热者取之于阴"，"诸热之而寒者取之于阳"。

4.《金匮要略》提出治疗手足烦热的方剂是——小建中汤，可为后世"甘温除大热"治法的先声。

5.《金匮要略》云："虚劳里急，悸，衄，腹中痛，梦失精，四肢酸痛，手足烦热，咽干口燥，小建中汤主之。"

6. 李东垣提出"甘温除大热"，拟定了"补中益气汤"，为气虚发热做了重要贡献。

7.《小儿药证直诀》的作者钱乙将肾气丸化裁为六味地黄丸，为阴虚内热的治疗提供了一个重要方剂。

8. 钱乙《小儿药证直诀》开创了脏腑证治的先河。

9. 朱丹溪的贡献有五：一是提出了六郁学说，代表方越鞠丸；二是相火论，认为"阳常有余，阴常不足"；三是无痰不作眩；四是百病多由痰作祟；五是哮喘专主于痰。

10. 朱丹溪创立了相火论，对阴虚相火妄动有独特的论述，创立了知母、黄柏治疗相火妄动，如知柏地黄丸。

11. 张景岳对阳虚发热有独特的论述，创立了右归饮、理中汤治疗阳虚发热的重要方剂。

12. 李东垣提出血虚发热用当归补血汤。

13. 内伤发热的名称——由明代秦景明《症因脉治》最先提出的。

14. 内伤发热的证候特征——发病缓，病程长，反复发热或五心烦热。

15. 凡是不因外感所致的发热，均属内伤发热。

16. 内伤发热的病因——肝经郁热；瘀血阻滞；内湿停聚；中气不足；血虚失养；阴精亏耗；阳气虚衰。

17. 内伤发热的病机——气血郁而发热；气血阴阳亏虚，阴阳失调。

18. 丹溪云："气有余便是火，气不足便是寒"；"血得热则行，得寒则凝"；"气主煦之，血主濡之"。

19. 内伤发热与外感发热的鉴别：

（1）从病因鉴别：内伤发热由内因引起；外感发热由感受外邪所致。

（2）从病机鉴别：内伤发热气血壅遏，阴阳失调；外感发热是正邪交争。

（3）从病性鉴别：内伤发热起病缓慢，病程长，反复发作，多属虚证；外感发热起病急，病程短，多属实证。

（4）从症状鉴别：内伤发热多为低热，热势低，不恶寒，伴有头晕，乏力，自汗；外感发热，热势较高，恶寒，得衣被不减，兼有表证。

20. 内伤发热的辨证要点有二：

（1）辨证候的虚实：气郁、血瘀、湿停属实；气虚、血虚、阴虚、阳虚所致的内伤发热属虚；

（2）辨病情的轻重：病程长，反复发作病重；反之则轻。

21. "3243"

"3" 即阳偏胜的原因有三：一是感受热邪或阴邪化热；二是情志内伤，五志过极化火；三是气滞、血瘀、食积、痰浊郁而化热。

"2" 即阴偏胜的原因有二：一是感受寒邪；二是过食生冷，损伤阳气。

"4" 即阳偏衰的原因有四：一是禀赋不足（肾）；二是后天失养（脾）；三是劳倦内伤（劳）；四是久病伤阳（久）。

"3" 即阴偏衰的原因有三：一是阳邪伤阴（火热伤阴）；二是五志过极化火伤阴；三是久病伤阴。

22. 气虚的原因——肾、脾、三、久。

（1）禀赋不足（肾）。

（2）后天失常（脾）。

（3）肺、脾、肾三脏功能失调（三）。

（4）久病损伤元气（久）。

23. 血虚的原因——丢、生、偷。

（1）失血过多（丢）。

（2）脾胃虚弱，化源不足（生）。

（3）久病暗耗阴血（偷）。

24. 内伤发热的治疗原则——实火宜泻，虚火宜补，属实者采用解郁、活血、除湿，适当配伍清热药物；属虚者采用益气、养血、滋阴、温阳。切不可一见发热便用发散解表、苦寒泻火之剂。

25. 内伤发热的常见证型及代表方：

（1）气郁发热：丹栀逍遥散。

（2）血瘀发热：血府逐瘀汤。

（3）湿郁发热：三仁汤。

（4）气虚发热：补中益气汤。

（5）血虚发热：归脾汤。

（6）阴虚发热：清骨散（六味地黄丸）。

（7）阳虚发热：金匮肾气丸。

26. 治疗内伤发热的体会：

（1）气郁发热，化火伤阴，可用黑丹栀逍遥散或滋水清肝饮。

（2）气虚发热可用清暑益气汤，一日一剂半药。

（3）分不清是外感发热还是内伤发热，可用清暑益气汤。

（4）血虚发热首选归脾汤，但应注意血难生气易补，补气以生血，即气药一定要大于血药，乃气能生血之原理。其中，心血虚以炙甘草汤为代表；肝血虚以丹栀逍遥散为代表。

（5）阴虚发热可用知柏地黄丸。

（6）气阴俱虚的发热，脉弦大，尺脉尤甚，可用补阴益气煎。

（7）气血俱虚的发热，可用十四味建中汤。

（8）清代程钟龄《医学心悟》认为外感发热属贼火，内伤发热属子火，"贼"可驱不可留，"子"可养不可害。

（9）切不可一见发热便用解表发散苦寒泻火之剂，应当"观其脉证，知犯何逆，随证治之"。

六、虚劳

1. 虚劳——又称虚损，是以脏腑功能亏衰，气血阴阳虚衰，久病不复为主要病机，以五脏虚证为主要表现的多种慢性虚弱性证候的总称。

2. 虚证的纲领——"精气夺则虚"、"阳虚则寒"、"阳虚则外寒"、"阴虚则热"、"阴虚则内热"。

3. 首先提出虚劳病名的著作是——《金匮要略》。

4. 六极——气极、血极、筋极、骨极、精极、五脏虚损至极所表现的病证。

5. 肾为先天之本，脾为后天之本——由明代李中梓《医宗必读》提出。

6. 治疗虚劳的专书——明代汪绮石《理虚元鉴》。

7.《理虚元鉴》云："治虚有三本，肺、脾、肾是也，肺为五脏之天，脾为百骸之母，肾为性命之根，治肺、治脾、治肾，治虚之道毕矣。"

8. 中医内科范围最广的病证是——虚劳。

9. 虚劳的证候特征——脏腑功能减退，气血阴阳亏损，虚弱不足的证候（气虚证、血虚证、阴虚证、阳虚证）。

10. 虚劳的病因——禀赋薄弱；烦劳过度；饮食不节；大病久病；误治失治。

11. 虚劳的病机——脏腑功能减退，气血阴阳亏损。

12. 虚劳的病性——气血阴阳亏耗。

13. 虚劳的病位——在五脏，以脾肾为主。

14.《医宗金鉴》云："阳虚外寒从肺经，阴虚内热从肾损，饮食劳倦自脾成。"

15. 气血阴阳虚损与五脏病变的关系：

（1）气虚以肺脾为主，可影响到心肾。

（2）血虚以心肝为主，与脾的化源有关。

（3）阴虚以肝、肾、肺为主，涉及心胃。

（4）阳虚以脾肾为主，影响到心。

16. 肺痨与虚劳的鉴别——见肺痨病。

17. 虚劳与其他病证中的虚证鉴别：

（1）虚劳各种证候，以精气不足为特征而他证为次；其他病证的虚证以其他病证为主而虚证为次，如眩晕+气血亏虚证，以眩晕为主，气血亏虚为次。

（2）虚劳病程较长，久虚不衰，病势缠绵，而其他病证的虚证，病程长短不一。

18. 虚劳的辨证要点有三：

（1）辨五脏气血阴阳亏虚的不同：应以气血阴阳为纲，五脏虚候为目。

（2）辨病位：病在何脏。

（3）辨兼夹病证：因病致虚，因虚致实，兼夹外邪。

19. 虚劳的治疗原则——以补益为基本原则，即"虚则补之"，采用益气养血，滋阴温阳，同时要注意：

（1）注意重视脾肾在虚劳中的作用，因为脾为后天之本，气血生化之源，肾为先天之本，生命的本源。

（2）对虚中夹实或感受外邪，应补中有泄，扶正祛邪。

（3）虚劳病程长，要注意药性与食物的调养，生活的调摄密切相关。

20. 虚劳的常见证型及代表方

（1）气虚

肺气虚：补肺汤（黄芪鳖甲汤）。

心气虚：七福饮（生脉散）。

脾气虚：四君子汤。

肾气虚：大补元煎（肾气丸）。

（2）血虚

心血虚：养心汤（炙甘草汤）。

脾血虚：归脾汤。

肝血虚：四物汤。

（3）阴虚

肺阴虚：沙参麦冬饮。

心阴虚：天王补心丹。

脾胃阴虚：益胃汤（加味一贯煎）。

肝阴虚：补肝汤（一贯煎）。

肾阴虚：左归丸（六味地黄丸）。

（4）阳虚

心阳虚：保元汤（桂枝甘草汤）。

脾阳虚：附子理中汤。

肾阳虚：右归丸（金匮肾气丸）。

21. 治疗虚劳的体会：

若气虚、阴虚、阳虚、血虚同时存在时，补气有碍于补血，补血有碍于补气，补阴有碍于补阳，补阳有碍于补阴，此时应遵循尤在泾提出的从脾胃着手，脾胃为气血生化之源，脾胃功能恢复，则气血阴阳都得到恢复，故临床治疗本病选用小建中汤、归芪建中汤、黄芪建中汤、十四味建中汤。

七、积聚

1. 积聚——由于正气亏虚，脏腑失和，气滞血瘀，痰浊蕴结腹内为基本病机，以腹内积块，或胀或痛为主要临床特征的一类病证。

2. 积与聚的区别——积与聚虽合成一个病证，但二者有明显的区别，凡痛有定处，按之有形，固定不移，病在血分，病程较长，病情较重，治疗较难，属积；聚是腹内无积块，痛无定处，按之无形，聚散不定，病属气分，病程短，病情轻，治疗相对容易，属聚。

3. 积聚的名称——首见于《黄帝内经》。

4.《诸病源候论》曰："其病不动者，名为癥，若病虽有结瘕，而可推移者，名为瘕。"

5. 积聚的证候特征：

（1）积证：腹内积块，固定不移，由小渐大，由软变硬，疼痛逐渐加剧，病程长，病情重。

（2）聚证：腹中气聚，攻窜胀痛，时聚时散，病程短，病情轻。

6. 积聚的病因——情志抑郁；酒食所伤；邪毒侵袭；他病转归。

7. 积聚的病机——气机阻滞，瘀血内结，聚证以气滞为主，积证以血瘀为主。

8. 积聚的病位——肝脾。

9. 积聚发病的内在因素——正气亏虚。

10. 积聚的演变——与正气强弱有关。

11. 积聚的病理演变——气滞、血瘀、痰结，其中聚证以气机阻滞为主；积证以气滞、血瘀、痰结为主，以血瘀为最。

12. 积聚的病证鉴别有二：

（1）积聚与痞满鉴别：有无包块。

（2）癥积与瘕聚的鉴别：积与聚的鉴别。

13. 积聚与臌胀的鉴别——臌胀以肚腹胀大，鼓之如鼓，腹内结块，有腹水为特征；积聚无肚腹胀大，无腹水，只有结块。

14. 积聚的辨证要点有三：

（1）辨积与聚。

（2）辨积块的病位：在胃、在肝、在肠的不同。

（3）辨初中末期：初期正气未虚；中期正气渐衰，邪气渐盛；末期正气大虚，邪气更盛。

15. 积聚的治疗原则——调气活血。

（1）聚证重在调气，以疏肝理气、行气消聚为主。

（2）积证重在活血，以活血化瘀、软坚散结为主。

16. 积聚的常见证型及代表方：

（1）聚证

肝气郁滞：木香顺气散（逍遥散）。

食浊阻滞：六磨汤（五磨饮子+大黄）。

（2）积证

气滞血阻：柴胡疏肝散合失笑散。

气结血瘀：膈下逐瘀汤合六君子汤。

正虚瘀结：八珍汤合化积丸（参芪丹鸡黄精汤）。

17. 治疗积聚的体会：

（1）积证兼有黄疸、吐血、便血为重证，应防止肝硬化。

（2）景岳云："壮人无积，虚人有之。"因此治疗妇女子宫肌瘤可予补中益气汤合活络效灵丹。

八、厥证

1. 厥证——由于气机逆乱，情志内伤，饮食不节，气血亏虚出现的阴阳气不相顺接，以突然昏倒不省人事、四肢厥冷为主的病证。病轻者短时间内苏醒；病重者一厥不复而死。

2.《伤寒论》337 条云："凡厥者，阴阳气不相顺接便为厥。厥者，手足逆冷者是也。"

3. 十二经脉的走向和交接规律——阴经行于肢体的内侧，阳经行于肢体的外侧，手三阴从胸走手交手三阳，手三阳从手走头交足三阳，足三阳从头走足交足三阴，足三阴从足走腹到胸交手三阴。

4. 厥证的证候特征——突然发生一时性神志异常，轻者昏倒不省人事，短时间苏醒，无明显后遗症；重证可一厥不醒以致死亡，其特点为急剧性、突发性、一时性。

5. 厥证的病因——体质因素；情志因素；暴感外邪。

6. 厥证的病机——气机突然逆乱，升降乖戾，气血阴阳不相顺接。

7. 各种厥证的形成：

（1）气机逆乱，形成气厥。

（2）痰随气生，形成痰厥。

（3）食滞中焦，胃失和降，脾不升清，形成食厥。

（4）暑热郁逆，上犯神明，形成暑厥。

（5）肝气上逆，血随气逆，形成血厥（实证）（《黄帝内经》称薄厥）。

（6）大量出血，气随血脱，形成血厥（虚证）。

8. 厥证的病位——在心肝，涉及脾肾。

9. 有形之血不可速生，无形之气当以急固。

10. 厥证的病理转归有三：

（1）阴阳气血相失，一厥不复而死。

（2）阴阳气血失常，正气未复，治疗得当则气复而反生，反之气不复而死。

（3）各种证候相互转化。

11. 厥证的先兆症状——头晕，视物模糊，面色㿠白，汗出，而后突然发生昏仆，不知人事，呈一时性，移时苏醒，醒后有头晕，乏力、口干，但无失语、瘫痪等后遗症。

12. 厥证与眩晕、中风、昏迷、痫病的鉴别——见眩晕篇。

13. 厥证的辨证要点有二：

（1）辨虚实：口噤握拳，多属实证、闭证；口开手撒，多属虚证、脱证。

（2）辨气血：肝气上逆多属气厥；肝阳上亢，血随气逆多属血厥（薄厥）。

14. 厥证的治疗原则——醒神回厥。

（1）实证：开窍，化痰，辟秽醒神。

（2）虚证：益气，回阳，救逆醒神。

15. 厥证的急救方法——首先分清虚实，采用"急则治其标"的方法。

（1）实证常见气壅息粗，四肢强直，牙关紧闭，用搐鼻散取喷嚏，继用苏合香丸或用玉枢丹开窍醒神。

（2）虚证以气息微弱，张口自汗，肤冷肢凉，脉沉细，可用参附汤回阳救逆。

（3）气阴两虚用生脉注射液的同时要配合针灸，使其清醒。

16. 厥证的常见证型及代表方：

（1）气厥

实证：通关散合五磨饮子（四逆散）。

虚证：生脉注射液、参附注射液、四味回阳饮（四逆汤+人参）。

（2）血厥

实证：清开灵注射液、通瘀煎（羚角钩藤汤）。

虚证：独参汤、人参养荣汤（有形之血不可速生，无形之气当以急固）。

（3）痰厥：导痰汤（二陈汤+胆南星、枳实）。

（4）暑厥：清开灵注射液、牛黄清心丸、紫雪丹、白虎加人参汤。

17. 治疗厥证的体会：

（1）本病的特点是急剧性、突发性、一时性。

（2）辨清痫证与厥证的不同。

（3）厥证首先采用针刺疗法，触其清醒，然后按气血痰食进行辨证。

（4）气厥实证四逆散，血厥虚证独参汤，食厥先用探吐法，然后再用保和丸。

（5）苏合香丸不宜加热，以免辛香走散，更不宜久服（易致肾衰竭）。

九、肥胖

1. 肥胖——由于先天禀赋过食肥甘，久卧久坐，少劳引起的气虚痰湿偏盛为主，体重超过标准体重 70%。伴有头晕、乏力、少气懒言、动则气短的一类病证。

2. 五劳所伤——久视伤血；久卧伤气；久坐伤肉；久行伤筋；久立伤骨。

3. 标准体重=[身高（cm）−100]×0.9。

4. 肥胖的划分——轻度肥胖超过标准体重的 20%~30%；中度肥胖超过 31%~50%；重度肥胖超过 50%。

5. 《黄帝内经》指出"肉坚则寿"，"肉脆则夭"，指出肥胖则长寿者少。

6. 肥胖的证候特征——年龄在 40~50 岁的中壮年多见，体胖、气短、神疲、倦怠。

7. 肥胖的病因——年老体衰；过食肥甘；缺乏运动；久病正虚；情志所伤。

8. 肥胖的病机——阳素虚，痰湿偏盛。

9. 肥胖的病位——在脾，与肌肉、肾虚密切相关。

10. 肥胖的病性——本虚标实。本虚以气虚为主，标实以痰浊为主。

11. 肥胖的治疗原则——补虚泻实，即健脾益气，祛痰化湿。

12. 肥胖的常见证型及代表方：

（1）胃热滞脾：小承气汤合保和丸。

（2）脾虚不运：参苓白术散合防己黄芪汤。

（3）痰浊内盛：导痰汤。

（4）脾肾阳虚：越婢汤合苓桂术甘汤。

（5）气滞血瘀：血府逐瘀汤合失笑散。

13. 肥胖的注意事项：

（1）忌暴饮暴食，忌吃零食。

（2）食量能少不多，尤其是晚餐，不要吃加餐。

（3）早晨吃得好，中午吃得饱，晚上吃得少（所谓饱以七八层为度）。

（4）加强锻炼，如多做家务劳动，贵在坚持。

（5）减重应循序渐进，不可骤减。

第九节　经络肢体病证

1. 经络肢体病证——外感或内伤导致经络肢体发生有关的病理变化而出现相应功能失调的一类病证。

2. 经络——运行于全身气血，联络脏腑肢节，沟通上下内外的通道，是经脉和络脉的总称。经脉是主干，络脉是分支。经，有路径的意思，络有网络的意思，经脉呈纵行走向，循行于脏腑深部，络脉呈网络形，循行于较浅部位。

3. 名言——"不明十二经络，开口动手便错""不明十二经络，犹如夜行无烛"。

4. 邪犯经络——肢体关节疼痛，麻木不仁，挛急抽搐。

5. 经络空虚——肢体麻木不仁，隐隐疼痛，肌肉萎缩，软弱无力，神疲汗出。

6. 血瘀阻络——疼痛如刺，固定不移，肿胀变形，舌质紫暗，有瘀斑、瘀点。

7. 血虚筋急——起病缓慢，头摇肢颤，不能持物，行动缓慢。

8. 经络病证的治疗要点——以经络为核心，以通经活络为大法，但"通"要注意虚实，虚者补益，助之使通，实者祛其阻滞，泻之使通。

一、头痛

1. 头痛——由于外感和内伤，使脉络绌急或失养，清窍不利引起头痛为主要临床表现的一类病证（若头痛属某一疾病的兼症，不称头痛）。

2. 将头痛最早称为"首风""脑风""疾首"的著作是——《黄帝内经》，认为风邪寒气犯于头脑所致。

3. 头风——即"头痛"，正如明代王肯堂《证治准绳》所说："医书多分头痛、头风为二门，然一病也，但有新久去留之分耳，浅而近者名头痛，深而远者为头风。"

4. 雷头风——由于湿热夹痰上扰清窍出现头痛如雷鸣，头面起核或憎寒壮热，名曰"雷头风"。

5. 偏头风——又称"偏头痛"，起病暴发，病势较剧，或左或右，或连及眼齿，痛止如常人，不定期反复发作，多属肝经风邪所致。

6. 太阳头痛——根据经络循行部位对头痛进行分类的一种头痛，头痛连及项、背。

7. 太阳病的提纲——太阳之为病，脉浮头项强痛而恶寒。

8. 辨头痛——前额痛，阳明痛；颠顶痛，厥阴痛；后枕痛，太阳；两侧痛，少阳痛。

9.《伤寒论》378 条："干呕，吐涎沫，头痛者，吴茱萸汤主之。"

10. 名言——"头为诸阳之会""头为精明之府""脑为元神之府""脑为髓之海""背为胸中之府""膝为筋之府""腰为肾之府""骨为髓之府""脉为血之府""胆为中精之府""三焦为孤府"。

11. 头痛用药——前额痛用白芷；两侧痛用柴胡；颠顶痛用藁本；后枕痛用羌活；鱼尾痛用细辛。

12. 丹溪云："头痛多主于痰，痛甚者火多，有可吐者，可下者"；"头痛须用川芎，如不愈各加引经药，太阳川芎，阳明白芷，少阳柴胡，太阴苍术，少阴细辛，厥阴吴茱萸。如肥人头痛，是湿痰，宜半夏、苍术。如瘦人，是热，宜酒制黄芩、防风"。

13. 头为诸阳之会——因为手三阳止于头部，足三阳起于头部，手足三阳经在头部交会，所以说："头为诸阳之会。"

14. 头痛的证候特征——头痛的部位，头痛的长久，性质。

15. 外感头痛与内伤头痛的鉴别：

（1）外感头痛发病急，病势重，突然发作，其痛如破，痛无休止。

（2）内伤头痛，发病缓慢，病势缠绵，时痛时止，遇劳加重。

16. 头痛的病因——分为外感、内伤两类，表现有五：一是感受外邪；二是情志失调；三是先天不足或房事不节；四是饮食劳倦，体虚久病；五是头部外伤或久病入络。

17. 头痛的病机——邪阻经络；清窍不利；精血不足；脑失所养。

18. 外感头感以风为主——风为阳邪，易袭阳位；伤于风者，上先受之；风为百病之长，六淫之首；颠高之上，唯风可到；鸟射高颠，非风药不到（提示治头痛要注意风药的应用）。

19. 内伤头痛与肝、脾、肾有关：

（1）肝失疏泄，肝气上逆，故头胀头痛。

（2）肝肾阴虚，阴虚阳亢，肝阳上亢，故头痛。

（3）肾藏精，精生髓，脑为髓之海，肾虚髓海空虚，故头痛。

（4）脾为气血生化之源，气血亏虚，清阳不升，故头痛。

（5）脾失健运，痰浊内生的痰浊头痛。

20. 头痛的病位——在头，与肝、脾、肾密切相关。

21. 头痛的病理因素——风、火、痰、瘀、虚。

22. 头痛的病证鉴别——头痛应与眩晕、真头痛相鉴别：眩晕以昏晕为主，以虚为多；真头痛是头痛的一种特殊重症，发病剧烈，甚至呈喷射状呕吐，本病凶险。

23. 头痛的辨证要点有二：

（1）辨外感头痛与内伤头痛：外感头痛属实证，起病急，疼痛较剧，痛无休止；内伤头痛发病缓慢，发病较轻，遇劳加重，多属虚证。

（2）辨头痛与经络脏腑的关系。

24. 头痛的治疗原则——调神利窍，缓急止痛。

（1）外感头痛祛邪通络，采用祛风、散寒、清热、除湿等法。

（2）内伤头痛以补虚为主，采用益气、升清、滋阴、养血、益肾填精。

25. 头痛的常见证型及代表方：

（1）外感头痛

风寒头痛：川芎茶调散。

风热头痛：芎芷石膏汤（银翘散）。

风湿头痛：羌活胜湿汤。

（2）内伤头痛

肝阳头痛：天麻钩藤饮（羚角钩藤汤、镇肝熄风汤）。

肾虚头痛：大补元煎（肾虚头痛方）。

气血亏虚头痛：八珍汤（归脾汤、归芪建中汤）。

痰浊头痛：半夏白术天麻汤。

瘀血头痛：通窍活血汤（复元活血汤）。

26. 治疗头痛的体会：

（1）头痛首选柴胡桂枝汤。

（2）肾虚头痛可用肾虚头痛方。

（3）头痛，头皮发紧，胃脘痞满，可用平胃散合吴茱萸汤。

（4）头痛，脉见沉细，可用麻黄附子细辛汤。

（5）风寒所致的偏头痛，可用川芎茶调散。

二、痹病

1. 痹病（痹证）——又称痹证，是正气不足，风寒湿热乘虚侵袭人体，气血运行不畅而导致的筋骨、关节、肌肉发生疼痛、重着、屈伸不利，甚至关节肿大变形为主要表现的病证。

2. "痹"——首见于《黄帝内经》。"痹者，闭也。风寒湿三气杂至合而为痹，其风气胜者为行痹，寒气胜者为痛痹，湿气胜者为着痹"。

3. 白虎历节——痹名，古代称谓之一，指肢体关节疼痛剧烈，如虎噬一样疼痛。

4. 尪痹——痹病的一种类型，指关节肿大变形，屈伸不利，甚至肌肉萎缩的一种病证。

5. 热痹——亦称风湿热痹，以肢体关节疼痛处红、肿、热、痛为表现的一种痹病。

6. 《金匮要略》有湿痹、血痹、历节之名，首创桂枝芍药知母汤治疗历节病。

7. 《金匮要略》云："诸肢节疼痛，身体尪羸，脚肿如脱，头眩短气，温温欲吐，桂枝芍药知母汤主之。"

8. 治疗痹病有名的方剂——独活寄生汤，出自唐代孙思邈《备急千金要方》。

9. 李中梓《医宗必读》云："治风先治血，血行风自灭。"

10. 痹病的病因——外因：感受风寒湿邪；感受风湿热邪；内因：劳逸不当，久病体虚。

11. 痹病的病机——风寒湿热痰瘀闭阻经脉，不通则痛。

12. 痹病日久累及脏腑，其中以心痹多见。

13. 风、寒、湿、热之邪导致痹病——因为风为阳邪，其性开泄，寒借风邪内犯，风借寒凝而成为伤人致病之基，湿借风邪的疏泄之力，寒邪收引之能入侵筋骨肌肉，风寒又借湿邪之黏性，黏着胶固于肢体而不去，因风为阳邪，风胜则热，热胜则生风，狼狈相因，开泄腠理而让湿入，湿性黏滞风寒，湿热留住肌肉筋骨关节造成经脉壅塞，气血运行不畅、肢体经脉拘急失养为基本病机。

14. 痹病与痿病的鉴别——二者鉴别点以痛与不痛为要点。痹病以肌肉筋骨关节为主；痿病以肢体萎软活动困难但无疼痛为主，痛则为痹，不痛为痿。

15. 痹病的相关检查：ASO（抗"O"）；RF（类风湿因子）；ESR（血沉）；CPR（C-反应蛋白）；VA（血尿酸）；HLB-27（强直性脊柱炎）；RT（常规）。

16. 痹病的辨证要点有二：

（1）辨邪气的偏胜：行痹、着痹、痛痹、热痹。

（2）辨虚实：新发为实，日久为虚。

17. 痹病的治疗原则——以祛邪通络为基本原则，同时应重视养血活血，即所谓"治风先治血，血行风自灭"。

18. 痹病的常见证型及代表方：

（1）风寒湿痹

行痹：防风汤。

痛痹：乌头汤。

着痹：薏苡仁汤。

（2）风湿热痹：白虎桂枝汤或宣痹汤。

（3）痰瘀痹阻证：双合汤（上中下痛风汤）。

（4）肝肾两虚：气血并补荣筋汤（独活寄生汤）。

19. 治疗痹病的体会：

（1）风湿病又称风湿四病。

一是风寒湿性关节炎（化验均正常）。

二是风湿性关节炎（ASO阳性，ESR增快）。

三是类风湿关节炎（关节变形，RF阳性）。

四是强直性脊柱炎（HLB-阳性）。

（2）风寒湿性关节疼痛，全身关节疼痛，咽痛，脉弦滑，可用上中下痛风汤。

（3）风湿性关节炎，关节疼痛，自汗，心悸，可用芪脉三妙汤。

（4）类风湿关节炎，手足憋胀，关节肿大，脉沉滑，可用四逆香佛二花汤。

（5）强直性脊柱炎，可用强直经验方。

三、痉病

1. 痉病——由于经脉失养引起的项背强直、四肢抽搐，甚至角弓反张的一种病证。

2. 经脉失养所致的疾病有二：一是痉病；二是痿病。

3.《黄帝内经》有关痉证的论述：

（1）诸痉项强，皆属于湿。

（2）诸暴强直，皆属于风。

（3）督脉为病，脊强反折。

4.《金匮要略》明确了外感表实无汗为刚痉；表虚有汗为柔痉。

5.《金匮要略》云："太阳病，发热无汗，反恶寒者，名曰刚痉，葛根汤主之；太阳病，发热汗出，而不恶寒，名曰柔痉，瓜蒌桂枝汤主之。"

6. 瘛疭——古代痉病称谓之一。瘛即抽搐，正如《张氏医通》说："瘛者，筋脉拘急也；疭者，筋脉弛纵也，俗谓之抽。"

7. 痉病的病因——感受外邪；久病过劳；误治或失治。

8. 痉病的病机——阴阳失调，筋脉失养。

9. 痉病的病位——在筋脉。

10. 痉病的证候特征——项背强直，四肢抽搐，角弓反张。

11. 痉病与厥证的鉴别——二者均有神志昏迷。痉病以四肢抽搐为主病，神昏为并发症；厥证以突然昏倒，不省人事，四肢厥冷，神志昏迷为主症，无四肢抽搐，项背强直。

12. 痉病的辨证要点有二：

（1）辨外感与内伤：外感有表证，内伤无表证；

（2）辨虚实：外感属实，内伤属虚，突然发病为实，久病为虚。

13. 痉病的治疗原则——急则治其标，舒筋解痉，缓则治其本，扶正益损。

14. 痉病的常见证型及代表方：

（1）邪壅经络：羌活胜湿汤。

（2）肝经热盛：羚角钩藤汤。

（3）阳明热盛：白虎汤合增液承气汤。

（4）心营热甚：清营汤。

（5）痰浊阻滞：导痰汤。

（6）阴血亏虚：四物汤合大定风珠。

15. 治疗痉病的体会：

（1）首先要分清刚痉、柔痉。刚痉，葛根汤；柔痉，瓜蒌桂枝汤（桂枝汤加天花粉）。

（2）治疗痉病常用药物，热极生风加钩藤、地龙；阴虚风动加龟板、鳖甲、白芍；风热外客动风加蝉衣、僵蚕。

四、痿病

1. 痿病——指外感或内伤使精血受损，肌肉筋脉失养，以致肢体筋脉弛缓软弱无力，不能随意运动引起肌肉萎缩瘫痪的病证。

2. 痿躄——痿病古称之一，多指发生在下肢的痿病。

3. 肉痿——为《黄帝内经》按五体对痿病分类之一，指肌肉萎缩不用。

4. 《素问·痿论》曰："五脏因肺热叶焦发为痿躄（病机为肺热叶焦）。"

5. 《素问·生气通天论》曰："因于湿，首如裹，湿热不攘，大筋软短，小筋弛长，软短为拘，弛长为痿。"

6. 治痿独取阳明——出自《素问·痿论》。

7. 《儒门事亲》指出："夫四末之疾，动而或痉者，为风；不仁或痛者，为痹；弱而不用者，为痿；逆而寒热者，为厥。"

8. 泻南补北法——南方属火，北方属水，泻心火滋肾水的一种方法。

9. 痿病的病因——感受湿毒；湿热浸淫；饮食毒伤；久病房劳，跌仆瘀阻。

10. 痿病的病机——筋脉失养。

11. 痿病的病位——在筋脉肌肉，但与肝、肾、肺、胃四经有关，故《临证指南医案》强调本病为"肝肾肺胃四经之病"。

12. 痿病的病理性质——以热证、虚证为多。热证以虚热为多，湿热为患属实；虚证为精血亏虚。

13. 痿病的辨证要点有二：

（1）辨脏腑：肝、肾、肺、胃四经之病。

（2）辨虚实：外急为实，内缓为虚。

14. 痿病的治疗原则有四：一是独取阳明；二是泻南补北；三是兼治夹证；四是慎用风药。

15. 治痿独取阳明意义有二：一是重视调理脾胃、补益后天，即益胃养阴、健脾益气；二是祛阳明之热邪，即清泻阳明之热。

16. 痿病慎用风药原理——因为治风之剂，皆发散风邪，开通腠理之风药，若误用阴血愈燥，酿成坏病。

17. 痿病的常见证型及代表方：

（1）肺热津伤：清燥救肺汤。

（2）湿热浸淫：加味二妙散。

（3）脾胃虚弱：参苓白术散合补中益气汤。

（4）肝肾亏损：虎潜丸。

（5）脉络瘀阻：圣愈汤合补阳还五汤。

18. 治疗痿病的体会：

（1）治疗痿病要配合针灸、按摩、推拿疗法。

（2）治疗痿病切不可妄用风药，防止祛风太过使阴血愈燥。

（3）临证常用治疗痿病的方剂：理筋汤、曲直汤、振痿汤、杏仁薏苡汤、宣痹汤。

五、颤震

1. 颤震——指内伤积损或其他慢性病所致的筋脉失荣失控，以头部或肢体不由自主地摇动、颤抖为主要表现的一种病证。

2. 颤震的病因——年老体弱，情志过极，饮食不节，劳逸失当。

3. 颤震的病机——肝风内动，筋脉失养。

4. 颤震的病位——在筋脉，与肝、肾、脾、脑、髓关系密切。

5. 颤震的病理性质——本虚标实。本虚为气血阴阳亏虚，其中以阴津精血亏虚为主，标实为风火痰瘀。

6. 颤震的病理因素——风、火、痰、瘀。

7. 王肯堂《证治准绳》云："颤振，壮年鲜有，中年以后乃有之，老年尤多。"

8. 颤震与脑、髓、肝、脾、肾的关系：

脑为元神之府，控制四肢协调运动，肾主骨生髓，伎巧出焉，协调运动；脾主肌肉四肢，为气血生化之源，肾精的充养，肝筋的滋润，靠脾供养，肝主筋，支配肢体伸缩，故脑、髓、肝、脾、肾共同保证头身肢体的协调运动，若某脏有病，筋脉肌肉失养或失控则易发生震颤，故震颤与脑髓及肝脾肾功能受损有关。

9. 颤震与瘛疭的鉴别——瘛疭即抽搐，多见于热性或慢性病急性发作证，见于手足屈伸牵引伴发热神昏；颤震为慢性疾病，以头颈手足不由自主地颤动、振摇为特点，一般无发热神昏。

10. 颤震的治疗原则——本病以肾为根，脾为本，肝为标，治宜填精补髓，健脾益气以治本，清热化痰，熄风止痉，活血化瘀以治标。

11. 颤震的常见证型及代表方：

（1）风阳内动：天麻钩藤饮合镇肝熄风汤。

（2）痰热风动：导痰汤合羚角钩藤汤。

（3）气血亏虚：人参养荣汤。

（4）髓海不足：龟鹿二仙丹合大定风珠。

（5）阳气虚衰：地黄饮子。

12. 治疗震颤的体会：

（1）根据"头为精明之府，脑为元神之府"的理论，治疗震颤应重点滋阴潜阳补肾。

（2）根据"诸风掉眩，皆属于肝"应当注意疏肝解郁的方法。

（3）临证常用治疗震颤的方剂有镇肝熄风汤、柴胡加龙骨牡蛎汤、眩晕方、熄风通络汤。

六、腰痛

1. 腰痛——指因外感内伤或闪挫导致腰部气血运行不畅，失于濡养出现的腰部一侧或两侧疼痛沉重、冷痛为主症的病证。

2. 腰为肾之府；腰为肾之外候。

3. 首先提出肾与腰部疾病关系密切的著作是——《黄帝内经》。

4. 《黄帝内经》指出腰痛的性质——以虚、寒、湿为主。

5. 《金匮要略》云："肾着之病，其人身体重，腰中冷，如坐水中，形如水状，反不渴，小便自利，饮食如故；病属下焦，身劳汗出，衣里冷湿，久久得之，腰以下冷痛，腹重如带五千钱，甘姜苓术汤主之。"

6. 肾着——腰为肾之府，腰为肾之外候，风寒湿邪客于腰部着而不去曰肾着。

7. 清代李用粹《证治汇补》云："治唯补肾为先，而后随邪之所见者以施治，标急则治标，本急则治本，初痛宜疏邪滞，理经隧，久痛宜补真元，养血气。"

8. 过腰部的经络——足太阳、冲、任、督、带。

9. 腰痛的病因——外邪侵袭；年老体衰；跌仆闪挫。

10. 引起腰痛的外邪主要是——湿邪。

11. 腰痛的关键——肾虚。

12. 腰痛的病机——筋脉痹阻，腰府失养。

13. 外感腰痛与内伤腰痛的鉴别：

（1）久居冷湿，劳汗当风，跌仆损伤，起病急剧，腰痛不能转侧，为气滞血瘀征象，属外感腰痛。

（2）年老体虚，房劳过度，七情内伤，气血亏虚，起病缓慢，腰痛绵绵，时发时止，表现为肾虚证候，属内伤腰痛。

14. 腰痛的辨证要点有二：

（1）辨外感内伤：初痛为外感，久痛为内伤。

（2）辨虚实：外感属实，内伤属虚。肾精不足属虚，邪阻经络属实。

15. 腰痛的治疗原则：

（1）外感腰痛，祛邪通络。

（2）外伤腰痛，活血祛瘀，通络止痛。

（3）内伤腰痛，补肾固本。

16. 腰痛的常见证型及代表方：

（1）寒湿腰痛：肾着汤。

（2）湿热腰痛：四妙丸。

（3）瘀血腰痛：身痛逐瘀汤。

（4）肾虚腰痛

肾阴虚：左归丸。

肾阳虚：右归丸。

17. 腰痛的预防——保持正确的坐卧体位，劳逸适度，避免坐卧湿地，冒雨后应及时换衣或服生姜红糖茶，经常活动腰部。

18. 治疗腰痛的体会：

（1）遇到腰痛的病人，尤其是病程较长，应当做尿常规检查，有蛋白尿可考虑为肾盂肾炎。

（2）不要一见腰痛，就认为是肾虚。

（3）腰痛的原因很多，不要一见腰痛就服六味地黄丸。

（4）若胃脘痞满兼有腰痛不可用六味地黄丸，可用柴平汤加丁香、肉桂法。

（5）临证常用治疗腰痛的方剂：逍遥狗脊汤、补阴益气煎、附桂理中六味汤。

第十节　　内科临证思路——汤方辨证

内科临证思路，我称之为内科"汤方辨证"，这是我在临床治疗内科疾病时继承前人"抓主证、用经方"的古训，把临床中治疗每一个内科疾病中应用的方剂总结出必不可少的症状或脉象或舌象或证型，效仿张仲景×××汤证，如"桂枝汤证""麻黄汤证""大青龙汤证"……总结出来的临床应用指征，称之为内科"汤方辨证"。

1. 一贯煎——胃阴虚。

2. 血府逐瘀汤——瘀血引起的胸部不适。

3. 补阳还五汤——中风、半身不遂。

4. 补中益气汤——中气下陷。

5. 杏苏散——凉燥咳嗽。

6. 桑杏汤——温燥咳嗽。

7. 丹参银翘饮——身痒，以夜间为甚。

8. 射干麻黄汤——咳而上气，喉中水鸡声。

9. 当归赤小豆汤——湿热便血。

10. 黄土汤——阳虚便血。

11. 芍药汤——血痢。

12. 暖肝煎——少腹冷痛。

13. 茵陈蒿汤——黄疸。

14. 缩泉丸——遗尿。

感冒

15. 荆防败毒散——风寒感冒。

16. 银翘散——风热感冒。

17. 藿香正气散——暑湿感冒，呕吐泄泻。

18. 参苏饮——虚人感冒咳嗽。

19. 柴胡桂枝汤——太少并病。

20. 丹栀逍遥散——肝郁化火、头晕、心烦、五心烦热。

21. 滋水清肝饮——肝肾阴虚。

22. 清暑益气汤——疲乏无力、汗多、脉虚大。

咳嗽

23. 止嗽散——感冒、咳嗽。

24. 桑菊饮——风热咳嗽、咽痒。

25. 平陈汤——胃脘痞满、咳嗽痰多。

26. 清气化痰丸——咳嗽、痰黄、咽痛、脉滑。

27. 柴芩温胆汤——头晕、失眠、脉弦滑。

28. 沙参麦冬饮——肺胃阴虚。

29. 金沸草散——小儿咳嗽痰多。

30. 咳嗽遗尿方——咳嗽、遗尿。

31. 柴胡枳桔汤——咳嗽、痰多、咽痛、胸痛、脉弦滑。

32. 加减麦门冬汤——夜间咳嗽。

哮病

33. 小青龙汤——表寒内饮，哮喘。

34. 大青龙汤——表寒里热、不汗出而烦躁。

35. 黄芪鳖甲汤——肾虚咳喘。

36. 六君子汤——脾虚咳嗽；脾虚泄泻。

37. 金水六君煎——咳嗽、痰多、腰困。

38. 金匮肾气丸——肾虚、腰痛。

39. 桂枝厚朴杏子汤——喘家；咳喘、汗出、恶风。

喘证

40. 二陈汤——咳嗽痰多。

41. 平胃散——胃脘痞满，舌苔厚腻。

42. 麻杏石甘汤——热喘。

43. 加减小柴胡——少阳、咳嗽。

44. 木己二陈汤——痰多、咳喘、胃脘痞满。

45. 木防己汤——膝关节肿痛。

46. 五磨饮子——气郁证。

肺痨

47. 六味地黄丸——肾阴虚。

48. 百合固金汤——咳血。

肺胀

49. 越婢汤——水肿、上半身肿。

50. 真武汤——心悸、水肿。

51. 五苓散——水肿、小便不利。

52. 桂理二陈汤——咳喘、胃脘痞满、食欲不振。

肺痿

53. 麦门冬汤——肺胃阴虚。

54. 清燥救肺汤——燥邪犯肺。

心系病证

55. 导赤散——口疮、小便灼热。

心悸

56. 炙甘草汤——心悸、脉结代。

57. 奔豚汤——奔豚气、汗出。

58. 归脾汤——心脾两虚。

59. 黄连阿胶汤——失眠。

60. 苓桂术甘汤——水饮。

61. 参芪丹鸡黄精汤——心悸、腹胀、脉沉。

62. 理中汤——脾胃虚寒、腹痛。

63. 丹参饮——心胃疼痛。

64. 四逆散——气机郁滞。

65. 瓜蒌薤白半夏桂枝厚朴汤——胸满胸痛。

66. 当归四逆汤——手足逆冷。

67. 生脉散——气阴两虚的心悸、汗多。

68. 天王补心丹——心悸、失眠。

69. 右归饮——肾阳虚、腰痛。

70. 酸枣仁汤——失眠。

71. 龙胆泻肝汤——泻肝火。

72. 十四味温胆汤——头晕、失眠、脉濡缓。

73. 柴胡加龙骨牡蛎汤——失眠、头晕、脉弦紧。

74. 补阴益气煎——腰痛、失眠、脉虚大。

75. 孔圣枕中丹——失眠。

76. 桑螵蛸散——遗尿、失眠。

健忘

77. 复元活血汤——头晕、头部瘀血。

癫狂

78. 癫狂梦醒汤——癫病、狂病。

79. 越鞠丸——郁证、梅核气。

痫病

80. 左归饮——肾阴虚。

厥证

81. 人参养荣汤——头晕上午为甚；气血不足。

82. 保和丸——食积。

83. 失笑散——瘀血，腹痛。

84. 益胃汤——胃阴虚。

85. 黄芪建中汤——气血不足的腹胀、腹痛。

86. 进退黄连汤——胃脘疼痛。

87. 附桂理中五苓汤——胃脘疼痛，大便稀。

88. 柴平汤——头晕、胃脘痞满、大便稀。

89. 木香顺气丸——胃脘痞满、两胁胀痛、脉弦滑。

90. 越鞠保和丸——胃脘痞满、嗳腐吞酸、脉沉弦滑。

91. 归芪建中汤——气血不足；产后关节疼痛。

92. 加味一贯煎——胃脘疼痛，夜间咽干。

93. 左金丸——肝经郁火之吞酸。

94. 半夏泻心汤——胃脘痞满、泄泻。

95. 旋覆代赭汤——嗳气。

痞满

96. 生姜泻心汤——肠中雷鸣下利。

97. 大黄黄连泻心汤——热痞。

98. 甘草泻心汤——狐惑病。

99. 附子泻心汤——苦辛通降。

100. 大陷胸汤——结胸证。

101. 四七汤——梅核气。

102. 大半夏汤——神经性呕吐。

103. 神苏止呕汤——头晕恶心。

104. 半夏厚朴汤——妇人咽中炙脔。

105. 启膈散——噎膈。

呃逆

106. 丁香散——呃逆。

107. 竹叶石膏汤——暑热烦渴。

108. 橘皮竹茹汤——呃逆。

109. 丁香柿蒂汤——寒邪所致呃逆。

110. 附子粳米汤——寒凝腹痛。

111. 大建中汤——心胸中大寒痛，出见有头足。

112. 少腹逐瘀汤——少腹疼痛、瘀血。

113. 理中大黄汤——腹痛、大便黏液。

114. 加减小柴胡汤——经期腹痛。

泄泻

115. 四神丸——五更泄泻。

116. 葛根芩连汤——太阳阳明泄泻。

117. 参苓白术散——脾虚泄泻。

118. 痛泻要方——腹痛即泻。

119. 胃苓汤——水样泻。

痢疾

120. 白头翁汤——痢疾。

便秘

121. 麻子仁丸——便秘。

122. 增液承气汤——急性便秘。

123. 润肠丸—— 一般便秘。

黄疸

124. 甘露消毒丹——咽痛；湿热证。

125. 大柴胡汤——大便秘结，腹痛。

126. 茵陈术附汤——阴黄。

积聚

127. 消瘰丸——瘰疬。

128. 膈下逐瘀汤——胁下部刺痛。

129. 四物汤——血虚。

130. 十全大补汤——气血不足。

131. 活络效灵丹——瘀血，子宫肌瘤。

臌胀

132. 实脾饮——腹胀水肿。

133. 中满分消汤——湿热内阻，腹胀。

134. 济生肾气丸——腰困，下肢浮肿。

头痛

135. 吴茱萸汤——头痛、胃寒。

136. 川芎茶调散——偏头痛。

137. 羌活胜湿汤——上半身风湿。

138. 镇肝熄风汤——头晕、面赤、高血压。

139. 肾虚头痛方——肾虚头痛。

眩晕

140. 天麻钩藤饮——眩晕。

141. 眩晕方——风痰眩晕。

142. 益气聪明汤——头晕、耳鸣、早晨为甚。

中风

143. 地黄饮子——久病、口眼㖞斜。

144. 熄风通络汤——肢体麻木、脉弦滑。

145. 上中下痛风汤——关节疼痛、咽痛、脉弦滑。

瘿病

146. 夏枯生脉汤——甲亢。

疟疾

147. 达原饮——感冒、发热、寒热往来。

148. 白虎加桂枝汤——热痹。

149. 柴胡桂枝干姜汤——口干、口渴、糖尿病。

150. 疏风清热汤——急性扁桃体炎。

水肿

151. 麻黄连翘赤小豆汤——风寒在表的黄疸、荨麻疹。

152. 大橘皮汤——水肿泻泄。

153. 芪脉地黄汤——气阴两虚、腰痛、蛋白尿、血尿。

淋证

154. 八正散——泌尿系统感染（尿急、尿频、尿热、尿痛）。

155. 理气通淋汤——小便不利、腹胀。

156. 萆薢分清饮——尿浊。

157. 无比山药丸——劳淋。

158. 清心莲子饮——尿崩症。

关格

159. 滋肾通关丸——老年人癃闭。

遗精

160. 加味三才封髓丹——遗精。

161. 金锁固精丸——遗精、带下。

血证

162. 玉女煎——阴虚胃火牙痛。

163. 清胃散——胃火牙痛。

164. 泻白散——肺热咳嗽。

165. 止衄汤——鼻衄。

166. 骨碎元活汤——眼底出血。

消渴

167. 消渴灵验方——糖尿病。

汗证

168. 当归六黄汤——阴虚盗汗。

169. 玉屏风散——表虚自汗。

170. 当归补血汤——血虚。

171. 十四味建中汤——胃脘疼痛、腹部悸动。

172. 防己黄芪汤——下肢浮肿、以足部为甚。

173. 桂枝芍药知母汤——手关节灼热肿大，类风湿关节炎。

174. 独活寄生汤——气血俱虚，腰痛膝关节疼痛。

175. 大秦艽汤——上半身疼痛。

痹证

176. 宣痹汤——湿热痹证。

177. 芪脉三妙汤——头晕乏力、心悸、下肢关节疼痛。

178. 强直经验方——阳虚所致的强直性脊柱炎。

179. 葛根汤——颈肩疼痛。

痿病

180. 二三四妙散——湿热所致病证。

181. 理筋汤——关节屈伸不利。

182. 曲直汤——筋脉拘挛不能屈伸。

183. 振痿汤——肌肉萎缩。

184. 杏仁薏苡汤——下肢肌肉萎缩。

颤震

185. 龟鹿二仙丹——面色㿠白、疲乏无力、五心烦热。

腰痛

186. 肾着汤——寒湿腰痛。

187. 身痛逐瘀汤——夜间身疼痛。

188. 逍遥狗脊汤——腰困、背困。

第二部分 医案思辨临证秘笈

第一节 感 冒

一、太少并病案

【案例】闫某，男，16岁，2011年1月8日就诊。

2天来胸痛，跑步后加重，汗多，恶寒，食欲尚可，舌苔白，脉弦紧。辨证为太少并病，治以和解太少。方拟柴胡桂枝汤。

【处方】柴胡10g　半夏10g　党参10g　甘草6g　黄芩10g　生姜3片　大枣5个　桂枝10g　白芍10g

【煎服方法】6剂水煎服，先将大枣掰开，与诸药同置凉水中30分钟，水煎2次，每次40分钟，混合，分温2次饭后服，每日1剂。

【治疗结果】服用6剂后痊愈。

【辨证思路】胸痛2天，跑步后加重乃少阳枢机不利，汗多，恶寒乃营卫不和，舌苔白，脉弦紧，综合脉证正如《伤寒论》146条所云"伤寒六七日，发热，微恶寒，支节烦疼，微呕，心下支结，外证未去者，柴胡桂枝汤主之"，治以柴胡桂枝汤。

二、二阳并病案

【案例】李某，女，30岁，2011年10月16日就诊。

数月易于感冒，口淡乏味，晨起、晚上口苦，月经量少，背困，遇风时头痛，四肢无力，胃脘痞满，恶寒，舌苔白，脉浮紧。此乃二阳并病，当治以双解。方拟柴胡桂枝汤。

【处方】柴胡10g　半夏10g　党参10g　甘草6g　黄芩10g　生姜3片　大枣5个　桂枝10g　白芍10g

【煎服方法】6剂水煎服，先将大枣掰开，与诸药同置凉水中30分钟，水煎2次，每次40分钟，混合，分温2次饭后服，每日1剂。

【治疗结果】诸症较前好转，因效不更方，故继续服药20余剂而未再复发。

【辨证思路】易于感冒数月，首先思之清暑益气汤，口淡乏味，晨起口苦乃肝郁化火，胆汁外溢，月经量少，肝血不足，背困，遇风时头痛，此营卫不和，恶寒，胃脘痞满，脉浮紧，正如《伤寒论》146条所云"伤寒六七日，发热，微恶寒，支节烦疼，微呕，心下支结，外证未去者，柴胡桂枝汤主之"，此属太少并病，当治以双解。

三、肝郁血虚，卫外失职案

【案例】张某，女，24岁，学生，2011年6月12日就诊。

数年来月经失调，有时提前七八天，有时错后五六天。近三年来，每至经期则鼻塞流涕，喷嚏头痛，全身酸痛，前医予玉屏风散、补中益气、桂枝汤等不效，时见口鼻干燥，而数服牛黄解毒丸、上清丸等苦寒泻火，非但口鼻干燥不减，感冒亦日渐加剧，并见胸胁苦满，心烦心悸，手心烦热，舌苔薄白，脉弦细数。此辨证为肝郁血虚，卫外失职，治以疏肝养血，顾护卫气。方拟丹栀逍遥散。

【处方】当归 10g　白芍 10g　柴胡 10g　茯苓 10g　白术 10g　甘草 6g　生姜 10g　薄荷 6g　丹皮 10g　栀子 10g

【煎服方法】4 剂水煎服，诸药同置凉水中 30 分钟，水煎 2 次，每次 40 分钟，混合，分温 2 次饭后服，每日 1 剂。

【治疗结果】复诊时，告之服药 4 剂，感冒即愈，余思绪良久，此患者每至月经期间反复感冒，乃嘱咐其以后每至经前服药 4 剂，而后调理 3 月自愈。

【辨证思路】患者胸胁苦满乃属肝胆经气滞不通，郁而化火，火伤阴血，血虚不能养心，故见心烦心悸，手心烦热；舌苔薄白，脉弦细数，弦者肝脉也，细者血虚也，数者有热也，综合脉证此乃肝郁血虚之候；而又是经常经期感冒，反复发作，《素问·灵兰秘典论》云："肝者，将军之官，谋略出焉。"说明肝脏具有很好的护卫肌表、抵御外邪的作用，经期体质虚弱，肝脏护卫肌表功能被抑制，故容易受到外邪的侵袭。思之，此属于肝郁血虚、卫外失职之候，治以疏肝养血，固护肌表。

第二节　发　热

一、少阳发热案

【案例】耿某，女，68 岁，2012 年 12 月 11 日就诊。

1 个月来自感发热，发热时心烦，心悸，恶心，呈阵发性，食欲不振，表情默默不欲言语，口干，口苦，咽干，颜面浮肿，大便干，舌苔白，脉沉弦。辨证为少阳枢机不利，治以调理少阳气机。方拟小柴胡汤。

【处方】柴胡 10g　党参 10g　半夏 10g　甘草 6g　黄芩 10g　生姜 3 片　大枣 5 枚

【煎服方法】3 剂水煎服，先将大枣掰开，与诸药同置凉水中 30 分钟，水煎 2 次，每次 40 分钟，混合，分温 2 次饭后服，每日 1 剂。

【治疗结果】3 剂服尽诸症大减，效不更方，继服前后共进 12 剂，愈。

【辨证思路】发热时心烦，恶心，呈阵发性，首先想到了《伤寒论》379 条所云："呕而发热者，小柴胡汤主之"，因询其证，患者口干，口苦，咽干，默默不欲饮食等证，此属肝经郁火，符合小柴胡汤指征。又询其大便干，切得脉沉弦，观舌苔白，此正如《伤寒论》230 条所云"阳明病，胁下硬满，不大便而呕，舌上白苔者，可与小柴胡汤，上焦得通，津液得下，胃气因和，身濈然汗出而解"。

二、痰热互结案

【案例】刘某，女，76 岁，2013 年 5 月 12 日就诊。

20 多天来发热，体温 37.4～38℃，在山西西医院予以消炎退热等对症治疗半月而不见好转，就诊时，患者食欲不振，疲乏无力，大便干，2～3 天一次，舌苔白，脉沉弦滑。辨证为少阳枢机不利，痰热互结，治以调理少阳，祛痰泻热。方拟高烧灵验方。

【处方】柴胡20g　黄芩10g　瓜蒌60g

【煎服方法】3剂水煎服，与诸药同置凉水中30分钟，水煎2次，每次40分钟，混合，分温2次饭后服，每日1剂。

【治疗结果】服药1剂后，大便两次，体温下降，3剂后，体温正常，食欲略增，大便一日一次，效不更方，继服上方6剂，诸症消失而愈。

【辨证思路】发热有外感与内伤之别，外感者多起病急，病程短，热势高，且经西医对症治疗可以好转，为何经西医治疗而不效呢？故思之内伤发热，食欲不振，首先思之伤寒少阳证，根据《伤寒论》第179条予以小柴胡汤，但大便干，2～3天一次，阳明热盛伤津，予白虎汤，后又思之《伤寒论》第230条"阳明病，胁下硬满，不大便而呕，舌上白苔者，可与小柴胡汤"，证亦符合小柴胡汤，细诊其脉，沉弦滑，沉弦者肝脉也，滑者主痰主热，此痰热郁结也，又根据《伤寒论》101条"伤寒中风，有柴胡证，但见一证便足，不必悉具……"之意，综而诊为少阳枢机不利，痰热互结，乃以加减小柴胡汤而成，验方高烧灵验方。

三、邪热留扰胸膈案

【案例】侯某，女，70岁，2013年5月17日就诊。

半月来胸满，胸闷，心烦，自感背部发热，胃脘痞满，食欲不振，大便干，数日一行，舌苔白，脉弦紧数。此为邪热留扰胸膈，治以宽胸开结，泻热。方拟栀子豉汤合栀子厚朴汤加减。

【处方】栀子10g　豆豉10g　厚朴10g

【煎服方法】3剂水煎服，诸药同置凉水中30分钟，水煎2次，每次40分钟，混合，分温2次饭后服，每日1剂。

【治疗结果】服药3剂后，心烦明显较前好转，大便通畅，效不更方，继服上方6剂。

【辨证思路】胸满、胸闷、心烦，首先思之，心烦者，有虚实之别，自感背部发热，《伤寒论》第76条"发汗后，水药不得入口，为逆；若更发汗，必吐下不止。发汗吐下后，虚烦不得眠，若剧者，必反复颠倒，心中懊侬，栀子豉汤主之；若少气者，栀子甘草豉汤主之；若呕者，栀子生姜豉汤主之"，第77条"发汗，若下之，而烦热，胸中窒者，栀子豉汤主之"，第78条"伤寒五六日，大下之后，身热不去，心中结痛者，未欲解也，栀子豉汤主之"，第79条"伤寒下后，心烦腹满，卧起不安者，栀子厚朴汤主之"。又胃脘痞满，食欲不振，大便干，此与《伤寒论》条文相吻合，故综合脉证，诊为邪热留扰胸膈证，拟以栀子豉汤合栀子厚朴汤加减。

四、阳明热盛，气津两伤案

【案例】石某，女，74岁，2012年10月2日就诊。

1个月来发热，体温37.5～38.3℃，在某西医院予以退热，消炎治疗而不见好转，就诊时，患者口干，咽干，疲乏无力，下肢憋胀，口臭，舌苔黄白燥，脉弦大数。诊为阳明热盛，气津两伤，治以清泻阳明，益气生津，予白虎加人参汤。

【处方】生石膏15g　知母10g　甘草6g　粳米10g　人参10g

【煎服方法】4剂水煎服，诸药同置凉水中30分钟，水煎2次，每次40分钟，混合，分温2次饭后服，每日1剂。

【治疗结果】服药1剂后体温下降，3剂后体温正常，疲乏无力稍减，遵循效不更方之理，继服上方3剂，诸证消失而愈。

【辨证思路】发热，有外感与内伤之别，外感者为何西医久治而不效呢？故考虑此为内伤发热，口干咽干乃阴津不足，疲乏无力属气虚，竹叶石膏汤证，口臭，舌苔黄白燥，思之《伤寒论》第 222 条"若泻欲饮水，口干舌燥者，白虎加人参汤主之"，白虎加人参汤证，脉弦大数，此正吻合于《伤寒论》第 186 条"伤寒三日，阳明脉大"，故诊为阳明热盛，气津两伤，治以清泻阳明，益气生津，白虎加人参汤。

五、热入血室证案

【案例】胡某，女，23 岁，2012 年 4 月 29 日就诊。

2 个月来腰痛发热，体温 37.3～38.7℃，经某西医院检查 HLA-B27（+），诊断为强直性脊柱炎，予以激素、消炎等对症治疗 1 个月而不见好转。就诊时症见发热，38.2℃，口干，腰痛，疲乏无力，自述每次月经来潮时，体温下降趋于正常，经后体温又升高，食欲不振，大便干，舌苔白，脉弦滑数。诊为热入血室证，拟以加减小柴胡汤。

【处方】柴胡 20g　党参 10g　半夏 10g　黄芩 10g　甘草 6g　生姜 3 片　大枣 5 枚　瓜蒌 60g

【煎服方法】4 剂水煎服，先将大枣掰开，与诸药同置凉水中 30 分钟，水煎 2 次，每次 40 分钟，混合，分温 2 次饭后服，每日 1 剂。

【治疗结果】服药 1 剂后，体温降至 37.4℃，大便两次，服药 3 剂后，体温正常，疲乏无力减轻，效不更方，继服上方 3 剂，体温未再升高，食欲亦增加。

【辨证思路】发热首先思之发热者有外感、内伤、半表半里的区别，发热已 2 个月，且对症治疗而又不见好转，可见此并非外感，其热势又较高，疲乏无力，每次月经来潮时体温下降，经后体温又升高，思之《金匮要略·妇人杂病脉证并治》"妇人中风七八日，续来寒热，发作有时，经水适断，此为热入血室。其血必结，故使如疟状，发作有时，小柴胡汤主之"，"妇人伤寒发热，经水适来，昼日明了，暮则谵语，如见鬼状者，此为热入血室。治之无犯胃气及上二焦，必自愈"，《金匮要略·妇人杂病脉证并治》之热入血室证，正好吻合，故综合脉证，诊为热入血室证，拟以加减小柴胡汤。

六、气血俱虚案

【案例】张某，女，40 岁，2012 年 6 月 26 日就诊。

2 年来身热，手足心热，自服六味地黄丸、知柏地黄丸数十盒，疗效不佳，后又予中药，清热养阴，甘温除热，数十剂，亦不见好，就诊时症见身热，但测体温不高，手足心热，尤以夏季为甚，疲乏无力，心烦，失眠，咽干，月经量少，两三月一行，食欲不振，舌苔白，脉弦细。

【处方】当归 10g　黄芪 15g　桂枝 10g　白芍 20g　甘草 6g　生姜 3 片　大枣 5 枚　阿胶（烊化）10g　生地 10g　红糖（冲）30g　丹皮 10g　麦冬 10g

【煎服方法】6 剂水煎服，先将大枣掰开，与诸药同置凉水中 30 分钟，水煎 2 次，每次 40 分钟，混合，分温 2 次饭后服，每日 1 剂。

【治疗结果】服药 6 剂，身热，手足心热较前好转，心烦、失眠减轻，因效不更方原则，继服此方 20 剂，诸证消失而愈。

【辨证思路】身热，手足心热，首先思之为内伤发热，阴虚火旺。方剂应该想到知柏地黄丸、滋水清肝饮、丹栀逍遥散、黑逍遥散、归芪丹麦汤，而知柏地黄丸，用后疗效欠佳，又有心烦、失眠、咽干、疲乏无力，则考虑滋水清肝饮、黄连阿胶汤、归芪丹麦汤、十四味温胆汤，而后有月经量少，且两三月一行，属气血两虚，则考虑当归补血汤、黄连阿胶汤、归芪丹麦汤，食欲不振，属脾虚，脾虚不能运化水谷，水谷不生则气血生化无源，应当在补气养血的基础上，注重脾胃，考虑用归芪丹麦汤。根据《金匮要略》所述"虚劳里急，悸，衄，腹中痛，梦失精，四肢酸疼，手足烦热，咽干口燥，小建中汤主之"，"虚劳里急，诸不足，黄芪建中汤主之"，综合脉证，诊为虚劳内伤发热，治以归芪丹麦汤。

第三节　咳　　嗽

一、肺气不宣，寒饮阻肺案

【案例】黎某，女，30 岁，2014 年 5 月 24 日就诊。

1 个多月来咳嗽胸满，诊为肺炎，始用抗生素等治疗无效。后又配合辛凉解表，清热解毒，宣肺止咳之中药治疗 20 多天仍无效果，细审其证，除咳嗽，胸满胸痛，疲乏无力，口鼻发干而不渴外，并见体温 37.7℃，舌苔薄白，脉沉缓稍弦。辨证为肺气不宣，寒饮阻肺，治以辛润化痰，理气止咳。方拟参苏饮加减。

【处方】紫苏 10g　陈皮 10g　枳壳 10g　前胡 10g　半夏 10g　葛根 15g　木香 10g　甘草 6g　桔梗 10g　茯苓 10g　紫菀 10g　党参 10g

【煎服方法】2 剂水煎服，与诸药同置凉水中 30 分钟，水煎 2 次，每次 40 分钟，混合，分温 2 次饭后服，每日 1 剂。

【治疗结果】服药 2 剂，咳嗽即减，舌苔薄白，脉沉缓。继服 10 剂，诸证消失。X 线拍片复查，心肺膈正常。

【辨证思路】"肺主气司呼吸"，肺部的气机不利则出现咳嗽。

二、水饮内停，寒湿不化案

【案例】刘某，女，54 岁，2012 年 12 月 21 日就诊。

3 年来素有咳喘病史，近 1 个月来加重，咳嗽，气短，咳吐白痰，平卧时加重，胃脘痞满，食欲尚可，二便正常，舌苔白腻，脉弦紧。诊为水饮内停，寒湿不化，治以温化水饮，祛寒除湿，方拟小青龙汤。

【处方】麻黄 3g　桂枝 3g　干姜 3g　白芍 3g　甘草 3g　细辛 1.5g　半夏 3g　五味子 3g

【煎服方法】3 剂水煎服，诸药同置凉水中 30 分钟，水煎 2 次，每次 40 分钟，混合，分温 2 次饭后服，每日 1 剂。

【治疗结果】服药 3 剂后，咳嗽减轻，咳痰减少，胃脘痞满好转，继以上方 6 剂，诸证消失。

【辨证思路】咳嗽吐白痰，首先考虑寒邪所致，平卧时加重乃水饮内停，胃脘痞满属水饮阻滞，根据《伤寒论》第 40 条"伤寒表不解，心下有水气，干呕，发热而咳，或渴，或利，或噎，或小便不利，少腹满，或喘者，小青龙汤主之"，综合脉证，诊为水饮内停，寒湿不化，治以温化水饮，祛寒除湿，予小青龙汤。

三、心肺不足，三焦气滞，郁而化火案

【案例】郑某，女，30 岁，2013 年 11 月 22 日就诊。

产后两个月来咳嗽遗尿，久用中、西药物治疗无效，具体用药不详。现症见言语无力，心悸气短，胸满心烦，口干，望其面色㿠白，舌苔白，切其脉，虚而弦滑。辨证为心肺不足，三焦气

滞，郁而化火，治以补益心肺，泻火解郁。方拟咳嗽遗尿方。

【处方】柴胡 9g 当归 9g 白芍 9g 麦冬 9g 党参 9g 五味子 9g 半夏 9g 陈皮 9g 青皮 9g 紫菀 9g 黄芩 9g

【煎服方法】2 剂水煎服，诸药同置凉水中 30 分钟，水煎 2 次，每次 40 分钟，混合，分温 2 次饭后服，每日 1 剂。

【治疗结果】服药 2 剂症状好转，继服 10 剂而愈。

【辨证思路】"咳而遗尿"，多属于心肺不足，上方补益心肺，故而疗效确切。

四、肾气不足，固摄失职案

【案例】刘某，男，64 岁，2013 年 11 月 20 日就诊。

数月来咳而遗尿，屡用补肺益气、梳理气机之法治之无效。症见腰酸背困，小腹憋胀，排尿不畅，时而尿热尿痛，望其面色微黑，舌苔薄白，脉弦涩不调，尺脉较寸脉大。此辨证为肾气不足，固摄失职，治以培补肾气，固涩缩尿。方拟八味地黄丸加减。

【处方】附子 10g 肉桂 10g 熟地 10g 山药 10g 五味子 10g 丹皮 10g 茯苓 10g 泽泻 10g 车前子（布包）10g 怀牛膝 15g

【煎服方法】2 剂水煎服，诸药同置凉水中 30 分钟，水煎 2 次，每次 40 分钟，混合，分温 2 次饭后服，每日 1 剂。

【治疗结果】服药 2 剂，药后效果好转，遵循效不更方之法，继服 20 剂而愈。

【辨证思路】"肾司二便"，肾虚则不能固摄津液，从而导致小便不固摄。

第四节 喘 证

一、营卫不和，外受风寒，肺失宣降案

【案例】王某，女，64 岁，2013 年 4 月 21 日就诊。

3 年来咳喘反复发作，时好时坏，经治疗后好转，2 天前因洗澡受凉后，出现发热恶寒，咳嗽气短，汗出，舌苔白，脉浮缓。综合脉证，诊为营卫不和，肺失宣降，予桂枝加厚朴杏子汤。

【处方】桂枝 10g 白芍 10g 甘草 6g 生姜 3 片 大枣 12 枚 杏仁 10g 厚朴 10g

【煎服方法】3 剂水煎服，先将大枣掰开，与诸药同置凉水中 30 分钟，水煎 2 次，每次 40 分钟，混合，分温 2 次饭后服，每日 1 剂。

【治疗结果】服药 3 剂后，发热恶寒，汗出好转，咳喘减轻，宗效不更方，继服上方 6 剂，诸症消失而愈。

【辨证思路】素有咳喘，加之洗澡受凉，感受风寒之邪而诱发，首先思之《伤寒论》第 18 条所述"喘家作，桂枝汤加厚朴杏子佳"，又兼有发热恶寒汗出，根据《伤寒论》第 43 条"太阳病，下之微喘者，表未解故也，桂枝加厚朴杏子汤主之"，综合脉证，诊为营卫不和，肺失宣降，予以桂枝加厚朴杏子汤。

【注意】服本方后要饮热稀饭或开水一碗，盖被发汗以助药力，否则难以奏效。

二、痰湿中阻，轮轴失转案

【案例】李某，男，49 岁，2014 年 2 月 13 日就诊。

3 个多月来喘咳不止，食后加重，频用中、西药物而不效。细察其症，虽喘而不能平卧，但喘声不剧，兼有腹满腹胀，纳食不馨等。望其舌苔白腻，切其脉弦紧，此辨证为痰湿中阻，轮轴失转，当治以祛痰湿，健脾胃，恢复轮轴斡旋之机。方拟平陈汤加减。

【处方】半夏 10g　陈皮 10g　苏叶 6g　杏仁 10g　厚朴 10g　茯苓 10g　神曲 10g

【煎服方法】2 剂水煎服，诸药同置凉水中 30 分钟，水煎 2 次，每次 40 分钟，混合，分温 2 次饭后服，每日 1 剂。

【治疗结果】服药 2 剂后，咳喘稍减，舌苔薄白而微腻，脉弦紧。继进 20 剂喘咳渐平。

【辨证思路】"肺为贮痰之器""脾为生痰之源"，健脾胃，理肺气，具有较好的疗效。

三、痰浊壅盛，气逆作喘案

【案例】耿某，男，55 岁，2013 年 12 月 28 日就诊。

两个多月来喘咳不止，住院治疗一个多月无效，又转请中医，予定喘汤加地龙、小青龙汤、射干麻黄汤等加减仍无功。现症见喘咳不能平卧，痰涎壅盛，咽喉不利，头汗较多。舌苔白，切诊脉滑，寸盛尺弱。此辨证为痰浊壅盛，气逆作喘，治以化痰祛浊，降气平喘，方拟苏子降气汤加麻黄。

【处方】苏子 10g　半夏 10g　当归 10g　前胡 10g　肉桂 10g　厚朴 10g　甘草 6g　干姜 3g　麻黄 6g

【煎服方法】2 剂水煎服，诸药同置凉水中 30 分钟，水煎 2 次，每次 40 分钟，混合，分温 2 次饭后服，每日 1 剂。

【辨证思路】方中以苏子降气汤降气化痰，纳气归肾，因麻黄为喘家圣药，故加麻黄以宣肺定喘，以助苏子降气汤之功。

【复诊】服药 2 剂后未见寸效，因思：本证属苏子降气汤证无疑，用之固当有效，但却无效，关键在于妄加麻黄一味。麻黄虽为喘家圣药，但其性宣散升浮。本病痰浊壅盛，气逆作喘，非降气化痰，纳气归肾不能解，若再加入麻黄之升散，必使病势上冲，而喘咳加剧，舌苔白，切诊脉滑，寸盛尺弱。因此去麻黄，仅服 2 剂咳喘即减，继服 10 剂而暂时缓解。由此可知，古人之成方，不可妄为加减，即对症，当放胆用之，若要加减亦当先明其阴阳寒热、升降浮沉之理，方可不误古人立方之意。

四、心肺俱虚，痰饮内聚，肝木失达，木火凌金案

【案例】张某，女，51 岁，2014 年 3 月 21 日就诊。

数十年来哮喘反复发作，8 个月前咳喘又作，在某院住院治疗半年无效，出院后，配合中药治疗，服药百剂仍无效。细审其证，喘而短气，频频咳嗽，头晕目眩，心烦心悸，胸胁窜痛，经期尤甚，夜间口干口苦纳呆，再询其病之始，月经期间生气后加重，舌苔白，边有瘀斑、脉虚弦滑。综合脉证，此辨证为心肺俱虚，痰饮内聚，肝木失达，木火凌金，治以益气养阴，疏肝化痰。方拟咳嗽遗尿方加减。

【处方】柴胡 10g　当归 10g　白芍 10g　半夏 10g　陈皮 10g　青皮 10g　紫菀 10g　麦冬 10g　党参 10g　五味子 10g　黄芩 10g　款冬花 10g

【煎服方法】3 剂水煎服，诸药同置凉水中 30 分钟，水煎 2 次，每次 40 分钟，混合，分温 2 次饭后服，每日 1 剂。

【治疗结果】药进 3 剂，喘咳减轻，舌苔白，脉虚弦滑。继进 40 剂而喘平。

【辨证思路】"肺主气司呼吸"，补益心肺，对于喘证具有好的疗效。

五、气阴俱虚，痰郁气滞，寒热夹杂案

【案例】徐某，女，78 岁，2014 年 3 月 10 日就诊。

19 年来患有慢性气管炎，1 年前气胸手术后，经常出现气短，近两个月来咳嗽气喘更加严重，住院两个多月，中、西药物频频用之，不但无效，反而加重，纳呆神疲，时见神志蒙眬，呼之迟迟始应，心悸怔忡，自汗盗汗，舌质紫暗，光剥无苔，脉虚大而数。此辨证为气阴俱虚，痰郁气滞，寒热夹杂，治法当以益气养阴，化痰理气，调和寒热。方拟黄芪鳖甲散加减。

【处方】黄芪 15g　人参 10g　地骨皮 10g　紫菀 10g　茯苓 10g　柴胡 10g　半夏 10g　知母 10g　生地 10g　白芍 10g　麦冬 10g　肉桂 10g　甘草 6g

【煎服方法】1 剂水煎服，诸药同置凉水中 30 分钟，水煎 2 次，每次 40 分钟，混合，分温 2 次饭后服，每日 1 剂。

【治疗结果】服药 1 剂后，喘咳即减，精神好转，舌质红少苔，脉虚数。继服 10 剂，喘咳大减。

【辨证思路】"肾主纳气"，肾虚不能纳气致喘。

第五节　汗　　证

一、肝木失达，三焦运化失职案

【案例】常某，女，48 岁，2012 年 5 月 23 日就诊。

4 个多月来汗出，劳累时加重，汗出恶风，全身浮肿，眼憋胀，紧张时汗出，全身憋胀，易惊易恐，心中悸动，大便干，口干，舌苔白，舌质红，脉弦紧。综合脉证，辨证为肝木失达，三焦运化失职，治以疏肝理气，调理三焦。方拟柴胡加龙骨牡蛎汤加减。

【处方】柴胡 10g　龙骨 15g　牡蛎 15g　党参 10g　半夏 10g　甘草 6g　黄芩 10g　生姜 3 片　大枣 5 个　桂枝 10g　茯苓 15g　熟军 3g

【煎服方法】6 剂水煎服，先将大枣掰开，与诸药同置凉水中 30 分钟，水煎 2 次，每次 40 分钟，混合，分温 2 次饭后服，每日 1 剂。

【治疗结果】服药 6 剂后，汗出减轻，易惊易恐消失，心中悸动也大减，根据效不更方之旨，继服 12 剂而愈。

【辨证思路】汗出 4 个多月，首先思之清暑益气汤，晨起为甚，乃清阳不能上升，劳累时加重，属气虚不能敛汗，汗出恶风乃营卫不和，如张仲景《伤寒论》13 条所云"太阳病，头痛，汗出，恶风，桂枝汤主之"，而全身憋胀，紧张时汗出，心慌，思之乃柴胡加龙骨牡蛎汤证，正如《伤寒论》108 条云"伤寒八九日，下之，胸满烦惊，小便不利，谵语一身尽重，不可转侧者，柴胡加龙骨牡蛎汤主之"，易恐易惊，脉弦紧，应予柴胡加龙骨牡蛎汤。

二、痰火郁结案

【案例】靳某，女，49 岁，2014 年 5 月 14 日就诊。

5 年来阵发性汗出。医诊为自发性多汗症。先予西药治疗 2 年多不效。细询其证，汗出多发生在白天，每次发病，先感到腹部有股热气上冲，冲至胸、头则感全身烦热，继而全身大汗，1～

2 秒即烦热消失，汗出亦止，且时时头晕头痛，胸满心烦，舌苔白，脉弦而滑。综合脉证，应当辨证为肝气不舒，痰火郁结，治以疏肝泻火，化痰解郁。方拟逍遥散加减。

【处方】柴胡 6g　当归 9g　白芍 15g　白术 9g　茯苓 9g　甘草 6g　薄荷 4g　栀子 10g　生姜 3 片　龙胆草 10g　元参 15g　丹皮 9g　黄芩 9g　瓜蒌 15g　丝瓜络 9g

【煎服方法】4 剂水煎服，诸药同置凉水中 30 分钟，水煎 2 次，每次 40 分钟，混合，分温 2 次饭后服，每日 1 剂。

【治疗结果】服药 4 剂，汗出减少，舌苔白，脉弦而滑。遵循效不更方原则，继服 6 剂，汗出消失，他证亦减七八。

【辨证思路】痰火内盛，火邪迫津液外泄，从而汗多。

三、气血阴阳两虚案

【案例】陈某，女，39 岁，2012 年 6 月 30 日就诊。

1 个月来夜间烦热汗出，疲乏无力，下肢发凉，自感穿拖鞋时，有一股冷气自足底冲向头部，足跟发凉，眼涩，食欲尚可，二便正常，舌苔白，脉弦细。综合脉证诊为气血阴阳两虚，拟以归芪建中汤加减。

【处方】当归 10g　黄芪 15g　桂枝 10g　白芍 20g　甘草 6g　生姜 3 片　大枣 5 枚　阿胶^(烊化) 10g　生地 10g　红糖^(冲服) 30g　丹皮 10g　麦冬 10g

【煎服方法】3 剂水煎服，先将大枣掰开，与诸药同置凉水中 30 分钟，水煎 2 次，每次 40 分钟，混合，分温 2 次饭后服，每日 1 剂。

【治疗结果】服药 3 剂后，夜间烦热汗出好转，服药 6 剂后，夜间烦热未作，疲乏无力好转，下肢发凉减轻，服药 10 剂后，诸症均已消失。

【辨证思路】夜间烦热汗出，首先思之阴虚火旺，知柏地黄汤、丹栀逍遥散，疲乏无力属气虚，又思之奔豚生脉散，但其下肢发凉，又如何解释？下肢发凉乃阳气不足，失于温煦，眼涩属血虚，失于濡养，根据《金匮要略·血痹虚劳病脉证并治》所述"虚劳里急，悸，衄；腹中痛……手足烦热，咽干口燥，小建中汤主之""虚劳里急，诸不足，黄芪建中汤主之"，综合脉证诊为气血阴阳两虚虚劳证，拟归芪建中汤加减。

第六节　头　　痛

一、风寒外感案

【案例】王某，男，30 岁，2014 年 5 月 15 日就诊。

3 个多月来头痛不止。某医院诊为血管性头痛。先以西药治疗 1 个多月不效，继又以中药清热泻火，活血通络，滋阴平肝等剂，并配合针灸治疗 2 个月，仍不效，审其发病之始于冬季装卸货物汗出之后。头痛，舌苔白，脉浮弦紧，左脉大于右脉。辨证为风寒外感，治以疏风散寒，方拟川芎茶调散加减。

【处方】蝉蜕 10g　僵蚕 10g　川芎 10g　荆芥 10g　防风 10g　细辛 4g　白芷 10g　薄荷 1g　甘草 6g　羌活 10g

【煎服方法】2 剂水煎服，诸药同置凉水中 30 分钟，水煎 2 次，每次 40 分钟，混合，分温 2 次饭后服，每日 1 剂。

【治疗结果】服药 2 剂，头痛减半，舌苔白，脉弦紧。继服 4 剂，头痛尽失。

【辨证思路】风寒外客，经络不通，不通则痛。

二、痰饮蕴伏，肝木失达案

【案例】张某，男，40 岁，2014 年 5 月 13 日就诊。

5 年多来头晕头痛，时轻时重。医诊为血管性头痛。先以西药治疗 2 年多不效，后以中药平肝泻火，滋阴平肝，疏风散寒不效，审其头痛之状，均呈阵发性，每次发病之前，先发现昼夜不能入睡 3～5 天，接着突然感到头胀头痛，进而剧烈发作，头痛如裂，恶心呕吐，心烦意乱，时时烦热向上冲逆，胃脘悸动不已。舌苔白，脉弦紧而数。综合脉证，辨证为痰饮蕴伏，肝木失达，治以化饮理肝。方拟柴胡加龙骨牡蛎汤加减。

【处方】柴胡 10g　半夏 10g　黄芩 10g　党参 10g　甘草 6g　生姜 3 片　大枣 5 个　桂枝 10g　茯苓 15g　熟军 4g　龙骨 15g　牡蛎 15g

【煎服方法】3 剂水煎服，先将大枣掰开，与诸药同置凉水中 30 分钟，水煎 2 次，每次 40 分钟，混合，分温 2 次饭后服，每日 1 剂。

【治疗结果】服药 3 剂，头痛顿止，舌苔白，脉弦紧。继服 7 剂，他证未作。其后又服 30 剂，停药观察半年，愈。

【辨证思路】痰湿蒙蔽清窍，清阳不升。

三、气滞血瘀案

【案例】郜某，女，44 岁，2014 年 5 月 16 日就诊。

3 个多月前，因头部被木棒击伤后，头痛头晕，心烦失眠。医诊为外伤性头痛。先用西药治疗 1 个多月不效，继用中药活血化瘀之剂治疗近 2 个月仍无功。细审其证，头痛头晕，心烦失眠。舌苔薄白，脉沉弦而涩。细观其脉症，辨证为气滞血瘀。治以理气活血。方拟复元活血汤加减。

【处方】柴胡 15g　赤芍 10g　枳实 10g　炮甲珠 10g　桃仁 10g　红花 10g　熟军 10g　甘草 10g

【煎服方法】3 剂水煎服，诸药同置凉水中 30 分钟，水煎 2 次，每次 40 分钟，混合，分温 2 次饭后服，每日 1 剂。

【治疗结果】服药 3 剂，头痛稍减，舌苔薄白，脉沉弦而涩。继服 15 剂，头痛消失，愈。

【辨证思路】气滞血瘀，脑部血脉不通，不通则痛。

四、气阴两虚，脾湿不化，食滞中焦，肝木失达案

【案例】柳某，男，64 岁，2014 年 5 月 11 日就诊。

30 多年来持续性头痛，时轻时重。医诊血管神经性头痛。细审诸证，除头痛外，并见胃脘满胀，隐隐作痛，不断嗳气，按压之则痛胀更甚，头痛头胀，口苦口干，疲乏思睡，阳痿，腰困腰酸，目视昏花。舌苔白，脉沉弦缓。细观其脉症，思之，当辨证为气阴两虚为本，脾湿不化，食滞中焦，肝木失达为标。治以补气养阴治其本，燥湿健脾，理气活血，消积导滞治其标。方拟加味一贯煎。

【处方】党参 30g　麦冬 10g　生地 30g　苍术 10g　白术 10g　柴胡 10g　三棱 10g　青皮

10g　陈皮 10g　莪术 10g　薄荷 4g　夜交藤 30g　神曲 12g

【煎服方法】6剂水煎服，诸药同置凉水中30分钟，水煎2次，每次40分钟，混合，分温2次饭后服，每日1剂。

【治疗结果】服药6剂，头痛、胸满、脘腹胀满、嗳气均大减，舌苔白，脉沉弦缓。继服12剂，诸证大部消失。

【辨证思路】不荣则痛。

五、气阴两虚案

【案例】郝某，男，43岁，2014年5月12日就诊。

4个多月前，因车祸外伤昏迷经过抢救虽然已恢复，但头晕头痛，失眠健忘，疲乏无力，为此先用西药治疗2个多月不见好转，继又用中药活血逐瘀之剂仍不见效。细察其证，头晕头痛，失眠健忘，疲乏无力，舌苔薄白，脉虚大而弦，综合脉症，辨证为气阴两虚，治以补气养阴。方拟补阴益气煎。

【处方】黄芪 15g　白术 10g　人参 10g　当归 10g　升麻 6g　柴胡 6g　陈皮 6g　甘草 10g　生地 10g　山药 10g　山茱萸 10g　丹皮 10g　茯苓 10g　泽泻 10g

【煎服方法】3剂水煎服，诸药同置凉水中30分钟，水煎2次，每次40分钟，混合，分温2次饭后服，每日1剂。

【治疗结果】服药3剂，头晕头痛，失眠健忘等症好转，舌苔薄白，脉虚大；继服30剂，愈。

【辨证思路】"肾主骨生髓""脑为髓之海"，气阴不足，脑髓失养，不荣则痛。

第七节　眩　　晕

一、痰火郁结案

【案例】郝某，女，55岁，2011年1月9日就诊。

一周来头晕，恶心，以上午为甚，手足憋胀，舌苔白，脉弦滑。此辨证为痰火郁结，治以祛痰泻火。方拟柴芩温胆汤。

【处方】柴胡 10g　黄芩 10g　半夏 10g　陈皮 10g　枳实 10g　竹茹 10g　龙胆草 6g　夜交藤 30g　竹叶 6g　滑石 12g

【煎服方法】7剂水煎服，诸药同置凉水中30分钟，水煎2次，每次40分钟，混合，分温2次饭后服，每日1剂。

【治疗结果】服药7剂后诸症明显好转，遵循效不更方之法，继续服药20余剂而眩晕、恶心减轻，故而继进上方20余剂，而眩晕消失。

【辨证思路】患者一周来头晕，恶心，以上午为甚，首先思之升阳益胃汤，因上午乃清阳升发之时，又因恶心，当思之眩晕方，又手足憋胀，当思之柴胡加龙骨牡蛎汤，但舌苔白，脉弦滑，又心烦，乃痰火郁结，根据"证有定型，脉无定体，以脉为根"的原则，当从脉治，从痰论治，符合"无痰不作眩"的理论，予柴芩温胆汤。

二、三焦运化失职案

【案例】刘某，女，26岁，2012年3月23日就诊。

1 年来头晕，时好时坏，每年大发作一两次，严重时天旋地转，景物颠倒，行动不能直线，下肢拘急不适，夜间转侧不得卧，胸满，气短，恶心，失眠，心烦，舌苔白，脉弦紧。此辨证为三焦运化失职，治以调理三焦气机。方拟柴胡加龙骨牡蛎汤。

【处方】柴胡 10g　龙骨 15g　牡蛎 15g　党参 10g　半夏 10g　甘草 6g　黄芩 10g　生姜 3 片　大枣 5 个　桂枝 10g　茯苓 15g　熟军 3g

【煎服方法】3 剂水煎服，先将大枣掰开，诸药同置凉水中 30 分钟，水煎 2 次，每次 40 分钟，混合，分温 2 次饭后服，每日 1 剂。

【治疗结果】服药 3 剂而诸证大减，继服 40 多剂而诸证消失，而以随访再未复发。

【辨证思路】头晕 1 年，时好时坏，每年大发作一两次，严重时天旋地转，景物颠倒，行动不能直线，首先思之眩晕方，但患者又下肢拘急不适，夜间转侧不得卧，胸满，气短，恶心，失眠，心烦，正如《伤寒论》107 条所云"伤寒八九日，下之，胸满烦惊，小便不利，谵语一身尽重，不可转侧，柴胡加龙骨牡蛎汤主之"，又舌苔白，脉弦紧，综合脉症予以柴胡加龙骨牡蛎汤治之。

三、肝郁气结，寒饮内郁，升降失职案

【案例】贺某，女，56 岁，2014 年 5 月 13 日就诊。

4 年多来头晕耳鸣，医诊为梅尼埃病，先用西药治疗 2 年多，效果不著，继用中药滋阴平肝，养心安神，化痰息风等治疗一年多无明显改善。细审其证，除头晕恶心，耳鸣耳聋阵发性加剧外，并见心烦心悸，胸满纳差，舌苔薄白，脉弦紧。此辨证为肝郁气结，寒饮内郁，升降失职，治以疏肝解郁，化饮散结，升清降浊。方拟柴胡加龙骨牡蛎汤加减。

【处方】柴胡 10g　半夏 10g　人参 10g　黄芩 10g　生姜 3 片　大枣 5 个　桂枝 10g　茯苓 15g　熟军 3g　龙骨 15g　牡蛎 15g　甘草 6g

【煎服方法】3 剂水煎服，先将大枣掰开，诸药同置凉水中 30 分钟，水煎 2 次，每次 40 分钟，混合，分温 2 次饭后服，每日 1 剂。

【治疗结果】服药 3 剂，诸证好转，舌苔薄白，脉弦紧。继服 30 剂，诸证消失，愈。

【辨证思路】《内经》云："清阳出上窍，浊阴出下窍。"寒饮阻滞清阳，清阳不升而出现眩晕。

四、阴虚火旺，虚火上炎案

【案例】张某，男，45 岁，2011 年 1 月 19 日就诊。

2 天来眩晕，眩晕在夜间睡眠时发作，疲乏无力，活动后好转，口腔溃疡，大便干，咽干，舌苔白，脉虚大，尺脉尤甚，右脉大于左脉。综合思之，诊为阴虚火旺，虚火上炎，治以滋阴降火，处予十味地黄汤加减。

【处方】生地 10g　山药 10g　五味子 10g　丹皮 10g　茯苓 10g　泽泻 10g　附子 3g　肉桂 3g　元参 15g　白芍 15g　麦冬 15g

【煎服方法】3 剂水煎服，诸药同置凉水中 30 分钟，水煎 2 次，每次 40 分钟，混合，分温 2 次饭后服，每日 1 剂。

【治疗结果】服药 3 剂而眩晕减轻，口腔溃疡减轻，大便干，咽干好转，宗效不更方之旨，继进 20 余剂，而愈。

【辨证思路】患者眩晕，原因有三：一是"诸风掉眩，皆属于肝"，二是"无痰不作眩"；三是"无虚不作眩"。张景岳又云："眩晕，虚者十居其八九，兼痰、兼火者仅一二耳。"患者眩晕

发生在夜间，夜间属阴，脉虚大，大便干乃阴虚火旺，符合景岳理论，以虚为主，又右脉大于左脉主虚，故诊为阴虚火旺，虚火上炎，治以滋阴降火，处予十味地黄汤加减。

第八节 喉 痹

一、脾虚湿盛，痰气郁结案

【案例】史某，男，65 岁，2011 年 1 月 15 日就诊。

4～6 天来咽喉不利，痰多，胸满，食欲尚可，舌苔白，脉沉弦滑。此辨证为脾虚湿盛，痰气郁结，治以健脾除湿，理气化痰。方拟逍遥六君汤与柴胡桔枳汤交替服用。

【处方】

（1）当归 10g　白芍 10g　柴胡 10g　茯苓 10g　白术 10g　甘草 6g　生姜 3 片　薄荷 3g　党参 10g　陈皮 10g　半夏 10g

（2）柴胡 10g　枳壳 10g　桔梗 10g　白芍 10g　甘草 6g　杏仁 10g　青皮 10g　陈皮 10g　瓜蒌 15g　薄荷 3g　苏叶 10g　黄芩 6g

【煎服方法】各 10 剂水煎服，诸药同置凉水中 30 分钟，水煎 2 次，每次 40 分钟，混合，分温 2 次饭后服，每日 1 剂。

【治疗结果】上两方交替服用 20 余剂而咽喉不利、胸满、痰多好转，故而去柴胡枳桔汤，而以逍遥六君汤疏肝健脾以善后。

【辨证思路】咽喉不利，脉弦滑属痰气郁结。胸满乃气机阻滞，当以柴胡枳桔汤，又根据"脾为生痰之源，肺为贮痰之器"，"肝克脾，木克土"，当以健脾祛痰为主，又脾受肝之约束，故当疏肝，综而观之，应逍遥六君汤与柴胡桔枳汤交替服用。

二、少阴咽痛，寒湿闭郁案

【案例】王某，女，53 岁，2012 年 4 月 28 日就诊。

半月来咽喉疼痛，夜间为甚，自服清热消炎等药而不见好转，就诊时，患者咽喉疼痛，胃脘痞满，舌苔白腻，脉弦紧。综合脉症，诊为寒湿闭郁，治以温化寒湿。方拟半夏散。

【处方】半夏 10g　桂枝 10g　甘草 6g

【煎服方法】3 剂水煎服，诸药同置凉水中 30 分钟，水煎 2 次，每次 40 分钟，混合，分温 2 次饭后服，每日 1 剂。

【治疗结果】服药 3 剂后，咽痛减轻，胃脘痞满好转，舌苔白，脉弦紧，宗效不更方；继服上方 6 剂，诸症消失而愈。

【辨证思路】咽喉疼痛，首先思之银翘散，夜间为甚乃阴虚所致，予猪肤汤，咽痛，胃脘痞满，思之上热下寒，予黄连汤，舌苔白腻，脉弦紧，寒湿内郁，根据《伤寒论》313 条"少阴病，咽中痛，半夏散及汤主之"，综合脉症，诊为少阴咽痛，寒湿闭郁证。

三、气血俱虚为本，气滞血瘀案

【案例】李某，女，60 岁，2013 年 4 月 5 日就诊。

2～3 年来咽喉憋胀，自感头部烦乱，视物蝇蛇飞舞，呵欠时气出不畅，心悸，食欲尚可，二便正常，舌苔白，脉沉。综合脉症，当诊为气血俱虚为本，气滞血瘀为标，治以补气养血治其本，理气活血治其标。方拟参芪丹鸡黄精汤。

【处方】党参 10g　黄芪 30g　丹参 30g　黄精 10g　生地 10g　当归 10g　薄荷 3g　白术 10g　苍术 10g　柴胡 10g　三棱 10g　莪术 10g　夜交藤 30g　青皮 10g　陈皮 10g

【煎服方法】6 剂水煎服，诸药同置凉水中 30 分钟，水煎 2 次，每次 40 分钟，混合，分温 2 次饭后服，每日 1 剂。

【治疗结果】服药 6 剂后，咽喉憋胀减轻，心悸好转，气出较畅，宗效不更方，继服上方 6 剂，诸症消失。

【辨证思路】咽喉憋胀，首先思之气机郁滞，半夏厚朴汤，柴胡疏肝散，头部烦乱乃气郁化火，柴芩温胆汤之证，视物蝇蛇飞舞属肝血亏虚之象，呵欠时气出不畅亦属气机郁滞，心悸属血虚，舌苔白，脉沉，又思之沉主里证，沉亦主气郁，又宗《素问·咳论》"心咳之状，咳则心痛，喉中介介如梗状……"诊为气血俱虚为本，气滞血瘀为标，处以参芪丹鸡黄精汤。

四、气阴两虚，痰热郁阻案

【案例】李某，男，65 岁，2014 年 5 月 5 日就诊。

3 年多来声音嘶哑，咽喉发憋，西医治疗 1 年多，起初曾有好转，但不久又复如初。又请中医以养阴利咽、清热利咽等法配合治疗约有两年，效不明显。近 3 个月来，咽喉部憋闷特别严重，几乎发不出声音，时或咽喉干痛，胸满心烦。咽喉发憋以早晨为甚，上午疲乏无力，下午反而好转，夜间睡醒一觉时口咽干痛尤甚，舌苔白，脉虚大弦滑。此辨证为气阴两虚，痰热郁阻。治以补气养阴，化痰清热，处拟桔己桑浙汤加减。

【处方】桔梗 10g　防己 10g　桑白皮 10g　浙贝母 10g　瓜蒌 15g　甘草 6g　当归 6g　生薏苡仁 15g　黄芪 15g　百合 30g　杏仁 10g　麦冬 10g

【煎服方法】7 剂水煎服，诸药同置凉水中 30 分钟，水煎 2 次，每次 40 分钟，混合，分温 2 次饭后服，每日 2 剂。

【治疗结果】服药 7 剂，诸证好转，舌苔白，脉虚弦滑。继服 60 余剂，诸证消失而愈。

【辨证思路】久病伤阴，故而气阴虚是其根本，痰湿阻滞，故而憋闷。

第九节　心　　悸

一、肝郁血虚，郁而化火案

【案例】邵某，女，28 岁，2014 年 5 月 17 日就诊。

3 年多来心烦心悸，有时突然感到心跳得厉害，有时突然有心跳暂停之状。医诊为窦性心动过速。先用西药治疗 1 年不效。细审其证，除心烦、心悸外，并见头晕头痛、烦躁易怒，胸胁苦满，或时窜痛，月经失调，经前心烦心悸加剧，舌苔白，脉弦细数。辨证为肝郁血虚，郁而化火。治以疏肝养血泻火。方拟丹栀逍遥散加减。

【处方】柴胡 10g　当归 10g　白芍 10g　茯苓 10g　白术 10g　甘草 10g　生姜 3 片　薄荷 3g　丹皮 10g　栀子 10g　丹参 10g

【煎服方法】4 剂水煎服，诸药同置凉水中 30 分钟，水煎 2 次，每次 40 分钟，混合，分温 2 次饭后服，每日 1 剂。

【治疗结果】服药 4 剂，心烦心悸一直没有发作，舌苔白，脉弦细。继服上药 20 剂，果愈。

【辨证思路】肝气郁结，郁而化火，火热扰心，心神不宁。

二、气阴俱虚，肝郁脾虚，气滞血瘀案

【案例】苏某，男，53 岁，2014 年 5 月 17 日就诊。

3 年来咽、食管疼痛，吞咽时疼痛加剧，经中、西药物治疗无明显效果，近 1 年来，除咽、食管疼缓解外，并经常感到胸胁满，时或心前区疼痛，心烦心悸，胃脘胀痛，食欲不振，头晕头胀，失眠健忘，夜间口干、咽痛尤甚，舌苔白，脉虚弦紧数。辨证为气阴俱虚，肝郁脾虚，气滞血瘀。治以补气养阴，健脾燥湿，疏肝活血。方拟加味一贯煎。

【处方】党参 30g　麦冬 12g　生地 30g　苍术 15g　白术 10g　青皮 10g　陈皮 10g　柴胡 10g　三棱 10g　莪术 10g　薄荷 4g　夜交藤 30g

【煎服方法】4 剂水煎服，诸药同置凉水中 30 分钟，水煎 2 次，每次 40 分钟，混合，分温 2 次饭后服，每日 1 剂。

【治疗结果】服药 4 剂后，胸满脘痛，咽与食管疼痛，心悸、心烦均减，食纳增加，舌苔白脉虚弦紧数。继服 30 剂，咽与食管疼痛消失，胸脘满痛消减达 70%，睡眠增加，食欲改善。

【辨证思路】肝经之脉循胸胁，肝阴虚，"不荣则痛"。

三、气阴俱虚，湿热郁结案

【案例】于某，女，62 岁，2011 年 6 月 5 日就诊。

6～7 年来胸满胸痛，头晕，而且以晨起为甚，面色㿠白，每隔十几天发热一次，体温达 40℃，西医未检查出任何原因，疲乏无力，每次发热前两膝痛而后恶寒，既而战汗发热，胸闷胸胀，舌苔白，脉虚大。综合脉症，辨证为气阴俱虚，湿热郁结，治以补气养阴，清热祛湿。处以东垣清暑益气汤。

【处方】党参 10g　甘草 6g　黄芪 15g　当归 10g　麦冬 10g　五味子 10g　青皮 10g　陈皮 10g　神曲 10g　黄柏 10g　葛根 15g　苍术 10g　白术 10g　升麻 12g　泽泻 10g

【煎服方法】12 剂水煎服，诸药同置凉水中 30 分钟，水煎 2 次，每次 40 分钟，混合，分温 2 次饭后服，每日 1 剂。

【治疗结果】服药 12 剂而胸满胸痛消失，低热减轻，故而用上方再进 20 余剂而低热未再复发。

【辨证思路】胸满胸痛 6～7 年，首先思之瓜蒌薤白半夏桂枝厚朴枳壳汤，头晕以晨起为甚，乃清阳不升，面色㿠白，当思之人参养荣汤、清暑益气汤，又每隔十几天，发热一次，体温达 40℃，西医未检查出任何原因，正符合"甘温除大热"之说，疲乏无力，每次发热前两膝痛而后恶寒，继而战汗发热，舌苔白，脉虚大，此气阴俱虚，湿热郁结，胸闷胸胀是由于气机郁滞而致，而清暑益气汤也可升清降浊，调畅气机。

四、气血阴阳俱虚案

【案例】王某，男，38 岁，2011 年 8 月 17 日就诊。

2 个月来心悸，夜间 8～9 点发作加重，发作后咳嗽，自感心中悸动，心悸怔忡，舌苔白，脉弦大。综合脉症，辨证为气血阴阳俱虚，治以补气养阴，双补阴阳。方拟炙甘草汤。

【处方】炙甘草 10g　党参 10g　生姜 3 片　桂枝 10g　麦冬 10g　生地 10g　胡麻仁 10g　大枣 5 个　阿胶(烊化)10g

【煎服方法】12 剂水煎服，先将大枣掰开，与诸药同置凉水中 30 分钟，水煎 2 次，每次 40 分钟，混合，分温 2 次饭后服，每日 1 剂。

【治疗结果】服药 12 剂而诸证皆有明显改善，故而继用前方 12 剂而愈。

【辨证思路】心悸两个月，首先思之炙甘草汤，正如《伤寒论》所说："伤寒，脉结代，心动悸，炙甘草汤主之。"而夜间 8～9 点发作加重，夜属阴，乃心血不足，发作后咳嗽因心脉连于肺，自感心中悸动，心悸怔忡乃心气不足所致，综合脉症应补养心之气血阴阳，应予炙甘草汤。

第十节　痞　满

一、气血不足，肝胃不和，水饮上冲案

【案例】胡某，女，58 岁，2011 年 1 月 15 日就诊。

两年来胃脘痞满，疼痛，心悸，头晕，头痛，恶心，胃脘疼痛，逆气上冲，腹满，腹痛，食欲不振，大便正常，夜间颜面潮热，耳鸣，手足心热，失眠，背冷，发作时四肢抽搐，舌苔黄白腻，脉弦细。此辨证为气血不足，肝胃不和，水饮上冲，治以补气养血，疏肝和胃，温化水饮。方拟柴平汤合苓桂术甘汤和十四味建中汤。

【处方】

（1）柴胡 10g　半夏 10g　党参 10g　甘草 6g　黄芩 10g　生姜 3 片　大枣 5 个　厚朴 10g　陈皮 10g　苍术 10g　茯苓 10g　桂枝 10g

（2）党参 10g　白术 10g　茯苓 10g　甘草 6g　生地 10g　白芍 10g　当归 10g　川芎 10g　黄芪 15g　肉桂 10g　附子 10g　麦冬 10g　半夏 10g　肉苁蓉 10g

【煎服方法】各 7 剂水煎服，（1）号方先将大枣掰开，与诸药同置凉水中 30 分钟，水煎 2 次，每次 40 分钟，混合，分温 2 次饭后服，每日 1 剂。（2）号方诸药同置凉水中 30 分钟，水煎 2 次，每次 40 分钟，混合，分温 2 次饭后服，每日 1 剂。

【治疗结果】上两方交替服 12 剂后，头晕，头痛，恶心消失，胃痞，逆气上冲，颜面潮热，手足心热减轻，故而去柴平汤合苓桂术甘汤，继服十四味建中汤而善后。

【辨证思路】患者头晕、头痛、心悸、恶心、胃脘痞满乃肝气郁结，肝胃不和，水饮上冲，正如《伤寒论》96 条所说"伤寒五六日中风，往来寒热，胸胁苦满，默默不欲饮食，心烦喜呕，或胸中烦而不呕，或渴，或腹中痛，或胁下痞硬，或心下悸，小便不利，或不渴，身有微热，或咳者，小柴胡汤主之"和 67 条"伤寒若吐若下后，心下逆满，气上冲胸，起则头眩，脉沉紧，发汗则动经，身为振振摇者，茯苓桂枝甘草白术汤主之"，应予柴平汤和苓桂术甘汤治之；又胃脘痞满，逆气上冲，颜面潮热，手足心热，脉弦细，乃气血不足而以十四味建中汤治之，综合脉症处以柴平汤合苓桂术甘汤和十四味交替服用。

二、痰湿内停，阻遏脾胃案

【案例】闫某，女，62 岁，2011 年 10 月 18 日就诊。

数月来胃脘痞满，嗳气，眼前蝇蛇飞舞，食欲不振，咽喉不利，痰多，下肢困重，舌苔白腻，脉弦紧。综合脉症，当辨证为痰湿内停，阻遏脾胃，治以健脾和胃，化痰祛湿。方拟柴平汤合苓桂术甘汤合旋覆代赭汤加减。

【处方】柴胡 10g　半夏 10g　党参 10g　甘草 6g　黄芩 10g　生姜 3 片　大枣 5 个　茯苓

10g　桂枝 10g　厚朴 10g　陈皮 10g　苍术 10g　旋覆花^(布包)10g　代赭石 15g

【煎服方法】10 剂水煎服，先将大枣掰开，与诸药同置凉水中 30 分钟，水煎 2 次，每次 40 分钟，混合，分温 2 次饭后服，每日 1 剂。

【治疗结果】服药 10 剂而愈。

【辨证思路】患者胃脘痞满，嗳气首先思之柴平汤、旋覆代赭汤、吴茱黄汤、左金丸、丁蔻理中汤、橘皮竹茹汤、济生橘皮竹茹汤等，又眼前蝇蛇飞舞，乃肝肾不足，又加之食欲不振，咽喉不利，痰多，下肢困重，舌苔白腻，脉弦紧乃脾胃运化不利，脾虚生痰生湿，宗《内经》云："先病而后生中满者治其标"，又"有胃气则生，无胃气则死；胃气无损，诸可无虑"，当先以护胃气为主，予以柴平汤合苓桂术甘汤、旋覆代赭汤加减治之。

三、水饮内停，寒湿不化案

【案例】雷某，女，53 岁，2012 年 7 月 11 日就诊。

2～3 个月来胃脘痞满，食欲不振，胃脘部按之痞硬，口干不欲饮，但不疼痛，头晕，背困，大便不爽，舌苔白，脉沉缓。此辨证为水饮内停，寒湿不化，治以温化水饮，散寒利湿。方拟桂枝去芍药加麻辛附子汤合苓桂术甘汤加减。

【处方】桂枝 10g　生姜 3 片　大枣 12 枚　甘草 6g　麻黄 6g　细辛 3g　附子 10g　茯苓 10g　白术 10g

【煎服方法】6 剂水煎服，先将大枣掰开，与诸药同置凉水中 30 分钟，水煎 2 次，每次 40 分钟，混合，分温 2 次饭后服，每日 1 剂。

【治疗结果】服药 6 剂后，胃脘痞满减轻，食欲增加，头晕，背困好转，继服上方 6 剂，诸证消失而愈。

【辨证思路】胃脘痞满，食欲不振，首先思之平胃散、柴平汤，胃脘部按之痞硬，根据《金匮要略》"气分，心下坚，大如盘，边如旋杯，水饮所作，桂枝去芍药加麻辛附子汤主之"思之乃水饮所作，头晕，水饮阻滞，清阳不升，背困乃水饮内停，综合脉症，诊为水饮内停，寒湿内郁。又宗《金匮要略》"病痰饮者，当以温药和之"，故处以桂枝去芍药加麻辛附子汤合苓桂术甘汤。

四、寒热错杂案

【案例】赵某，男，27 岁，2014 年 8 月 12 日就诊。

1～2 个月来胃脘痞满疼痛，胃脘部拒按，食后加重，大便干而不爽，舌苔黄白腻，脉弦紧。综合脉症，此应辨证为寒热错杂，治以苦辛开降。方拟黄连汤加减。

【处方】黄连 10g　干姜 10g　半夏 10g　党参 10g　甘草 6g　桂枝 10g　大枣 5 枚　枳实 10g

【煎服方法】7 剂水煎服，先将大枣掰开，与诸药同置凉水中 30 分钟，水煎 2 次，每次 40 分钟，混合，分温 2 次饭后服，每日 1 剂。

【治疗结果】服药 7 剂后，胃脘痞满疼痛减轻，食欲增加，宗效不更方之法，继服上方 7 剂，诸证消失而愈。

【辨证思路】胃脘痞满疼痛，首先思之平胃散、柴平汤、丁蔻理中汤、黄连汤，胃脘部拒按、食后加重，根据《伤寒论》173 条云："伤寒胸中有热，胃中有邪气，腹中痛，欲呕吐者，黄连汤主之。"大便干而不爽，舌苔黄白腻，脉弦紧，综合脉症，诊为寒热错杂。故处以黄连汤加减。

五、中焦虚寒，胃气上逆案

【案例】刘某，男，21 岁，2012 年 11 月 6 日就诊。

7 个月来吞咽不利，食入后即吐，经胃镜检查示"胆汁反流性胃炎"，其余检查未见异常，经西医院治疗数月而不见好转，就诊时，症见患者，食入后即吐，胃脘痞满，面色㿠白，食欲不振，大便干，矢气较臭，舌质泛暗，舌苔白，脉弦细。此辨证为中焦虚寒，胃气上逆，治以温补脾胃，和胃降逆，方拟大半夏汤。

【处方】半夏 10g　人参 10g　蜂蜜 1 勺

【煎服方法】7 剂水煎服，诸药同置凉水中 30 分钟，水煎 2 次，每次 30 分钟，混合，分温 2 次饭后服，每日 1 剂。

【注意事项】①每次喝药时，取一勺蜂蜜兑到煎好的汤药中。②考虑患者吞咽不利，可以少量频服。

【治疗结果】服药 7 剂后，食入即吐，较前好转，大便干亦好转，继进上方 6 剂，食入即吐，发作明显减少，大便通畅，食欲稍增，仍服上方 20 剂，诸症消失。

【辨证思路】吞咽不利，食入即吐，首先思之久病及虚，根据《金匮要略》"朝食暮吐，暮食朝吐，宿谷不化，名曰胃反"当从胃反论治，胃脘痞满，面色㿠白，食欲不振，乃脾胃亏虚，气血亏虚不能上荣于面所致，大便干，矢气较臭，乃脾胃亏虚所致，故综而诊为中焦虚寒，胃气上逆，拟大半夏汤治之。

六、少阳枢机不利案

【案例】冀某，男，61 岁，2011 年 2 月 8 日就诊。

两个月来胃脘痞满，逆气上冲，嗳气，口苦，口干，休息或饮水后好转，生气后加重，舌苔白，脉弦紧。此辨证为少阳枢机不利，治以调畅气机，方拟柴平汤加减。

【处方】柴胡 10g　半夏 10g　党参 10g　甘草 10g　黄芩 10g　生姜 3 片　苍术 10g　陈皮 10g　厚朴 10g　大枣 5 个　茯苓 10g　桂枝 10g　苏叶 10g　神曲 10g

【煎服方法】7 剂水煎服，先将大枣掰开，与诸药同置凉水中 30 分钟，水煎 2 次，每次 40 分钟，混合，分温 2 次饭后服，每日 1 剂。

【治疗结果】服药 7 剂后胃脘痞满较前好转，宗效不更方之旨，继进 20 余剂而愈。

【辨证思路】胃脘痞满，逆气上冲 2 个月，正如《伤寒论》67 条所云"伤寒，若吐，若下后，心下逆满，气上冲胸，起则头眩，脉沉紧，发汗则动经，身为振振摇者，茯苓桂枝白术甘草汤主之"，乃水饮上冲；口苦、口干、嗳气属少阳证，正如《伤寒论》263 条所云"少阳之为病，口苦，咽干，目眩也"；脉弦紧，弦者肝脉也，紧者寒脉也，再加苏叶、神曲，名为神苏止呕汤以和胃止呕，故以柴平汤加减主之。

七、脾胃虚寒案

【案例】和某，男，8 岁，2014 年 4 月 14 日就诊。

7～8 个月来食欲不振，医诊厌食症。先予西药治疗 3～4 个月不效，继又改用中药健脾消食，和胃导滞 3～4 个月亦无效，细察其证，患者久嗜冰糕，纳呆不渴，手足微冷，舌苔白，脉弦紧。此辨证为脾胃虚寒，治以温中散寒。方拟丁桂散加减。

【处方】丁香 1g　苏叶 1g　神曲 3g　肉桂 0.1g

【煎服方法】3 剂水煎服，诸药同置凉水中 30 分钟，水煎 2 次，每次 40 分钟，混合，分温 2 次饭后服，每日 1 剂。

【治疗结果】服药 3 剂，饮食大增，舌苔白，脉弦。嘱其一周内服用 2 剂，数周后果愈。

【辨证思路】患者久嗜冰糕乃久食寒凉之品，寒邪易伤阳气，而脾主运化，脾阳不足，不能蒸腾水谷和津液，故食欲不振、不渴，脾阳不足不能达于四末，故手足逆冷，综合上述，诊为脾胃虚寒，治以温中散寒，方拟丁桂散加减治之。

第十一节　腹　　痛

一、寒邪凝滞案

【案例】黄某，男，53 岁，2014 年 3 月 1 日就诊。

3 天来脘腹绞痛，痛彻腰胁，少腹，欲尿不出。医诊为肾、输尿管结石，左肾盂积水。先用西医治之不减，后配合中药排石利水，针灸治之仍不效。审其除脘腹绞痛，痛彻腰胁、少腹之外，并见发热，舌苔薄白，脉弦紧数。审其脉症，当辨证为寒邪凝滞，治以温化寒邪。方拟大黄附子汤加减。

【处方】附子 10g　细辛 3g　枳实 10g　厚朴 10g　大黄 3g

【煎服方法】2 剂水煎服，诸药同置凉水中 30 分钟，水煎 2 次，每次 40 分钟，混合，分温 2 次饭后服，每日 1 剂。

【治疗结果】昼夜 16 小时内连服 2 剂，并云：服药 4 个小时后，腹痛即止，舌苔薄白，脉弦紧。为巩固疗效，又服 2 剂。1 个月之后，经 X 线、超声波探查肾盂积水、结石均消失。

【辨证思路】寒邪凝滞，经脉不通，气血不通，不通则痛。

二、肝寒犯胃案

【案例】杨某，男，34 岁，2012 年 5 月 8 日就诊。

3 年来右侧少腹疼痛时好时坏，遇寒加重，嗳气，性功能低下，胃脘痞满，舌苔白，舌质暗，脉弦紧。综合脉症，诊为肝寒犯胃，治以暖肝和胃。方拟暖肝煎合平胃散合旋覆代赭汤加减。

【处方】乌药 15g　茯苓 10g　枸杞子 10g　当归 10g　木香 10g　小茴香 10g　肉桂 10g　生姜 3 片　厚朴 10g　苍术 10g　陈皮 10g　旋覆花(布包) 10g　代赭石 15g

【煎服方法】6 剂水煎服，诸药同置凉水中 30 分钟，水煎 2 次，每次 40 分钟，混合，分温 2 次饭后服，每日 1 剂。

【治疗结果】服药 6 剂而诸证稍减，故而宗效不更方，继进 20 余剂而再无复发。

【辨证思路】右侧少腹疼痛，首先思之暖肝煎、少腹逐瘀汤、柴平汤、大柴胡汤、大建中汤、十四味建中汤，时好时坏，嗳气乃胃气上逆，考虑柴平汤、大建中汤、十四味建中汤，又遇寒加重，则考虑用暖肝煎、柴平汤、大建中汤，性功能低下乃足厥阴肝经绕阴器之故，如《灵枢·经脉》所云"肝足厥阴之脉……循股阴入毛中，环阴器，抵少腹，挟胃属肝络胆……"胃脘痞满，舌苔白，舌质暗，脉弦紧，综合脉症，故而用暖肝煎合平胃散合旋覆代赭汤。

三、肝郁脾虚案

【案例】段某，女，40 岁，2012 年 3 月 2 日就诊。

1 周来小腹憋胀，口中异味，消化不良，背困，腰困，大便不爽，月经量少，色暗，有血块，每次来月经都腹痛难忍，同时伴有偏头痛，舌淡苔白，脉弦涩不调。审察其脉症，思之辨证为肝郁脾虚，治以疏肝健脾。方拟加减小柴胡汤。

【处方】柴胡 10g　半夏 10g　党参 10g　甘草 10g　黄芩 10g　生姜 3 片　大枣 5 个　乌药 15g　当归 10g　白芍 15g　青皮 10g　香附 15g

【煎服方法】3 剂水煎服，先将大枣掰开，与诸药同置凉水中 30 分钟，水煎 2 次，每次 40 分钟，混合，分温 2 次饭后服，每日 1 剂。

【治疗结果】服药 3 剂后，小腹憋胀较前好转，消化不良明显改善，又服 10 剂后小腹憋胀消失，月经来时，腹痛再无发作。

【辨证思路】患者小腹憋胀 1 周，首先思之加减小柴胡汤，口中异味，消化不良，思之柴平汤、六君子汤，又背困，思之逍遥狗脊汤，腰困当加川续断，大便不爽，乃肝郁脾虚，舌淡苔白，脉弦涩不调，又伴有经期腹痛，正合《伤寒论》96 条"伤寒五六日中风，往来寒热，胸胁苦满，默默不欲饮食……小柴胡汤主之，若腹中痛者，去黄芩，加乌药三两"所言。

四、气阴两虚，肝气郁结案

【案例】刘某，男，33 岁，2011 年 1 月 5 日就诊。

十几天来腹部坠胀，睾丸坠胀，腰困，食欲不振，大便正常，舌苔白，舌体胖大，脉弦细。综观所述，此辨证为气阴两虚，肝气郁结，治以补气养阴，疏肝理气，予以补阴益气煎和橘核丸交替服。

【处方】

（1）黄芪 15g　白术 10g　陈皮 10g　党参 10g　甘草 6g　升麻 6g　柴胡 6g　当归 10g　生地 10g　山药 10g　五味子 10g　丹皮 10g　茯苓 10g　泽泻 10g

（2）橘核 10g　川楝子 10g　肉桂 10g　厚朴 10g　枳实 10g　延胡索 10g　海藻 10g　海带 10g　昆布 10g　桃仁 10g　木香 10g　通草 10g

【煎服方法】各 6 剂水煎服，诸药同置凉水中 30 分钟，水煎 2 次，每次 40 分钟，混合，分温 2 次饭后服，每日 1 剂。

【治疗结果】上两方交替服用腹部坠胀好转，睾丸坠胀消失，故而去橘核丸，单服补阴益气煎 20 余剂，而愈。

【辨证思路】患者腹部坠胀，睾丸坠胀乃脾不升清，不能升举脏腑所致，当以补中益气汤主之，又腰困乃肾虚所致；肾为先天之本，脾为后天之本，脾肾双补，补阴益气煎主之，又睾丸乃足厥阴肝经所过，当以橘核丸治之，综而观之，此气阴两虚，肝气郁结，予以补阴益气煎和橘核丸交替服。

五、气血不足，寒饮内郁案

【案例】梁某，女，30 岁，2011 年 4 月 6 日就诊。

一年来脐周疼痛，近两三个月来加重，月经量小，面色㿠白，食欲不振，胃脘痞满，大便正常，经期腰困，舌苔白，脉弦细。综合脉症为气血不足，寒饮内郁，治以补气养血，温经散寒。

方拟温经汤和加减小柴胡汤交替。

【处方】

（1）吴茱萸 6g　川芎 10g　当归 10g　白芍 10g　丹皮 10g　桂枝 10g　生姜 3 片　半夏 10g　麦冬 10g　党参 10g　甘草 6g　阿胶（烊化）10g

（2）柴胡 10g　乌药 15g　当归 15g　白芍 15g　香附 15g　青皮 10g　半夏 10g　党参 10g　甘草 10g　黄芩 10g　生姜 3 片　大枣 5 个

【煎服方法】各 6 剂水煎服，先将大枣掰开，与诸药同置凉水中 30 分钟，水煎 2 次，每次 40 分钟，混合，分温 2 次饭后服，每日 1 剂。

【治疗结果】上两方交替服，诸症减轻，宗效不更方之法，继服 20 余剂而诸证全失。

【辨证思路】脐周疼痛乃大腹当脐，大腹属脾；又月经量少乃脾胃气血生化之源也，生化不足则量少；面色㿠白，因气血不能上荣于面，食欲不振，脾虚运化失职，经期腰困为带脉亏虚，舌苔白乃寒邪凝滞，脉弦细为气血不足，综合脉症为气血不足，寒饮内郁，正如《内经》所云"脾胃为气血生化之源"，故而以温经汤温化寒积，加减小柴胡汤补气血。

六、气血亏虚案

【案例】李某，女，39 岁，2012 年 1 月 15 日就诊。

5～6 个月来腹痛，以脐周为甚，面色萎黄，胸胁满痛，喜叹气，疲乏无力，大便二三日一行，舌苔白，舌体胖大，脉沉弦涩。综合脉症，辨证为气血亏虚，治以补气养血。方拟黄芪建中汤。

【处方】黄芪 15g　桂枝 10g　白芍 20g　甘草 6g　生姜 3 片　大枣 5 个　红糖（冲）30g

【煎服方法】7 剂水煎服，先将大枣掰开，与诸药同置凉水中 30 分钟，水煎 2 次，每次 40 分钟，混合，分温 2 次饭后服，每日 1 剂。

【治疗结果】服药 7 剂，诸症减轻，效不更方之理，继服 20 余剂而愈。

【辨证思路】患者腹痛 5～6 个月，以脐周为甚，首先思之理中大黄汤；又面色萎黄，正如《金匮要略·血痹虚劳病脉证并治》所云"虚劳里急，诸不足，黄芪建中汤主之"，当予黄芪建中汤，又胸胁满痛，喜叹气，疲乏无力，大便二三日一行，乃肝气郁结犯克脾土之症，予小柴胡汤，舌苔白，舌体胖大，脉弦涩不调，正如张仲景在《伤寒论》100 条所云"伤寒，阳脉涩，阴脉弦，法当腹中急痛，先与小建中汤；不差者，小柴胡汤主之"，综合以上症状予以黄芪建中汤。

第十二节　胁　　痛

一、寒实结滞案

【案例】苏某，男，28 岁，2014 年 5 月 19 日就诊。

两个多月来右胁下绞痛，痛彻腰背，时作时止。近 3 天来，胁下疼痛持续不止，轻则隐隐，重则如绞，发热，目珠微黄，舌苔薄白，脉紧而弦。西医以利胆排石之剂治之不效。综合脉症，此辨证为寒实结滞，治以温通结滞。方拟大黄附子汤加减。

【处方】枳实 10g　厚朴 10g　大黄 3g　附子 10g　细辛 4g

【煎服方法】2 剂水煎服，诸药同置凉水中 30 分钟，水煎 2 次，每次 40 分钟，混合，分温 2 次饭后服，每日 1 剂。

【治疗结果】服药 2 剂后，热退，症消。

【辨证思路】患者右胁下痛，考虑右胁疼痛方、四逆散、柴胡疏肝散、越鞠保和丸、参芪丹鸡黄精汤；而后又发热、目珠微黄考虑黄疸，用右胁疼痛方、柴胡疏肝散、越鞠保和丸、参芪丹鸡黄精汤、大黄附子汤，根据《金匮要略·腹满寒疝宿食病脉证治》曰："胁下偏痛，发热，其脉紧弦，此寒也，以温药下之，宜大黄附子汤。"其脉紧而弦，紧脉者，寒也，寒主凝滞，寒主收引，寒主痛；弦者肝脉也，两胁属肝，故寒凝血瘀，不通则痛。综合脉症，实乃寒实结滞，治以温通结滞，处拟大黄附子汤加减。

二、肝胃不和案

【案例】安某，女，56岁，2011年1月9日就诊。

数年来胸满，食欲不振，胃脘痞满，嗳气，腹胀，两胁胀痛，舌苔白，舌质暗，脉沉。综合脉症，当辨证为肝胃不和，治以疏肝和胃，方拟四逆平胃散。

【处方】柴胡10g 白芍10g 枳壳10g 甘草6g 厚朴10g 陈皮10g 苍术10g 生姜3片 大枣5个

【煎服方法】3剂水煎服，先将大枣掰开，与诸药同置凉水中30分钟，水煎2次，每次40分钟，混合，分温2次饭后服，每日1剂。

【治疗结果】服上方3剂而诸证皆有所好转，但仍胃脘痞满，故而厚朴加至15g而继进10剂，而愈。

【辨证思路】患者胸满数年，两胁胀痛，胃脘痞满乃肝气不舒，肝木克脾土，思之用四逆平胃散，肝胃不和，胃气上逆而嗳气，脉沉弦乃肝之脉，综合脉症，如《灵枢·经脉》所云"……挟胃属肝络胆，上贯膈，布胁肋……其支者，复从肝别贯膈，上注肺"，故而用四逆平胃散疏肝理气和胃。

三、肝郁血滞，冲任失养案

【案例】钱某，男，28岁，2014年4月16日就诊。

2～3个月来左胸胁疼痛，背困，背凉，肘关节发凉疼痛，口干，面色㿠白，手足逆冷，舌苔白，脉沉弦。综合脉症，思之，诊为肝郁血滞，冲任失养，治以疏肝活血，调养冲任。处拟逍遥狗脊汤合丹参饮加减。

【处方】当归10g 白芍10g 柴胡10g 茯苓10g 白术10g 甘草6g 生姜3片 薄荷3g 狗脊30g 丹参15g 檀香10g 砂仁10g

【煎服方法】6剂水煎服，诸药同置凉水中30分钟，水煎2次，每次40分钟，混合，分温2次饭后服，每日1剂。

【治疗结果】服药6剂胸胁疼痛减轻，但仍腰困，原方加川续断15g，继服20余剂而愈。

【辨证思路】左胸胁疼痛2～3个月，正如《灵枢·经脉》所云"肝足厥阴之脉……上贯膈，布胁肋……"，首先思之柴胡疏肝散、血府逐瘀汤、小柴胡丹参饮、参芪丹鸡黄精汤、四逆香佛二花汤、逍遥丹参饮，又背困，背凉与逍遥狗脊汤合拍，根据《金匮要略·痰饮咳嗽病脉证并治》所云"夫心下有留饮，其人背寒冷如掌大"；肘关节发凉疼痛乃气血阴阳不足，不荣则痛，故应予炙甘草汤主之；又口干，面色㿠白，手足逆冷，脉沉弦，中医有"久病入络"之说，综合脉症，乃考虑为肝郁血滞，冲任失养，应予逍遥狗脊汤合丹参饮加减来疏肝活血，调补冲任。

第十三节 便 秘

一、少阳枢机不利案

【案例】王某，女，63 岁，2011 年 1 月 15 日就诊。

数年来头痛、项僵、肩痛，下肢沉重，大便坚硬如石，疲乏无力，舌质淡暗，舌苔白，脉沉弦。综合脉症，此当辨证为少阳枢机不利，治以调理少阳气机。方拟小柴胡汤加芒硝汤。

【处方】柴胡 10g 半夏 10g 党参 10g 甘草 10g 黄芩 10g 生姜 3 片 大枣 5 个 芒硝 3g

【煎服方法】3 剂水煎服，先将大枣掰开，与诸药同置凉水中 30 分钟，水煎 2 次，每次 40 分钟，混合，分温 2 次饭后服，每日 1 剂。

【治疗结果】服上方 3 剂后，头痛、项僵、肩痛，下肢沉重，较前好转，但大便坚硬改善不明显，细审前方与证相合，而大便坚硬改善不显，恐芒硝之量少也，故而芒硝增至 6g，且后下，继服 6 剂，而愈。

【辨证思路】根据《内经》"凡十一脏取决于胆""胆乃少阳春升之气"，故而当从少阳治之，又芒硝有软坚之功，患者大便坚硬如石，正可用之，又头痛、项僵、肩痛，此为少阳枢机不利，当从小柴胡汤和解少阳，综合脉症，正如《伤寒论》104 条所云"伤寒十三日，不解，胸胁满而呕，日晡所发潮热，已而微利，此本柴胡证，下之以不得利，今反利者，知医以丸药下之，此非其治也。潮热者，实也。先宜服小柴胡汤以解外，后以柴胡加芒硝汤主之"，故而采用小柴胡汤加芒硝汤主之。

二、少阳气郁，三焦不利，津液不下案

【案例】郭某，男，54 岁，2014 年 4 月 23 日就诊。

3 年来经常便秘不通，先用中、西药物攻下、润下，尚能暂时缓解，但近 1 个月来，虽把泻下药增加 1 倍，亦无济于事，特别是近 7 天来，频用承气、西药及灌肠等一直未能排便，并见头晕头痛，心烦失眠，口苦口干，舌苔薄白，脉沉弦。综合脉症，此辨证为少阳气郁，三焦不利，津液不下之证，治以梳理少阳气机，调理三焦气化。方拟柴胡加龙骨牡蛎汤加减。

【处方】柴胡 6g 黄芩 9g 党参 9g 半夏 9g 桂枝 9g 茯苓 9g 大枣 5 枚 龙骨 15g 牡蛎 15g 大黄 3g 甘草 6g 生姜 3 片

【煎服方法】3 剂水煎服，先将大枣掰开，与诸药同置凉水中 30 分钟，水煎 2 次，每次 40 分钟，混合，分温 2 次饭后服，每日 1 剂。

【治疗结果】药后大便已通，舌苔薄白，脉沉弦。继服 6 剂以巩固调理。

【辨证思路】肠腑气机不利，三焦运化失职，无力推动津液。

第十四节 痿 病

一、气阴两虚，痰湿阻滞案

【案例】闻某，女，27 岁，2014 年 5 月 18 日就诊。

2 年多来吞咽、咀嚼困难，语言无力。时或饮水从鼻孔中呛出 2 年多。医诊为重症肌无力。

先以西药治疗稍效，但不能控制其发展，细审其证，说话、咀嚼无力，饮水即从鼻孔呛出，吞咽困难，面部表情淡漠，下颌下垂不能闭合，头不能抬起，眼睑下垂不能睁眼，疲乏无力，饮食乏味，舌苔白，脉濡缓。综合脉症，此辨证为气阴两虚，痰湿阻滞，治以补气养阴，理气化痰。方拟十四味温胆汤。

【处方】黄芪 15g　当归 6g　人参 10g　麦冬 10g　五味子 10g　竹茹 10g　枳实 10g　半夏 10g　陈皮 10g　茯苓 10g　甘草 10g　菖蒲 10g　远志 10g　生地 10g

【煎服方法】6 剂水煎服，诸药同置凉水中 30 分钟，水煎 2 次，每次 40 分钟，混合，分温 2 次饭后服，每日 1 剂。

【治疗结果】服药 6 剂，呼吸、说话、咀嚼、吞咽较前有力，饮水已不呛。舌苔白，脉濡缓。继服药 4 个月，诸证消失，愈。

【辨证思路】气阴不足，脾胃虚弱，营养物质供应不上，故而会导致萎软不用。

二、气血不足，心脾不足案

【案例】郭某，女，45 岁，2014 年 4 月 17 日就诊。

两年多来全身肌肉极度疲乏，进食、吞咽、呼吸、翻身困难。医诊为重症肌无力。先用西药有暂时减轻的作用，但停药数小时后，诸证又见加重，细审其证，除全身极度疲乏无力，进食、吞咽、咀嚼均困难外，并见纳呆食减，心烦失眠，心悸，舌苔薄白，脉细弱而缓。此辨证为气血不足，心脾不足，治以补气养血，健脾养心。方拟归脾汤加减。

【处方】党参 10g　白术 10g　黄芪 15g　当归 6g　茯苓 10g　远志 10g　炒枣仁 10g　木香 6g　龙眼肉 10g　生姜 3 片　大枣 5 个　甘草 6g

【煎服方法】4 剂水煎服，先将大枣掰开，与诸药同置凉水中 30 分钟，水煎 2 次，每次 40 分钟，混合，分温 2 次饭后服，每日 1 剂。

【治疗结果】服药 4 剂，诸证俱减，饮食，睡眠增加，舌苔薄白，脉细弱。服 100 剂，诸证消失。

【辨证思路】痿病多由于机体的气血不足所致，本方滋补气血，疗效好。

第十五节　癃　闭

一、气阴俱虚，肺失宣降，清阳不升，浊阴不降案

【案例】李某，女，34 岁，2014 年 5 月 23 日就诊。

30 多天来骨盆骨折，膀胱破裂术后，二便一直不通，非导尿、灌肠不得解。审其症：身热多汗，疲乏无力，咳嗽多痰，纳呆食减，口苦口干，舌质嫩红，舌苔白厚，脉虚大滑数，综合脉症，当辨证为气阴俱虚，肺失宣降，清阳不升，浊阴不降。治以益气升阳，滋阴润肺，升宣肺气。方拟补中益气汤加减。

【处方】黄芪 15g　升麻 6g　柴胡 6g　天冬 10g　麦冬 10g　桔梗 12g　枳壳 12g　紫菀 10g　知母 10g

【煎服方法】3 剂水煎服，诸药同置凉水中 30 分钟，水煎 2 次，每次 40 分钟，混合，分温 2 次饭后服，每日 1 剂。

【治疗结果】药进 3 剂后，大便通，并微有排尿感；再审其舌苔水滑，脉虚弦滑。原方加肉

桂 4g，青皮 9g，以温阳化水，2 剂溲通而愈。

【辨证思路】黄芪、升麻、柴胡取补中益气汤之意以益气升阳，天冬、麦冬滋阴润肺，桔梗、枳壳、紫菀、知母以升宣肺气，使清阳升，浊阴降，营卫行、三焦决渎之职得复。

二、肾阳不足，燥火独聚于上，源匮而化气不能案

【案例】孙某，男，70 岁，2012 年 12 月 20 日就诊。

20 多天来小便不利，先用西药治疗效果不著，具体用药不详，改请中医治疗。审其神佳体健，而口微干，指冷，舌苔薄黄，脉沉弦细。此辨证为肾阳不足，燥火独聚于上，源匮而化气不能。治以温阳益肾，除热生津。方拟瓜蒌瞿麦丸。

【处方】天花粉 15g　山药 30g　瞿麦 15g　茯苓 10g　附子 3g

【煎服方法】6 剂水煎服，诸药同置凉水中 30 分钟，水煎 2 次，每次 40 分钟，混合，分温 2 次饭后服，每日 1 剂。

【治疗结果】连服 6 剂后，小便较前畅利，舌苔白，脉沉细。继进 14 剂，排尿恢复正常。

【辨证思路】肾阳虚，失于温煦，不能蒸腾津液。

三、肾之阳气不足，水湿内停，郁而化热案

【案例】孙某，男，70 岁，2014 年 3 月 23 日就诊。

7 天来突然出现尿闭不通，腹胀难忍，急至某院泌尿科诊治，其云："前列腺增生，尿潴留。"予导尿及其他药物治疗，腹胀稍减，然取掉导尿管后即腹胀难忍，尿闭不出。因患者拒绝手术，遂请中医治疗。某医以利尿之剂治之不效，以补气养阴之剂亦无功。西医予以消炎治疗，具体用药不详。乃改求余进行治疗。舌苔黄腻。切其脉弦而尺大，脉弦者寒也，尺脉大者，肾之阳气不足也，肾阳不足化水不能，郁而生热，尿闭而痛。综合脉证，此辨证为肾之阳气不足，水湿内停，郁而化热，治以温补肾阳，兼以除湿热。方拟八味地黄丸加减。

【处方】附子 10g　肉桂 10g　生地 10g　山药 10g　山萸肉 10g　丹皮 10g　泽泻 10g　茯苓 10g　肉苁蓉 30g　知母 10g　黄柏 10g

【煎服方法】3 剂水煎服，诸药同置凉水中 1～2 小时，水煎 2 次，每次 1 小时，混合，分温 2 次饭后服，每日 1 剂。

【注意事项】本方附子有毒，需久煎，长达 1～2 小时，以免发生中毒反应。

【治疗结果】药进 3 剂，排尿稍利，舌苔黄，脉虚。继服 15 剂，小便通畅而愈。

【辨证思路】"肾司二便"，肾虚不能推动津液，故而会导致小便不通。

第十六节　痹　　证

一、营卫不和，营血亏虚案

【案例】柴某，女，34 岁，2012 年 11 月 22 日就诊。

3 个月来产后出现手指关节，腰胯疼痛，经检查类风湿因子阴性，抗链"O"阳性，血沉 25mm/h，汗出恶风身痒，食欲尚可，舌苔白，脉沉迟。综合脉症，当辨证为营卫不和，营血亏虚，治以调和营卫，予以桂枝新加汤。

【处方】桂枝 10g　白芍 15g　甘草 6g　生姜 4 片　大枣 12 枚　人参 10g

【煎服方法】6剂水煎服，先将大枣掰开，与诸药同置凉水中30分钟，水煎2次，每次40分钟，混合，分温2次饭后服，每日1剂。

【治疗结果】服药6剂后，汗出恶风减轻，关节疼痛好转，宗效不更方，继服上方6剂，诸证消失，后以补气养血之剂治之。

【辨证思路】产后关节疼痛，首先思之气血不足，失于濡养，归芪建中汤、独活寄生汤，汗出恶风乃营卫不和桂枝汤证，又思之汗出后，关节疼痛，与《伤寒论》第62条"发汗后，身疼痛，脉沉迟者，桂枝加芍药、生姜各一两，人参三两，新加汤主之"相吻合，身痒乃营卫不和，综合脉症，诊为营卫不和，营血亏虚，予以桂枝新加汤。

二、湿郁不化，寒湿阻滞案

【案例】李某，女，32岁，2011年4月5日就诊。

数月来两膝关节疼痛，头痛以右侧为甚，肩背困痛，咳嗽，气短，大便干而不爽，舌苔白，舌质暗，脉濡缓。综合脉症，此湿郁不化，寒湿阻滞，予以逍遥狗脊汤与桂枝加附子汤交替服用。

【处方】

（1）当归10g　白芍10g　柴胡10g　茯苓10g　白术10g　甘草6g　干姜3g　薄荷3g　狗脊30g

（2）桂枝10g　白芍10g　甘草6g　生姜3片　大枣5个　附子10g

【煎服方法】上两方交替服用2周水煎服，（2）号方先将大枣掰开，与诸药同置凉水中30分钟，水煎2次，每次40分钟，混合，分温2次饭后服，每日1剂。

【治疗结果】上两方交替服用2周，服后膝关节疼痛减轻，头痛消失，肩背困痛减轻，大便不爽消失，故而减桂枝加附子汤，再进20余剂而愈。

【辨证思路】两膝关节疼痛，根据《内经》"诸筋者，皆属于节"，当从肝治，首先思之逍遥狗脊汤，又头痛以右侧为甚，乃营卫不和，又肩背困痛，咳嗽，气短，大便干而不爽，舌苔白，舌质暗，脉濡缓，正如《伤寒论》所说"太阳病，发汗，遂漏不止，其人恶风，小便难，四肢微急，难以屈伸者，桂枝加附子汤主之"。综合脉症为湿郁不化，寒湿阻滞，予以逍遥狗脊汤与桂枝加附子汤交替服用。

三、气滞血瘀案

【案例】张某，女，59岁，2011年1月15日就诊。

3个月来颌下关节拘急，自感肛门憋胀，脑鸣、耳鸣，舌苔白，脉沉结代。综合脉症，思之，辨证为气滞血瘀，治以理气活血，方拟参芪丹鸡黄精汤和小柴胡丹参饮。

【处方】

（1）党参10g　黄芪30g　丹参30g　黄精10g　生地10g　当归10g　薄荷3g　白术10g　苍术15g　柴胡10g　三棱10g　莪术10g　夜交藤30g　青皮10g　陈皮10g

（2）柴胡10g　半夏10g　党参10g　甘草6g　黄芩10g　生姜3片　大枣5个　丹参15g　檀香10g　砂仁10g

【煎服方法】上两方交替服用2周水煎服，（2）号方先将大枣掰开，与诸药同置凉水中30分钟，水煎2次，每次40分钟，混合，分温2次饭后服，每日1剂。

【治疗结果】上两方交替服用20余剂，而愈。

【辨证思路】颌下拘急不适，憋胀乃经络气滞，根据"证有定型，脉无定体，以脉为根"的原则，采用参芪丹鸡黄精汤和小柴胡丹参饮治之。

四、脾虚湿盛案

【案例】刘某，女，40 岁，2012 年 6 月 10 日就诊。

3 个月来流产后出现恶风，手指、腕关节疼痛，手足心热，颜面浮肿，下肢憋胀，食欲不振，大便稀，一日 2～3 次，泻下如水样，舌苔白腻，脉弦细。当辨证为脾虚湿盛，治以健脾利湿。方拟胃苓汤。

【处方】苍术 10g　陈皮 10g　厚朴 10g　甘草 6g　茯苓 10g　猪苓 10g　白术 10g　桂枝 10g　泽泻 10g　生姜 3 片　大枣 5 枚

【煎服方法】6 剂水煎服，先将大枣掰开，与诸药同置凉水中 30 分钟，水煎 2 次，每次 40 分钟，混合，分温 2 次饭后服，每日 1 剂。

【治疗结果】服药 6 剂后，大便正常，食欲增加，关节疼痛减轻，继以上方 3 剂以善其后，再以补气养血之剂治之。

【辨证思路】流产后恶风，手指、腕关节疼痛，首先思之归芪建中汤，手足心热乃阴血不足，阴虚火旺，颜面浮肿属气血亏虚，下肢憋胀乃寒湿内邪，食欲不振，大便稀属脾胃亏虚，水湿内停，根据《素问·标本病传论》所说"小大不利治其标"，诊为脾虚湿盛，予以胃苓汤。

五、气血俱虚兼血瘀证案

【案例】徐某，女，60 岁，2011 年 3 月 6 日就诊。

数月来手指麻木，左肩困痛，疲乏无力，失眠，舌苔白，下肢乏力，脉沉弦，尺脉尤甚。综合脉症，当辨证为气血俱虚兼血瘀，治以补气养血，理气活血。方拟补阳还五汤。

【处方】赤芍 10g　川芎 10g　当归 10g　地龙 10g　黄芪 60g　桃仁 10g　红花 10g

【煎服方法】3 剂水煎服，诸药同置凉水中 30 分钟，水煎 2 次，每次 40 分钟，混合，分温 2 次饭后服，每日 1 剂。

【治疗结果】服药 3 剂，症状有所减轻，但不明显，思之原方用黄芪 4 两，今用 60g 恐药量低而效不显也，故而加黄芪为 4 两，继进 6 剂而诸证好转。

【辨证思路】手指麻木，左肩困痛乃"气虚则麻，血虚则木"，正如《素问·逆调论》所云"荣气虚则不仁，卫气虚则不用，荣卫俱虚，则不仁且不用"，又《金匮要略·血痹虚劳病脉证并治》"血痹阴阳俱微，寸口关上微，尺中小紧，外证身体不仁如风痹状，黄芪桂枝五物汤主之"，患者又疲乏无力，乃气虚之故，气虚不能推动血液，综合脉症处以补阳还五汤补气以行气，养血。

六、气血不足案

【案例】李某，女，42 岁，2011 年 1 月 19 日就诊。

1 周来手指关节疼痛，偶见手足指、趾肿胀，近两天咳嗽，手指憋胀，月经刚完，舌苔白，脉沉弦涩。综合思之，辨证为气血不足，治以补气养血。方拟归芪建中汤。

【处方】当归 10g　黄芪 15g　白芍 20g　生姜 3 片　大枣 5 个　桂枝 10g　阿胶^(烊)10g　甘草 6g　生地 10g　红糖 30g

【煎服方法】6 剂水煎服，先将大枣掰开，与诸药同置凉水中 30 分钟，水煎 2 次，每次 40 分钟，混合，分温 2 次饭后服，每日 1 剂。

【治疗结果】服上方 6 剂而手指关节疼痛消失。

【辨证思路】患者手指关节疼痛，首先思之四逆香佛二茹汤、桂枝附子汤、归芪建中汤，但患者月经刚完，病情加重乃气血所致，今脉沉弦涩，涩脉指伤津血少，正符合"不荣则痛"这一理论，故而采用归芪建中汤补气养血以止痛。

七、气血亏虚，寒饮内郁案

【案例】章某，男，36岁，2012年12月4日就诊。

半年来关节疼痛，遇风遇冷疼痛加重，曾予中医以祛风除湿之剂治之，不但不能缓解，反而加重，细审其症，关节疼痛，以肩、肘、腕关节内侧疼痛为甚，偶心悸，食欲正常，舌苔白，脉沉细。综合脉症，辨证为气血亏虚，寒饮内郁，治以补气养血，温化寒饮，方拟加减炙甘草汤。

【处方】炙甘草15g　党参10g　桂枝10g　生姜4片　麦冬10g　生地10g　黑芝麻10g　大枣12枚　阿胶(烊化)10g　红糖(冲服)30g

【煎服方法】6剂水煎服，先将大枣掰开，与诸药同置凉水中30分钟，水煎2次，每次40分钟，混合，分温2次饭后服，每日1剂。

【治疗结果】服药6剂后关节疼痛减轻，心悸未作，又服上方10剂，关节疼痛明显好转，继服上方，巩固疗效。

【辨证思路】关节疼痛，遇风遇冷加重，此乃风寒所致，思之独活寄生汤，又思之为何前医以祛风除湿之剂治疗，反而加重呢？此症不但有风寒湿，还兼有气血亏虚，故单用祛风除湿反而加重，细询问之，疼痛以肩、肘、腕关节内侧为甚，根据《灵枢·经脉》"心手少阴之脉，起于心中……，其支者，复从心系去上肺，下出腋下，下循臑内后廉，行太阴，心主之后，下肘内，循臂内后廉，抵掌后锐骨之端，入掌内后廉……"所言，此乃手少阴心经循行部位，又询问之悸吗？答曰：偶心悸，综合脉症，诊为气血亏虚，寒饮内郁。

八、气血俱虚，痰湿郁滞案

【案例】薛某，女，35岁，2011年3月9日就诊。

1个月来手指麻木，僵硬，肩痛，手指难以屈伸，舌苔白，脉弦细。综合思之，此气血俱虚为本，痰湿郁滞为标，治以补气养血治其本，化痰除湿治其标，方拟黄芪桂枝五物汤和振痿汤。

【处方】

(1)黄芪15g　桂枝10g　白芍10g　羌活10g　生姜3片　大枣5个　防风10g　片姜黄10g

(2)杏仁10g　半夏10g　桂枝10g　木瓜10g　五加皮15g　桑枝10g　薏米15g

【煎服方法】上两方交替服用2周水煎服，(1)号方先将大枣掰开，与诸药同置凉水中30分钟，水煎2次，每次40分钟，混合，分温2次饭后服，每日1剂。

【治疗结果】上两方交替服10余剂后，手指麻木，僵硬较前好转，手指屈伸也较前灵活，宗效不更方，继进20余剂，愈。

【辨证思路】《素问·生气通天论》云："因于湿，首如裹，湿热不攘，大筋软短，小筋弛长，软短为拘，弛长为痿。"患者手指麻木难以屈伸，乃湿邪阻滞，气血运化不足所致，所以宜振痿汤治之，肩背疼痛，脉弦细乃气血亏虚，故以补气养血的黄芪桂枝五物汤和除湿振痿的振痿汤治之。

九、气阴俱虚，湿热郁滞案

【案例】张某，男，60岁，2011年4月23日就诊。

数年来肘关节疼痛，手心发凉，下肢沉重乏力，舌苔黄白腻，脉弦紧。综合思辨，此为气阴俱虚，湿热郁滞，治以补气养阴，清热祛湿。方拟芪脉三妙汤与加减炙甘草汤。

【处方】

（1）黄芪 15g 党参 10g 麦冬 10g 五味子 10g 苍术 10g 黄柏 10g 牛膝 15g 当归 10g

（2）炙甘草 10g 党参 10g 桂枝 10g 生姜 4 片 麦冬 10g 生地 10g 黑芝麻 10g 大枣 12 个 阿胶（烊化）10g

【煎服方法】上两方交替服用 2 周水煎服，（2）号方先将大枣掰开，与诸药同置凉水中 30 分钟，水煎 2 次，每次 40 分钟，混合，分温 2 次饭后服，每日 1 剂。

【治疗结果】上两方交替服用，肘关节疼痛明显减轻，下肢沉重、乏力明显消失，舌苔黄白腻消退，故而用上两方继服 20 余剂而诸证皆失。

【辨证思路】肘关节疼痛数年，首先思之加减炙甘草汤。手心发凉，下肢沉重乏力，乃湿邪重浊、舌苔黄白腻、思之湿邪所致，当以除湿清热为先，综合脉症，正如《素问·生气通天论》所云："因于湿，首如裹，湿热不攘，大筋软短，小筋弛长，软短为拘，弛长为痿"，今以补气养阴、除湿清热为主，故而用芪脉三妙汤与炙甘草汤互用。

第十七节 虚 劳

一、脾肾阳虚案

【案例】安某，女，64 岁，2013 年 4 月 28 日就诊。

数年来下肢发凉，以两胯、两膝关节部位为甚，腰痛，晨起四五点钟，下肢瘈疭，大便稀，一日二行，晨起必厕，舌苔黄白，脉虚大紧。综合思之，此脾肾阳虚，治以温补脾肾，方拟附桂理中六味汤。

【处方】附子 10g 肉桂 10g 生地 10g 山药 10g 五味子 10g 丹皮 10g 泽泻 10g 茯苓 10g 党参 10g 白术 10g 干姜 10g 甘草 6g

【治疗结果】服药 6 剂后，大便正常，腰痛减轻，下肢发凉好转，宗效不更方，继以上方 10 剂，诸证消失而愈。

【辨证思路】下肢发凉首先思之阳气不足，肾阳亏虚，附子汤，金匮肾气丸，两胯、两膝发凉，腰痛乃肾阳不足之象，晨起四五点钟，下肢瘈疭，思之晨起乃阳气升发之时，根据《素问·至真要大论》"诸寒收引，皆属于肾"，《素问·生气通天论》"阳气者，精则养神，柔则养筋"，故下肢瘈疭亦属肾阳不足，大便稀，晨起必厕，肾阳亏虚，不能温煦脾阳，根据《素问·标本病传论》"小大不利治其标"，诊为脾胃阳虚。

二、气血亏虚，气滞血瘀案

【案例】王某，女，63 岁，2013 年 4 月 16 日就诊。

数月来疲乏无力，颜面浮肿，手憋胀麻木，腹胀，胃脘痞满，气短，劳累后加重，舌质淡苔白，脉沉弦紧。综合思之，当以辨证为气血亏虚，气滞血瘀，治以补气养血，理气活血，方拟参芪丹鸡黄精汤。

【处方】党参 10g 黄芪 30g 丹参 30g 黄精 10g 生地 10g 当归 10g 薄荷 3g 白术 10g 苍术 15g 柴胡 10g 三棱 10g 莪术 10g 青皮 10g 陈皮 10g 夜交藤 30g 砂仁 10g 莱菔子 10g

【煎服方法】6 剂水煎服，诸药同置凉水中 30 分钟，水煎 2 次，每次 40 分钟，混合，分温 2

次饭后服，每日 1 剂。

【治疗结果】服药 6 剂后，腹胀减轻，疲乏无力，手憋胀麻木较前好转，继服上方 10 剂，诸证消失而愈。

【辨证思路】疲乏无力，首先思之清暑益气汤，颜面浮肿乃气虚清阳不升，手憋胀麻木，根据《素问·逆调论》"营气虚则不仁，卫气虚则不用，营卫俱虚则不仁且不用"所言，属气血不足，气滞血瘀，腹胀，胃脘痞满，脾虚不运。气短，劳累后加重，根据《素问·举痛论》"劳则耗气"所言，乃气虚之故，综合脉症，诊为气血亏虚为本，气滞血瘀为标，治以补气养血以培本，理气治血以治标。

第十八节　郁　　证

一、邪热留扰胸膈案

【案例】侯某，女，70 岁，2012 年 6 月 20 日就诊。

半月来心烦，自感背部发热，胃脘痞满，食欲不振，大便干，数日一行，舌苔白，脉弦紧数。综合考虑，辨证为邪热留扰胸膈，治以清热祛邪，方拟栀子厚朴汤。

【处方】栀子 10g　豆豉 10g　厚朴 10g

【煎服方法】3 剂水煎服，诸药同置凉水中 30 分钟，水煎 2 次，每次 40 分钟，混合，分温 2 次饭后服，每日 1 剂。

【治疗结果】服药 3 剂后，心烦明显较前好转，胃脘痞满减轻，但仍背热，大便干，予上方加枳实 10g，服药 3 剂后，心烦未作，背热减轻，大便干好转，继服上方 6 剂而愈。

【辨证思路】心烦首先考虑有虚实之别，自感背部发热，思之《伤寒论》第 77 条所述"发汗，若下之，而烦热，胸中窒者，栀子豉汤主之"，予以栀子豉汤，又胃脘痞满，食欲不振，大便干，此正与《伤寒论》第 79 条"心烦，腹满，卧起不安者，栀子厚朴汤主之"相吻合，故综合脉症，诊为邪热留扰胸膈证，拟以栀子豉汤合栀子厚朴汤加减。

二、寒饮内郁，水饮重浊

【案例】弓某，女，47 岁，2011 年 1 月 9 日就诊。

2 个多月来眼困、眼憋，颜面浮肿，头痛，胃脘痞满，自感如压石，食欲不振，大便干稀不调，舌苔白，脉弦紧。综合脉症，辨证为寒饮内郁，水饮重浊，治以温化寒饮，逐饮降浊。方拟桂枝去芍药加麻黄附子细辛汤。

【处方】桂枝 10g　麻黄 10g　附子 6g　细辛 3g　生姜 4 片　大枣 7 个　甘草 6g

【煎服方法】上方服用 12 剂水煎服，先将大枣掰开，与诸药同置凉水中 30 分钟，水煎 2 次，每次 40 分钟，混合，分温 2 次饭后服，每日 1 剂。

【治疗结果】服药 12 剂而自感心下痞满坚硬如石之感消失，颜面浮肿也有所减轻，故而综效不更方继进 20 余剂而愈。

【辨证思路】患者自感心下痞满坚硬如石乃寒饮内郁，水饮重浊所致；水邪上犯颜面则浮肿；清阳不升则眼困，水停于胃则胃脘痞满，水饮阻滞，脾失运化则食欲不振，综而观之正如《金匮要略·水气病脉证并治》"气分，心下坚，大如盘，边如旋杯，水饮所作，桂枝去芍药加麻黄附子细辛汤"所述，水饮为患，祛水饮则诸证可愈，故而用桂枝去芍药加麻黄附子细辛汤。

第三部分　参　师　襄　诊

侍朱进忠参师襄诊

1980 年 5 月 9 日　星期五

1. 小柴胡汤：具有胸满、胁痛、口干口苦、脉弦这几个重点症状，就可以用此方治疗。少阳外感证。

2. 柴胡加龙骨牡蛎汤：适用于胸满、胁痛、心悸、口干苦、心烦、便秘、脉弦，肝郁气结、痰湿阻络的少阳经证，疏肝气，理三焦。

柴胡 9g，半夏 9g，党参 9g，干姜 3g，大枣 5 枚，黄芩 9g，甘草 6g，龙骨 15g，牡蛎 15g，桂枝 9g，川军 4g，茯苓 15g。

3. 柴平汤：具有少阳经症状，而同时又有胃脘不适、呕吐可用此方。肝胃不和，食滞不化。

4. 柴胡桂枝汤：用于风热外感，"太少并病"。伤寒六七日，发热微恶寒、支节烦疼，微呕，心下支结，外证未去者，柴胡桂枝汤主之。

5. 手指、足趾麻木（肝主风），尤为手无名指、足无名趾麻木（手无名指属手少阳三焦经，足无名趾属足少阳胆经，具有往来寒热、口苦、善太息的特点）为少阳经证。前额冷，胸满，治用柴胡加龙骨牡蛎汤。

6. 寒实结滞：可用附子理中汤合小承气汤。

7. 脾胃虚寒：可用附子理中汤。

8. 妇女经期腹痛，胸满闷，胃脘痞，少阳证与胃脘痛，肝郁气滞者，可予逍遥散合平胃散。

9. 龙骨：

（1）平肝潜阳：用于烦躁失眠、头晕、目眩等。

（2）固涩收敛。

10. 龙齿：镇静安神作用较强。

11. 牡蛎：

（1）平肝潜阳：用于自汗、盗汗、失眠。

（2）固涩收敛。

（3）软坚散结。

12. 硼砂：别名月石、西月石，功效为消肿消毒、清热化痰。

13. 大黄：可攻下泻火、清热燥湿、逐瘀活血。

14. 需要掌握的东西：①汤头歌诀；②中药要熟记；③脉诀"濒湖脉学"；④伤寒的重要条文；⑤六经辨证，气血、阴阳辨证；⑥经络循环；⑦金匮、温病条文；⑧藏象学说概念。

1980 年 5 月 13 日　星期二

1. 桂枝加大黄汤：用于太阴外感，由桂枝芍药汤加大黄 6g 组成。本太阳病，医反下之，因而腹满时痛者，属太阴也，桂枝加芍药汤主之。大实痛者，桂枝加大黄汤主之。

2. 宗：胸满，心跳，心慌属瘀血之说，予血府逐瘀汤（血府当归生地桃，红花甘草壳赤芍，柴胡川芎桔牛膝，血化下行不作劳）。

3. 黄芪鳖甲汤：气阴两虚为本，肝郁气滞（或痰郁化火）为标。功用：补阴阳、益气血、清劳热。症见五心烦热，四肢无力，咳嗽咽干，骨蒸，自汗或盗汗，饮食减少，日晡发热。

4. 虚烦不得眠，可用温胆汤，治以胆虚痰热所致者。

5. 癫狂梦醒汤：癔症，易哭，心烦（癫狂梦醒桃仁功，香附青柴半通草，陈皮赤桑苏子妙，倍加甘草缓甘中）。

6. 中满分消汤：用于中满寒胀，大便不通，四肢不温，腹中寒，心下痞，食入反出，以及寒疝，奔豚等证（中满分消汤朴乌，归英麻夏荜升胡，香姜草果芪参泽，连柏苓青益智需）。

注：此方一般每味药量不超过 3g（厚朴、乌药、当归、吴茱萸、麻黄、半夏、荜澄茄、升麻、柴胡、木香、生姜、草果、黄芪、党参、泽泻、黄连、黄柏、茯苓、青皮、益智仁）。

7. 脾虚湿盛：白带多者，用完带汤以健脾燥湿。功用（脉濡缓／脉濡）：益气健脾，祛湿止带（完带二术山药参，芍药甘草车前陈，芥穗柴胡共为用，妇人白带服之珍）。

8. 清心莲子饮：用于心火淋渴，忧思抑郁，发热烦躁，肾阴大虚，心火上炎，熏灼肺金，口苦咽干，遗精淋浊，或因火热扰动营血而致血崩等（清心莲子石莲参，地骨柴胡赤茯苓，芪草麦冬车前子，烦躁消渴及崩淋）。

9. 气虚湿盛浮肿：可用防己黄芪汤。

10. 山萸肉：补益肝肾，敛汗固脱。

附：山萸肉有降血压、杀癌细胞作用。可用五味子代替。

11. 大云：别名肉苁蓉，可补肾壮阳、润肠通便。

12. 菊花：疏散风热、平肝明目。野菊花可清热解毒。

13. 石斛：滋养胃阴，清热生津。

14. 远志：祛痰开窍，交通心肾。

15. 丝瓜络：理气通络，活血止血。

16. 防己：利水消肿，祛风止痛。

1980 年 5 月 16 日　星期五

1. 升阳益胃汤：具有升发阳气，增强脾胃消化功能作用。适用于平时脾胃虚弱，又见身体酸重，口苦舌干，饮食无味，大便不调，小便频数，并有恶寒之症的气血俱虚为本，少阴外感为标之证（升阳益胃芪术参，黄连半夏草陈皮；苓泻防风羌独活，柴胡白芍姜枣随）。

2. 参芪丹鸡黄精汤：用于气阴两虚为本，气滞血瘀为标之证（参芪丹鸡黄精汤，地归薄荷白术苍；柴棱莪交青陈皮，老师传方学生记）。

3. 时刻要宗脉去看证：咽喉不利，脉弦滑，寸脉尤甚，可予清气化痰丸。

4. 肝炎有健脾一法，可予完带汤。

5. 腰背困，失眠，脉沉细弦，肾气不足，拟培补肾气为本，佐以疏肝理气，用逍遥散狗脊汤。

6. 治疗青年痤疮：可予柴胡加龙骨牡蛎汤加生薏米 30g。

7. 生姜泻心汤：用于寒热夹虚实共见之证，用于急慢性肠胃炎。但对于有明显的压痛，大便黏液，里急后重者，用此方效果不佳，里有气滞之故。《伤寒论》曰：伤寒汗出解之后，胃中不和，心下痞硬，干噫食臭，胁下有水气，腹中雷鸣下利者，属生姜泻心汤（生姜泻心草干姜，参连夏芩大枣相）。

8. 经验方：用于咳嗽遗尿（经验方，柴当芍，麦味参，半青陈，各十克，菀黄芩）。

9. 当归补血汤+生脉散+三妙汤+桑枝、鸡血藤，用于类风湿。诸节痛，舌质暗，辨为气阴俱虚，湿热阻滞证。

10. 气滞不化，见小腹胀，小便不利可予五苓散。

11. 身痛逐瘀汤：用于诸节疼痛，肝郁气滞，外受风湿（身痛逐瘀膝地龙，芄羌归芎草桃红，香附没药五灵脂，苍术黄柏量加减）。

12. 肢下逐瘀汤：用于下肢肌肉死硬（肢下逐瘀枝桃红，牛膝川芎地当龙，通络消瘀加土鳖，消肿双花浙贝苓）。

13. 地黄饮子：用于喑厥风痱的肾虚骨痿，多因肾阴虚弱，虚阳暴越，突然发生口噤舌卷，不能言语，手足厥冷，四肢不能运动（地黄饮子山萸斛，麦味菖蒲远志茯，苁蓉桂附巴戟天，少入薄荷姜枣服，喑厥风痱能治之，虚阳归肾阴精足）。

14. 镇肝熄风汤：用于肝阳上亢（镇肝熄风芍天冬，玄麦赭石龟龙牡，牛膝茵陈草川楝，肝阳上亢可为功）。

15. 莱菔子：辛甘平，可理气消食、降气化痰。

16. 黄精：甘平，可补脾肺、养胃阴。

17. 郁金：辛苦温，可行气解郁、凉血活血、利胆退黄、清心开窍。

18. 狗脊：苦甘温，可补肝肾、止血。

19. 鸡血藤：苦温，可行气止血、通经活络。

20. 白蒺藜：辛苦温，可疏肝解郁、祛风明目，有降压作用。

21. 苍耳子：甘温，可通肺窍、祛风湿。

22. 桑枝：苦凉，可祛风通络。

23. 参考书：①《医林改错》（强调活血）；②《医学衷中参西录》；③《景岳全书》；④《类证治裁》；⑤《医林绳墨》《证治要诀》。

1980 年 5 月 20 日　星期二

1. 遵脉取方：胸脘痞满，右胁仍痛，手麻，脉沉弦，予柴胡桂枝干姜汤，治疗慢性肝炎和脾家虚寒之证。症见慢性肝炎，右胁疼痛，往后绕至肩胛或腰部，或见右臂与手指麻木，腹胀，以下午为甚，口苦，心烦大便不成形，每日 2～3 次，脉弦缓无力（柴胡桂枝干姜汤，黄芩花粉牡蛎襄）。

2. 十味温胆汤：当归补血汤+生脉散+温胆汤+川芎、远志、知母、菖蒲。用于气阴两虚，痰火郁结引起的五心烦热，眠差，脉虚而滑。益气养血，理气化痰。

3. 对子宫肌瘤有缩小的作用：输卵管结核，可予桂枝茯苓丸+补中益气汤+三棱、莪术。
桂枝 15g，茯苓 15g，桃仁 10g，白芍 10g，丹皮 9g，当归 9g，三棱 9g，莪术 9g，黄芪 15g，升麻 6g，柴胡 6g，白术 9g，党参 9g，知母 9g。

4. 眩晕方：用于痰火化风引起的头晕之证或抽搐等，脉滑（眩晕钩藤石决明，半防薄荷草陈苓，芩菊玉竹生白术，痰火生风作眩晕）。

5. 便秘：可用麻仁滋脾丸。

6. 肝肾俱虚，脉弦尺大，腰背困，拟滋补肝肾，可用逍遥散合六味地黄丸。

7. 泄泻一年多，一日 4～5 次，夜间多有里急后重感，苔白，脉沉弦细，寒滞不化，可用附子理中汤加大黄。

8. 防己茯苓汤：《金匮要略》曰："皮水为病，四肢肿，水气在皮肤中，四肢聂聂动者，防己茯苓汤主之。"此为脾湿不化（防己茯苓芪桂草，四肢浮肿皮水病）。

1980 年 5 月 23 日　星期五

1. 金沸草散：治疗中脘停痰，又感受风寒，以致咳嗽多痰，发热恶寒，头目昏痛，鼻塞声重。痰饮蕴郁，拟化饮、解表、祛痰（金沸草散细胡辛，半夏荆甘赤茯苓，煎加姜枣除痰嗽，肺感风寒头目瞖，局方不用细辛茯，加入麻黄赤芍均）。

瞖（频）：痛。

2. 肾气不足，湿热不化：六味地黄丸加肉桂、牛膝、车前子。症见腰困痛、尿频、尿少、尿痛。

3. 肾之阴阳俱虚，虚火上扰，脉弦尺大，可用增液汤，组成为麦冬、玄参、生地。

4. 麻杏薏甘汤：用于风湿外客。病者一身尽疼，发热，日晡所剧者，名风湿。此病伤于汗出当风，或久伤取冷所致也，可予麻黄杏仁薏苡甘草汤。

5. 头发日渐发白，头痛，头晕，夜间重，月经量少，脉沉弦涩；为瘀血阻滞，拟活血通瘀。可予血府逐瘀汤加丹参 30g，玄参 12g。

6. 桂枝大黄汤：用于治疗荣卫不调的皮肤病，如"身痒，夜间加重，遇冷加重，脾虚血燥，外受风邪，纳差，舌苔薄黄"可予桂枝大黄汤加丹参。

7. 黄芪桂枝五物汤：用于血痹。血痹，阴阳俱微，寸口关上微，尺中小紧，外证身体不仁，如风痹状，黄芪桂枝五物汤主之。

8. 枳实薤白桂枝汤：气结于胸中，心中痞满，气从胁下逆抢于心者，寒凝气滞之证（瓜蒌薤白治胸痹，益以白酒温肺气，加夏加朴枳桂枝，治法稍殊名亦异）。

9. 丹参饮：用于心胃诸痛，妇人更效。若肝火胃痛不宜用（丹参饮里有檀砂，心胃诸痛效验查，百合汤中乌药佐，专除郁气不须夸，圣惠更有金铃子，酒下延胡均可嘉）。

10. 补阳还五汤：用于半身不遂，口眼㖞斜。口角流涎，语言不利，大便干燥，小便频数，由于气虚而血不行所致。对颜面神经麻痹有一定疗效（补阳还五赤芍芎，归尾通经佐地龙，四两黄芪为主药，血中瘀滞用桃红）。

11. 黄连汤：升降阴阳。用于胸中有热，胃中有寒，腹中痛，导致清阳不升，浊阴不降，表里不和。伤寒，胸中有热，胃中有邪气，腹中痛，欲呕吐者，黄连汤主之（黄连汤内用干姜，半夏人参甘草藏，更加桂枝兼大枣，寒热平调呕痛忘）。

12. 脉沉弦细缓：弦者寒脉也，缓者脾虚也，细者血虚也，拟十全大补汤。

13. 丁香柿蒂汤：用于久病之后，中气被戕，胃中虚寒而引起的呃逆（丁香柿蒂人参姜，呃逆因寒中气戕，济生香蒂仅二味，或加竹橘用皆良）。

14. 肾病综合征：补中益气汤合六味地黄丸加薏苡仁、旱莲草。

15. 柴芩温胆汤：用于痰热、痰火的一切症状。症见睡梦纷纭，睡少多梦，梦魇，心烦易怒，甚至哭笑无常，胸脘胀闷，两侧头痛，口苦，苔黄，脉弦数。西医诊为神经症、神经衰弱、癔症、梅尼埃病，中医诊为脏躁（柴芩温胆半夏陈，枳茹龙胆夜交藤，加入竹叶与滑石，肝胆湿热此方康）。

1980 年 5 月 27 日　星期二

1. 牙龇、牙痛：羌活 9g，防风 9g，地骨皮 90g，龙胆草 18g，羊骨粉 90g，共研末冲服。

2. 柴胡加龙骨牡蛎汤：治手麻木效果好。

3. 瘰疬隐痛：痰郁气结。柴胡、当归、赤芍、青皮、蚤休、橘叶、牡蛎、陈皮（淋巴瘰疬柴当归，青陈蚤橘牡蛎襄）。

4. 每次春季血压升高，面赤，肝火上冲，拟苦寒泻火，可予丹栀逍遥散加玄参 30g，草决明 30g（可治头晕）。

5. 甘麦大枣汤：由于内脏阴液不足，以致发为脏躁，出现悲伤欲哭，精神失常，周身疲倦，数欠伸的征象，常伴有心烦不得眠，坐卧不安及便秘等。本方在应用时，可酌加当归、白芍、茯神、酸枣仁、柏子仁、龙骨、牡蛎之属，则疗效更著（妇人脏躁，喜悲伤欲哭，尤如神灵所作，数欠伸，甘麦大枣汤主之）。

6. 柴胡加龙骨牡蛎汤证：但痞满，大便稀溏，一日 3 次，可加大茯苓的用量增至 30g。

7. 头发大片脱落，左肩疼痛，抬举困难。血虚生风，可用黄芪桂枝五物汤。必须芪、桂、芍等量。

8. 调中益气汤：补中益气汤去白术、当归，加木香、苍术，治疗脾胃不和，胸满气短，四肢无力，口不知味，以及食后呕吐等症，有益气调中、舒畅脾胃的作用（补中益气芪术陈，升柴参草当归身，虚劳内伤功独擅，亦治阳虚外感因，木香苍术易归术，调中益气畅脾神）。

9. 复元活血汤：本方能除积在胁下的瘀血，使血脉恢复正常。治疗跌打损伤，瘀血积在胁下，胁痛难忍的病证（复元活血汤柴胡，花粉当归山甲珠，桃仁红花大黄草，损伤瘀血酒煎服）。

10. 身痒，夜间加重，遇冷加重，脾虚血燥，外受风邪。可予桂枝加大黄汤加丹参 30g。

11. 头发日渐脱落，面赤，脉左弦，拟平肝潜阳，可用镇肝熄风汤。

12. 疣：治用柴胡桂枝汤。

13. 气血俱虚为本，外受风邪为标。可用蠲痹汤。

14. 乌梅丸：蛔厥吐蛔，腹痛时作，手足厥冷以及久痢等证（乌梅丸用细辛桂，党参附子椒姜继，黄连黄柏及当归，温脏安蛔寒厥剂）。

15. 上肢、下肢麻木，气滞络瘀，可用柴胡桂枝汤。

16. 淋巴细胞白血病：

（1）黄芪 15g，党参 9g，鸡血藤 30g，麦冬 9g，五味子 9g，当归 9g，苍术 9g，黄柏 6g，怀牛膝 9g，山萸肉 15g。

（2）黄芪 15g，党参 9g，鸡血藤 30g，白术 9g，陈皮 9g，升麻 6g，柴胡 6g，甘草 6g，生地 9g，山药 15g，茯苓 9g，山萸肉 15g，丹皮 9g。

（3）每日服山萸肉 30g。

17. 危重病人，一般看面色，宗脉辨证。其他病状一般放在次要地位。

18. 千年健：苦辛温，入肝肾经。祛风湿，壮筋骨。

19. 追地风：酸涩温，可祛风湿、止痛、止痢。

20. 佛手：辛酸平，可理气化痰开胃。

21. 香橼：辛酸温，可理气宽胸。

22. 老鹳草：苦辛温，入肝肾经，可祛风湿、壮筋骨，用于风湿痛麻木。

23. 玫瑰花：甘微苦温，可理气活血，用于肝郁气结、胸胁痛、胃脘胀痛。

24. 玫瑰花：疏肝解郁，理气活血。

25. 蚤休：苦微寒，有毒，可清热解毒，治毒蛇咬伤，治淋巴结核。

26. 刘寄奴：苦温，可破血通经，治丝虫。刘寄奴尤治烧伤有效。

27. 乌药：辛温，可理气散寒止痛、温肾缩尿。

28. 土茯苓：甘淡平，入肝胃经，可清热利湿解毒，用于湿疹、疖肿、梅毒。

1980 年 5 月 30 日　星期五

1. 失眠一证：宗用益气化痰，疏肝养血仍失眠，而以补中益气加味尚好。而以早晨头晕、头痛为重，此为阳气不升、肾气亏损之候，可用补中益气合六味地黄丸治疗。

2. 食道癌：中气不足，气血瘀滞，胃脘部有癥瘕。

（1）陈皮 9g，党参 4g，甘草 6g，半夏 9g，枇杷叶 9g，麦冬 9g，竹茹 9g，枳实 9g，茯苓 9g，玉竹 9g。

（2）蜂皇浆 1 瓶，蜂蜜 1 勺，兑一起口服，1 日 1 次。

3. 奔豚汤：奔豚，气上冲胸，腹痛，往来寒热，奔豚汤主之。若躁汗时出，可用奔豚汤合生脉散（奔豚汤治肾中邪，气上冲胸腹痛佳，芩芍归芎甘草半，生姜干葛桑白加）。

4. 茯苓泽泻汤：胃反，吐而渴欲饮水者，茯苓泽泻汤主之（茯苓泽泻白术桂，吐而欲饮姜草倍）。

5. 色素沉着：青风藤 20g，海风藤 10g，薏米 30g，胡麻仁 10g。

6. 血燥致身痒：丹参 30g，当归 15g，生地 15g，川芎 10g，金银花 15g，连翘 15g，薄荷 3g，胡麻仁 9g（丹参银翘四物汤，薄荷胡麻煎服良）。

7. 慢性丹毒：有手足麻木，可予当归补血汤+生脉散+二妙汤+桑枝、苏木、大青叶、赤芍。

8. 气血两虚，湿热夹瘀的关节窜痛，上午乏力，面色㿠白。可予当归补血汤+生脉散+三妙汤+桑枝、晚蚕砂（祛湿通痹，祛湿和胃）、石斛。

9. 孔圣枕中丹：梦多、头痛、以早晨为甚，加沉香以降气止痛，暖肾（枕中鳖龙远志菖，失眠多梦此方康）。

10. 早晨突然眩晕，不敢睁眼（呕吐）天旋地转，景物颠倒，舌苔薄白，脉弦涩不调，寒饮上冲。

（1）桂枝 9g，白术 9g，茯苓 15g，甘草 9g，泽泻 9g，防风 3g，龙骨 10g，牡蛎 10g（苓桂术甘汤加减）。

（2）鹿茸 12g，泡一斤*酒，每日一小杯。

11. 肝郁脾虚：予逍遥散加瓜蒌。

12. 玉竹：养阴润燥，生津止渴，用于阴虚肺胃燥热，口燥咽干。

13. 石斛：滋养胃阴，清热生津。

14. 海风藤：祛风湿，通经络。

15. 青风藤：祛风湿，通经络，利小便。

16. 薏米：健脾利湿，清热排脓，除湿治痿，杀癌细胞，治扁平疣。

17. 胡麻仁：滋补肝肾，润便，祛风止痒。治荨麻疹及其他皮肤病。

---

* 1 斤=500g，后同。

1980 年五月份总结

1. 小柴胡汤的应用：

（1）小柴胡汤是一个和解表里、疏肝理气的方剂。可用于热病，症见寒热往来，胸胁苦满，恶心，呕吐，脉弦。最多见于流感，泌尿系感染。

（2）可用于急性支气管炎：胸闷咳嗽，肝郁气滞的疾病。如心肌炎，用药若咳者：加人参、大枣、五味子。

（3）用于治疗胸闷、心烦的肝郁气滞。如脉滑，胸中烦者，加瓜蒌。若症状严重去半夏、人参加瓜蒌。多见于神经症、冠心病。

（4）用于治疗由于肝气郁滞引起的腹痛。尤其表现为肚脐的一侧疼痛和少腹的一侧疼痛。多见于胃肠神经症、由手术引起者、盆腔炎腹痛、痛经。

（5）可以治疗胁下的痞硬，去大枣加牡蛎，尤其适用于：①慢性肝炎表现为心下痞硬；②肝功能正常，但心下痞硬，有口苦、头晕等症。

（6）可以用于两耳无所闻，胸满，特别是慢性阶段，病程比较短，有的是感冒引起，有的是吵架生气引起，均可用此方。

2. 柴胡加龙骨牡蛎汤的应用：一方面和解少阳，另一方面可疏肝理气，温化膀胱，利水湿，泻胃热，平肝。因此可以用于既有肝郁气滞，又有阳明胃热较为复杂的证候。适用于以下几个方面：治疗精神和神经系统有关的疾病，如神经性头痛，见肝郁气滞，又有寒湿，又有胃热的证候。

（1）两侧头痛为主，呕吐。

（2）失眠也可治疗，但必须有以上几个特点。

（3）用于治疗癫痫。

（4）小儿舞蹈病。

（5）治疗抑郁型精神病。

（6）阳痿。

（7）更年期综合征。

（8）睡觉以后梦话多，梦吃，夜游。

（9）用于妇科以上症状的白带多，赤白带下。

（10）治疗遗尿症，必须具备以上症状。

（11）治疗心跳过速：如阵发性心脏病、房室传导阻滞。

（12）治疗青年痤疮：加生薏米 30g。

3. 柴胡桂枝干姜汤的应用：本方是苦辛通降的方剂，用于治疗有寒又有热的疾病。伤寒五六日，已发汗而复下之，胸胁满微结，小便不利，渴而不呕，但头汗出，往来寒热，心烦者，此为未解也，柴胡桂枝干姜汤主之。

（1）用于慢性肝炎，右胁疼痛，胳膊麻木，腹胀，小便少，下肢沉重，口干等症。

（2）用于治疗既有肝郁气滞，又有胃脘胀满，口渴引饮，小便不利等症。

4. 桂枝加芍药汤与桂枝加大黄汤的应用：本太阳病，医反下之，因而腹满时痛者，属太阴也，桂枝加芍药汤主之，大实痛者，桂枝加大黄汤主之。

桂枝加芍药汤：用于太阴外感，如有腹痛太阴的表现，又有阳明里实证时，可采用桂枝大黄汤。此时，芍药与大黄的用量要注意，尤其是大黄的用量，即使有便秘，也要从小剂量开始。1.5～

3g 也会出现泻下的作用，常用于以下几种情况：

（1）外感病久久不愈，表现为低热，微有恶风，主要是疲乏无力，脉缓。有时出现腹痛。或小儿感冒，有腹痛，身不太热，体温不高。

（2）桂枝加大黄汤：亦可用于低热，极度的疲乏无力，口干，大便不利，脉濡缓。一般桂枝9g，白芍18g，生姜9g，大枣7枚，大黄3g。

（3）用于治疗皮肤病，如腹痛，疲乏无力，脉濡缓，反复不愈的荨麻疹，慢性湿疹。桂枝汤发汗解肌，而内调脾胃之功，故对于太阴外感效果最好。

5. 生姜泻心汤的应用：伤寒汗出解之后，胃中不和，心下痞硬，干呕食臭，胁下有水气，腹中雷鸣下利者，生姜泻心汤主之。本方是半夏泻心汤加入生姜并重用。生姜可用 12～15g。此方适用于寒热夹杂，虚实并见，水饮不化的痞满、腹鸣下利、打饱嗝等证候，可用于急慢性胃肠炎，特别是急性肠炎，脉滑、呕吐服 1～2 剂即好。慢性腹泻，打饱嗝，脉滑，呕吐，服 6 剂即好。

注意：对于有明显压痛，大便黏液，里急后重者，用此方效果不佳，里有气滞之故。

1980 年 6 月 3 日　星期二

1. 月经提前一证：若兼有腰痛，脉弦紧，寒凝气滞为标，肾虚为本，当以补肾疏肝、理气温经，可用逍遥散加狗脊 30g。

2. 荨麻疹一证：可予血府逐瘀汤。

3. 疲乏嗜睡，头晕心悸，脉沉弦涩不调，可用真武汤加桂枝。

4. 湿郁而化火的牙痛：藿香9g，防风9g，蔻仁9g，大黄6g，菖蒲9g，黄芩9g，木香3g。

5. 面色晦暗：痰饮。

6. 浮肿，疲乏无力，脉濡，左弦滑，左脉＞右脉，痰郁气滞，拟疏肝理气（朱老常用方，四逆去草帮，桔杏青陈皮，玫代苏栀尝）。

7. 炙甘草汤：用于气虚血少。伤寒，脉结代，心动悸，炙甘草汤主之（炙甘草汤参桂姜，麦冬生地麻仁帮，大枣阿胶共煎服，脉来结代心悸尝）。

8. 淋巴瘰疬方：用于瘰疬，疲乏无力，失眠，苔白，脉弦，痰郁气结。拟理气化痰散结（淋巴瘰疬柴当芍，青陈蚤橘牡蛎襄）。

9. 疝：可用柴胡桂枝干姜汤加薏米 30g。

10. 肝炎：属于气阴两虚为本，脾湿不化、气滞血瘀为标，可予参芪丹鸡黄精汤。

11. 关节疼痛，遇寒阴天加重，脉沉，风寒湿痹，可用独活寄生汤。

12. 升阳益胃汤：可用于风湿、肝气不舒、脾虚。

13. 丹参银翘饮：身痒，尤以夜间为甚，脉弦缓的血燥（丹参银翘四物汤，薄荷胡麻煎服良）。

14. 上中下痛风汤：用于结节性红斑，但下肢浮肿，周身关节疼痛（苍术黄柏天南星，桂枝防己及威灵，桃仁红花龙胆草，川芎羌芷神曲停）。

15. 寒实结滞：大黄附子细辛汤。胁下偏痛，发热，其脉弦紧，此寒也，以温药下之，宜大黄附子细辛汤主之。

16. 龟鹿二仙胶：用于治疗一切精神虚弱不足之病，体虚无病也可服用（龟鹿二仙最守真，补人三宝精气神，人参枸杞与龟鹿，益寿延年实可珍）。

17. 活络效灵丹：活血逐瘀，用于气血瘀滞，疝瘕癥瘕，心腹疼痛，腿痛臂痛，一切脏腑积聚，经络瘀滞（活络效灵丹没药，丹参当归乳香熬，消肿止痛祛瘀妙，疝瘕癥瘕有疗效）。

18. 正气天香散：用于治疗女子肝郁气逆、上冲心胸之间，胁肋疼痛，月经不调的寒凝气滞，拟温中理气，顺气调经（绀珠正气天香散，香附干姜苏叶陈，乌药舒郁兼除痛，气行活血经自匀）。

1980 年 6 月 6 日　星期五

1. 蒿芩清胆汤：治疗失眠，五心烦热，面部色素沉着。具有清胆利尿、化痰开胃之功用。治疗脉弦滑的痰郁气结之证（俞氏蒿芩清胆汤，陈皮半夏竹茹襄，赤苓枳壳兼碧玉，湿热轻宣此法良）。

2. 失眠一证：可用逍遥散或丹栀逍遥散加减治疗。

3. 人参养荣汤：治疗惊悸健忘，身热自汗，咽干唇燥，饮食无味，体倦肌瘦，毛发脱落，气短，腰背酸痛，小便赤涩等症，多由心、脾、肺三脏气虚、营血不足所致（人参养荣即十全，除却川芎五味联，陈皮远志加姜枣，脾肺气虚补方先）。

4. 腹胀纳呆属气阴两虚为本，气滞血瘀为标，可予参芪丹鸡黄精汤。

5. 右归饮：温补肾命，治疗一切命门火衰，气怯神疲，饮食减少，腹痛，腰痛，大便溏薄，阳痿等症（右归饮治命门衰，附桂山萸杜仲施，地草山药枸杞子，便溏阳痿服之宜，左归饮主真阴弱，附桂当除易麦龟）。

1980 年 6 月 10 日　星期二

1. 天王补心丹：滋阴泄热，补心安神，治思虑过度，耗伤心血，怔忡健忘，大便不利，心烦不寐，口舌生疮（补心丹用柏子仁，二冬归地与三参，桔苓远志朱砂蜜，枣味酸收安心神）。

2. 麻黄连翘赤小豆汤：主要重点在于解表，用于湿热偏重表的黄疸，还可用于治疗湿热在表所引起的湿疮、风疹、荨麻疹、湿疹，以及治疗湿热兼表的风水、皮水、急性肾炎的水肿。伤寒瘀热在里，身必发黄，麻黄连翘赤小豆汤主之（麻黄连翘赤小豆，桑杏姜草大枣投）。

3. 头晕，项强，头眩，苔白，纳可，脉弦细，肝郁气滞，痰热不化，柴胡加龙骨牡蛎汤主之。

4. 枳术丸：枳实与白术的比例是 1 : 2，健脾消痞。用于消化不良，饮食停滞，腹胀痞满（枳术丸是消补丸，荷叶衰败为良丸，枳术汤是枳实术，心下水饮腹胀满）。

5. 大橘皮汤：治疗湿热互相纠结，湿重热轻。症见心腹胀满，大便泄泻，小便不利，以及水肿等症。对于湿热阻滞的水肿亦有效（大橘皮汤治湿热，五苓六一二方缀，陈皮木香槟榔增，能消水肿及泄泻）。

6. 头晕，血压 170/110mmHg，恶心，呕吐，心烦纳差，苔白质淡暗，脉沉，肝郁气滞，拟疏肝理气的柴胡加龙骨牡蛎汤。

7. 癔症，抽风，牙痛消失，纳呆乏力，胃脘痞满，苔黄腻，脉沉弦，朱老常用方加瓜蒌 15g，茯苓 9g，黄芩 9g（朱老常用方，四逆去草帮，桔杏青陈皮，玫代苏栀尝）。

8. 三阳合病：

（1）太阳，3～4 天感冒，三年来两肩、肘、膝疼痛，走路困难，纳可，大便正常。

（2）左龈肿痛 2 天，苔黄白腻，脉浮。

（3）弦滑（柴葛解肌汤用羌，石膏大枣与生姜，芩芍桔梗甘草芷，邪热三阳热势张）。

9. 尿少不畅，腰痛，腹不胀（无水肿），头痛等，苔白，脉沉，可先予肾气丸，若不见效，改用逍遥散。

10. 糖尿病：柴胡桂枝干姜汤加大黄 4g，苍术 9g，玄参 15g，甘草 6g。

1980 年 6 月 13 日　星期五

1. 胃脘剑突下疼痛，时轻时重，纳可，上午疲乏无力，苔薄黄，脉寸稍滑，此为痰火郁结，可予瓜蒌 30g，黄芩 6g，半夏 9g。

2. 生气后颈两侧憋胀不适，纳可，苔白，脉沉，肝郁气结。可用柴胡 9g，赤芍 9g，橘叶 9g，青皮 9g，瓜蒌 15g，牡蛎 9g，连翘 9g。

3. 3～4 年来头晕，经前头晕加重，月经量少，腹胀，腰酸，苔薄白，脉沉细弦，肝郁血虚，拟养血舒肝，可予丹栀逍遥散加黄芩 9g。

4. 胃脘阵发性剧痛，严重时手足抽搐、呕吐、吐物为涎水，纳可，脉虚缓，剑突下有压痛，寒实结滞，拟温中导滞，可予枳实薤白桂枝汤加吴茱萸 3g，白术 9g。

5. 胃脘疼痛，腹满，纳可，口疮反复发作两年，大小便正常，苔白，脉弦缓，右沉，上热下寒，木邪犯土。方可予黄连汤加莱菔子 9g，枳实 9g。

6. 苍耳子散：治疗风热鼻渊。鼻渊即流浊涕不止，由于风热上扰脑中，清阳不能升，浊阴反而逆上所致（苍耳散中用薄荷，辛夷白芷四般和，葱茶调服疏肝肺，清升浊降鼻渊瘥）。

7. 月经不调出现面部色素沉着，可予丹栀逍遥散加瓜蒌、知母、酸枣仁。

8. 烦热上冲，脉弦细，气血俱虚，中气不足，方可用奔豚汤、人参养荣汤、参芪丹鸡黄精汤。

9. 腹胀乏力，脉弦，可予参芪丹鸡黄精汤。

10. 半身麻木，头痛，右侧瞳孔散大，失眠，纳可，苔薄白，脉弦滑，方可用癫狂梦醒汤加大腹皮 9g，桑枝 30g。

11. 尿急，尿频，尿痛，少腹憋胀，下肢沉重无力，走路困难，苔黄腻，脉沉细缓，气阴两虚，湿热阻滞，可用补中益气汤合五苓散加三妙+黄芪、生地、五味子。

12. 手掌脱皮，五心烦热，苔白，脉弦，左脉＞右脉，心肾俱虚，外受风邪，可用独活 6g，白蒺藜 9g，秦艽 9g，生地 15g，枸杞子 9g，黄柏 9g，菟丝子 15g。

13. 肛门湿疹：苦参 30g，蛇床子 30g 煎洗。

14. 泻青丸：治疗肝经实火郁结，不能安眠，易惊多怒，目赤肿痛甚至抽搐，肝郁化火，外受风邪（泻青丸用龙胆栀，下行泻火大黄资，羌防升上芎归润，火郁肝经用此宜）。

15. 胆囊肿：胃脘痞满，食后加重，肝区疼痛，纳呆，疲乏无力，面色萎黄，苔白质暗，脉沉细，中气不足，寒实不化。方可用补中益气汤合小承气汤。

16. 滋燥养营汤：治疗火热消灼肺阴，血伤而燥，皮肤干燥，爪甲枯槁，以及因风热内扰，血虚肠燥，大便不通而致的风秘证（滋燥养营两地黄，芩甘归芍及艽防，爪枯肤燥兼风秘，火燥津伤血液亡）。

17. 四肢乏力，胃脘痞满，头晕，纳呆，苔薄白，脉弦稍紧，肝胃不和。可予柴平汤。

18. 类风湿关节炎，现感觉项部，肌肉窜痛，不发热，苔白，脉沉细。可予桂枝加桂汤：桂枝 15g，白芍 15g，甘草 9g，生姜 4 片，大枣 7 个，川乌 10g，知母 9g，生石膏 30g。

19. 颠顶及项强痛，颠热，纳差，尿黄，便干，心悸，苔白，脉弦数尺大，肝肾阴虚，虚火上炎，拟养阴舒肝泻火。方可用逍遥散去薄荷、生姜、甘草加生地 15g、玄参 39g、女贞子 30g。

20. 高血压，头晕，头胀，心悸，纳可，苔白，质暗，脉右虚，左沉弦细，肝郁血虚，郁而化火。方可用逍遥散合丹参饮。

21. 川乌：附子与川乌子母株，性味与功用近似，唯附子长于温肾回阳，川乌善于治风通痹。故温肾助阳用附子，通痹止痛用川乌。

22. 附子：辛大热，有毒，可回阳救逆、温脾肾、祛寒止痛。

23. 女贞子：甘苦微凉，滋补肝肾，乌发明目，用于肝肾阴虚的头发早白，两目昏花，耳鸣，耳聋，腰膝酸痛及牙齿松动。

24. 檀香：辛温，理气散寒，止痛开胃。

25. 薤白：辛苦温，温中通阳，下气散结。

1980 年 6 月 17 日　星期二

1. 朱老麻用方：用于头憋胀麻木，脉沉细弦（朱老麻用方，钩龙香橼桑，佛壳丝瓜络，陈皮木瓜尝）。

2. 胸满纳呆，身痒，咳嗽痰多色白，咳如翁中行，苔白质暗，脉弦涩不调，阴天加重，痰饮蕴郁，前仅以舒肝，未予化痰故而痰多。治用枳实薤白桂枝汤。

3. 清暑益气汤：补肺生津，燥湿清热，治疗四肢倦怠，精神减少，身热心烦，自汗口渴，不欲饮食，身体酸重，小便色赤不畅，大便色黄溏薄等症。治用清暑益气汤（清暑益气参草芪，当归麦味青陈皮，曲柏葛根苍白术，升麻泽泻姜枣随）。

4. 牙痛，腹满，腰酸，苔黄腻有瘀斑，脉弦紧，治用柴平汤加大黄 4g，莱菔子 9g。

5. 参芪丹鸡黄精汤可治心律失常一证，兼耳鸣、浮肿。

6. 早晨甚，苔薄白，脉弦涩不调，可予苓桂术甘汤加泽泻、防风、龙骨、牡蛎。

疲乏嗜睡，头晕，脉弦涩不调，可予真武汤。

失眠，走路时腿痛，胃脘疼痛，腹满，食后加重，纳差，大便少而不畅，苔白，脉沉弦涩，肝气郁结，寒热夹杂，可予柴胡加龙骨牡蛎汤。

近几天失眠，易醒，翻身时头晕，纳增，苔白，脉沉细，面色㿠白，气血阴阳大衰，可予人参养荣汤。

7. 头晕目眩，疲乏无力，胸满咳嗽，吐痰纳差，苔黄，脉沉，太少并病，拟以双解法，治用柴胡桂枝汤加五味子 3g，紫菀 9g。

8. 疲乏无力，阳痿，腰冷，身冷，眠差，尿黄，大便不调，苔白，脉弦，营卫不调，心肾俱衰，当先调营卫，心肾为先，治用桂枝加龙骨牡蛎汤。

9. 臂疼颈项疼痛，可予桂枝汤加天花粉。

10. 防风通圣散：用于表里实热，凡是外感风寒暑湿而发生的恶寒壮热，头晕目眩，口苦咽干，咳嗽气逆，大便秘结，小便赤涩等表里三焦俱实的热证都可服用，一切疮疡肿毒，目赤睛痛，用此方也能消退。临床用于身痒而遇冷加重，寒热夹风之证（防风通圣大黄硝，荆芥麻黄栀芍翘，甘桔芎归膏滑石，薄荷芩术力偏饶，表里交功阳热盛，外科疡毒总能消）。

11. 胃脘痞满隐痛，时而脐悸动肠鸣，手憋胀，苔白腻，脉弦缓，饮邪内郁，治用苓桂术甘汤合五苓散。

12. 呕吐食物夹黑色血，胸痛，胁痛，苔黄，脉虚大，阴虚火旺，拟滋阴降火，可用旋覆代赭汤去姜枣加降香、白芍、三七、五味子、黄芩（旋覆代赭用人参，半夏姜甘大枣临；重以降逆咸软痞，益胃化痰降气逆）。

1980 年 6 月 20 日　星期五

1. 尿路不畅，用逍遥散停用后加重，头晕、足趾痛、腰痛、苔薄白、脉沉，腰为肾之府。肾主骨，补肾为法，治用八味加车前子、牛膝。

2. 少阳外感，痰郁气结：柴胡、半夏、黄芩、陈皮、紫菀、杏仁、桔梗、瓜蒌、甘草、青皮。

3. 乳癖：瓜蒌 120g，白芥子 9g，青皮 10g，橘叶 10g，赤芍 10g，当归 9g。

4. 苔净，脉弦尺大，治用增液汤加肉桂 3g。

5. 一个多月来食欲不振，胸满便秘，一周几次便，便如羊粪，疲乏无力，面色青黄，口干喜饮，脉细涩，寒湿郁结，木郁失达。治用柴桂干姜汤。

柴胡 9g，桂枝 9g，干姜 9g，天花粉 15g，大黄 6g，陈皮 9g，枳实 9g，牡蛎 9g。

6. 胸阳不振，外受风邪，见声哑，咳嗽苔白，脉弦滑，治用柴胡枳桔汤。

7. 寒饮上冲的头晕兼胃脘痞满 34 年，治用桂枝汤合苓桂术甘汤。

8. 胆囊肿，属中气不足，寒实不化，治用补中益气汤合小承气汤。

9. 3 年来全身出皮疹，以头项部、面部多，纳可，头晕恶心，胸满心悸，苔白，脉弦，太少并病，治用柴胡桂枝汤加薏米 30g。

10. 失眠多梦，亦可用小柴胡汤加丹参、丹皮、瓜蒌、生地、枣仁。

11. 心律失常，治用桂枝加桂汤合苓桂术甘汤。

12. 7～8 年胃脘痞满，偶痛，便后有坠胀感，或纳呆，口干酸而涩，大便干稀不调，小便黄，苔白，脉虚而弦，肝郁气结，水饮不化。治用柴胡桂枝干姜汤加茯苓 15g，甘草 6g，陈皮 10g。

13. 经前头痛、头晕，经后冷痛消失，但近来仍头痛，心烦，苔白质暗，脉沉涩。血瘀生火，拟活血逐瘀，泻火养阴。治用血府逐瘀汤加玄参 30g。

14. 癫痫：竹沥 15g，生姜汁 1 盅，天南星 9g，半夏 9g，橘红 9g，铁落 15g，茯苓 15g，防风 6g。

15. 肝区疼痛，治用参芪丹鸡黄精汤。

16. 逍遥散合增液汤可治失眠多梦。

1980 年 6 月 24 日　星期二

1. 五皮饮：用于头面水肿，偏于皮及上半身，由气滞而致水肿。

2. 全生白术散：五皮饮去桑白皮加白术：用于妇人妊娠水肿，脾虚湿盛。

3. 苓桂术甘汤：用于胃中痰饮，苔白滑，脉弦滑或弦紧，"病痰饮者，当以温药和之"。治用甘姜苓术汤。

4. 肾着汤：苓桂术甘汤去桂枝加干姜，名曰苓姜术甘汤。治疗脾寒，腰以下冷痛，"腰沉重如带五千钱"如坐水中。

5. 萆薢分清饮：湿在下，膏淋，白浊，小便频数，混浊不清（萆薢分清石菖蒲，草梢乌药智仁俱，或益茯苓盐煎服，通心固肾浊精驱，缩泉益智同乌药，山药糊丸便数需）。

6. 前列腺炎：萆薢分清饮去乌药加黄柏合六味地黄丸。

7. 独活寄生汤：用于半身以下的腰膝疼痛，肝肾不足，风寒湿痹。

8. 三痹汤：用于痹证偏重手足者。

9. 蠲痹汤：用于痹证偏重上者，尤为肩臂抬举困难，不能梳头。

10. 消风散：湿疹，风疹，搔痒抓破后，渗出水液。苔白或黄，脉浮数有力（消风散内用荆防，蝉蜕胡麻苦参苍，归地知膏牛蒡通草，风疹湿疹此堪尝）。

11. 金锁固精丸：固肾涩精，用于肾关不固，遗精滑泄，腰酸耳鸣，四肢无力，脉细弱（金锁固精丸，龙牡芡蒺莲）。

12. 桑螵蛸散：用于心肾两亏的小便频数，临床主要用于遗尿（桑螵蛸散治便数，参茯龙骨与龟壳，菖蒲远志及当归，补心宁神睡大觉）。

13. 四神丸：用于日久不愈的五更泄泻。

14. 真人养脏汤：脾胃虚寒泄泻，疲倦食少，舌淡苔白，脉迟细（真人养脏木香诃，栗壳当归肉蔻和，术芍桂参甘草共，脱肛久痢服之瘥）。

15. 固冲汤：固涩冲任，益气止血，用于冲任不调、气不摄血的崩漏下血，经色淡，腰膝酸软，头晕目眩，食少便溏（固冲汤中用术芪，龙牡芍萸茜草施，倍子海蛸棕榈炭，崩中漏下总能医）。

16. 苓甘五味姜辛汤：温肺化痰，用于寒饮在肺，咳嗽稀痰，苔白，脉弦迟。禁忌：偏于热者不能用（苓甘五味姜辛汤，肺寒痰喘主斯方，若加桂麻与夏杏，外寒内饮服之康）。

17. 贝母瓜蒌散：用于肺燥有痰，咳痰不利，咽喉干燥。

18. 清气化痰丸：痰热内结，咳嗽痰黄。

19. 礞石滚痰丸：降火逐痰，必须用于实证，精神分裂症，实热老痰，脉弦滑有力。

20. 消瘰丸：用于瘰疬（消瘰丸贝牡玄参，消痰散结并滋阴，肝肾素亏痰火结，加减临时细酌均）。

21. 止嗽散：用于外感咳嗽，外风咳嗽。禁忌：阴虚咳嗽禁用。

22. 半夏白术天麻汤：二陈汤加白术、天麻、生姜、大枣而成，治疗风痰所致的眩晕，头痛，痰多，胸膈胀满，苔白腻，脉弦滑。禁忌：肝阳上亢的眩晕。没有天麻，可用菊花、桑叶代替（半夏白术天麻汤，苓草橘红大枣姜，眩晕头痛痰涎盛，热盛阴亏切莫尝）。

23. 枳实消痞丸：消痞满，健脾胃，用于心下痞满，食欲不振，神疲乏力，或胸腹胀满，大便不畅者（枳实消痞四君全，麦芽夏曲朴姜连，脾虚气滞兼食积，消中有补两无偏）。

24. 苏冰滴丸：苏合香、冰片，2～4丸/次，3～4次/日，用于胸憋、心绞痛、心肌梗死。

25. 苏合香丸：用于里寒实证，面色青白，出气清冷，手足不温，苔白滑，脉象沉迟有力。

26. 通关散：皂角、细辛等分。通关开窍，用于痰涎壅盛所致的突然昏厥，不省人事，牙关紧闭，面色苍白。

27. 安宫牛黄丸：清心开窍解毒，用于热邪内陷心包。

28. 至宝丹：开窍通灵为主，治疗神志昏迷。

29. 紫雪丹：凉肝息风，治疗高热惊厥，便秘。

30. 清眩止痛汤（赵炳南教授方子）：茺蔚子9g，香附9g，钩藤9g，川芎3g，桂枝6g，菊花15g，甘草9g。功用：调气和营，消风止痛，用于头痛眩晕（清眩止痛香附茺，钩桂菊草用川芎）。

31. 麦门冬汤：生津益气，降逆下气，用于肺胃阴虚，口渴咽干，吐涎沫，舌光红，脉虚数（麦门冬汤半夏参，枣甘粳米养肺阴，阴虚胃痛呕吐用，亦治肺痿吐涎灵）。

32. 加减麦门冬汤：治疗夜间咳嗽，咽喉干燥或咳喘者（加减麦门冬，半沙菀桑皮，杷百竹叶枣，夜咳咽喉燥）。

33. 金水六君煎：归地二陈汤，治疗肺肾虚寒，水泛为痰的咳嗽、呕吐、痰多喘急等症（金水六君用二陈，再加熟地与归身，别称神术丸苍术，大枣芝麻停饮珍）。

34. 瓜蒌瞿麦丸：小便不利者，有水气，其人若渴，瓜蒌瞿麦丸主之。小便不利，口干饮冷，苔薄黄，脉弦尺大，肾虚痰饮，瘀血阻滞。可用于肝硬化腹水（瓜蒌瞿麦丸用根，茯苓山药附子行）。

35. 当归拈痛汤：用于脚气、疮疡。治疗湿热相搏的四肢关节疼痛，肩背沉重，或一身都痛，或脚气肿痛，以及腿脚生疮，红肿作痛，脓水较多等症（当归拈痛羌防升，猪泽茵陈芩葛明，二术苦参知母草，疮疡湿热服皆应）。

36. 当归龙荟丸：用于肝火。治疗肝胆实火引起的神志不宁，惊悸抽搐，头晕目眩，两胁痛引少腹，大便秘结，小便赤涩等症（当归龙荟用四黄，龙胆芦荟木麝香，黑栀青黛姜汤下，一切肝火尽能攘）。

37. 左金丸：用于肝火，治疗肝火旺盛，左胁作痛，吐酸吞酸，舌红脉数（左金连萸六一丸，肝经火郁吐吞酸，再加芍药名戊己，热泻热痢服之安，连附六一治胃痛，寒因热用理一般）。

38. 交泰丸：黄连 3g，肉桂 1.5g。交通心肾。治疗：失眠，临卧时精神兴奋，心悸不安，不能入睡，白天反头晕嗜睡。

39. 生铁落饮：镇心安神，化痰开窍。治疗痰火上扰，急躁发狂，喜怒无常，骂詈叫号，不避亲疏等（生铁落饮胆南星，贝菖橘翘远朱苓，加入二冬丹玄参，痰火蒙心服之醒）。

40. 益气聪明汤：聪耳明目。治疗：因中气不足，清阳不升而造成的目生内障，视物昏花，和耳鸣耳聋的证候（益气聪明汤蔓荆，升葛参芪黄柏并，再加芍药炙甘草，耳聋目障服之清）。

41. 清燥汤：燥金受湿热之邪。治疗因为湿热熏蒸，肺伤而燥，于是腰以下痿软瘫痪不能动，行步不正，两足敧侧的痿病，有清润肺燥的作用（清燥二术与黄芪，参苓连柏草陈皮，猪泽升柴五味曲，麦冬归地痿方推）。

42. 沙参麦冬饮：秋燥伤肺，治疗秋令燥邪，耗伤肺阴液，咽干口渴，干咳少痰，或有发热，舌光绛而干者。久咳不解加地骨皮（沙参麦冬饮豆桑，玉竹甘花共合方，秋燥耗伤肺胃液，苔光干咳此堪尝）。

43. 大建中汤：温中补虚，降逆止痛。治疗：中阳虚衰，阴寒内盛，脘腹剧痛，上下攻撑，手不可触近，呕不能食，或腹中漉漉有声，苔白腻，质淡或紫暗，脉弦迟或沉细。心胸中大寒痛，呕不能食，腹中寒，上冲皮起，出见有头足，上下痛而不可触近，大建中汤主之（大建中汤川椒姜，心胸大寒参饴糖）。

44. 大柴胡汤：主治往来寒热，胸胁苦满，呕吐心烦，胃脘满痛，大便干燥，苔黄，脉弦有力者。太阳病，过经十余日，反二三下之，后四五日，柴胡证仍在者，先与小柴胡汤；呕不止，心下急，郁郁微微烦者，为未解也，与大柴胡汤下之则愈（大柴胡汤白芍芩，半夏大黄枳枣姜）。

45. 小续命汤：风痉通剂。治疗正气虚弱的人，被外风侵袭，突然不省人事，筋脉拘急，半身不遂，口眼㖞斜，语言困难等症（小续命汤桂附芎，麻黄参芍杏防风，黄芩防己兼甘草，六经风中此方通）。

46. 参苏饮：治疗内伤体虚，又感受风寒的病证，症状是发热头痛，呕逆咳嗽，痰多，头晕目眩，大便泄泻，或已经发汗而发热不止等（参苏饮内用陈皮，枳壳前胡半夏医，干葛木香甘桔茯，内伤外感此方推）。

47. 封髓丹：治疗梦遗失精（失精梦遗封髓丹，砂仁黄柏草和丸）。

48. 厚朴温中汤：用于虚寒胀满，有温中除满止痛的作用。适用于脾胃虚寒的腹痛，胃脘痛，以及脘腹胀满等症（厚朴温中陈草苓，干姜草蔻木香停，煎服加姜治腹痛，虚寒胀满用皆灵）。

49. 枳实导滞丸：消导积滞，清热利湿。治积滞内阻，生湿蕴热，脘痞满闷，下痢，或泄泻腹痛后重，或大便秘结，小便黄赤，舌红苔黄腻，脉沉实者（枳实导滞首大黄，芩连白术茯苓襄，神曲泽泻同研服，湿热积滞力能攘）。

50. 胃苓汤：治饮食停积，浮肿泄泻实证（平胃散合五苓散）。

51. 平陈汤：治肺胃不和，湿痰停阻，胸膈痞满，不思饮食（平胃散合二陈汤）。

52. 不换金正气散：治感冒四时不正之气而夹食滞（平胃散+藿香、半夏）。

53. 温经汤：温经散寒，养血祛瘀。主治：冲任虚寒，瘀血内阻，漏下不止，少腹满痛，月经不调，或前或后，或多或少，傍晚发热，手掌烦热，唇干口燥，或小腹冷痛，久不受孕等症（温经归芍桂萸芎，姜夏丹皮并麦冬，参草扶脾胶益血，温经散寒宜调经）。

54. 补肺汤（补肺汤用参地芪，桑皮五味紫菀继）。

55. 食管癌：可用启膈散加减（启膈散用沙参丹，贝苓荷叶共郁金，杵头米与砂仁壳，膈症初期早服灵）。

56. 肝炎腹胀常用方（肝炎腹胀常用方，瓜蒌陈皮桔梗尝，木香郁金茯苓壳，苡仁泽泻草白芍）。

57. 牙痛，齿龈发炎，大便干燥，可用凉膈散合清胃散（清胃散用升麻连，当归生地丹皮全，或益石膏平胃热，口疮吐衄及牙宣）。

58. 十味地黄丸：八味肾气丸加白芍、玄参，治上热下寒，口舌生疮，面红目赤，牙齿浮动。

59. 知柏地黄丸：六味地黄丸+知母、黄柏，滋阴泻火力大。治阴虚火旺，骨蒸潮热，遗精盗汗。

60. 杞菊地黄丸：功用：滋阴平肝明目。治肾虚肝旺，症见目痛干涩，视力减弱（六味地黄丸加枸杞子、菊花）。

61. 明目地黄丸：功能：滋阴平肝，清散风热，治肾虚肝旺，风热上攻，症见目翳遮睛，目涩流泪，夜盲，视物模糊（六味地黄丸+当归、白芍、枸杞、菊花、白蒺藜）。

62. 麦味地黄丸：功能：敛肺纳肾。治肺肾阴虚，咳嗽气喘，吐血，潮热盗汗（六味地黄丸加麦冬、五味子）。

63. 参麦地黄丸：功能：肺肾两亏。治咳嗽气喘，内热口燥（六味地黄丸加人参、麦冬）。

64. 七味都气丸：功能：补肾纳气。治肾虚气喘，咳嗽等症（六味地黄丸加五味子）。

65. 耳聋左慈丸：功能：滋阴潜阳。治肾虚火升，症见耳聋、耳鸣、眩晕（六味地黄丸加磁石、柴胡）。

66. 济生肾气丸：小便不利，腰重脚肿，腹胀便溏（八味肾气丸加车前子、牛膝）。

67. 归芍地黄丸：肝肾阴虚，相火内动，头眩耳鸣，午后潮热，两胁疼痛，手足心热。

68. 耳后视神经炎、中心视网膜炎、视神经萎缩（六味地黄丸加当归、柴胡、五味子）。

69. 肺结核、肾结核、肾盂肾炎、糖尿病、高血压、更年期综合征，予六味地黄丸。

70. 对于严重的老年人神经衰弱、大脑发育不全、脑震荡后遗症，亦可用左归丸（左归丸加菟蔚子、龟板、鹿角，左归萸地药苓从，枸草齐成壮水功）。

71. 滋肾丸：黄柏30g，知母30g，肉桂15g。治热在下焦，小便癃闭而口干渴者。

72. 桑白皮：利肺气。

　　茯苓皮：利湿。

　　生姜皮：辛能散水。

　　白术、桑寄生：安胎的要药。

　　益智仁：温肾缩尿。

　　独活：用于风湿偏下。

　　片姜黄：偏于走手臂。

　　槟榔：虫积。

　　天麻：可用菊花、桑叶代替。

　　神曲：消酒食。

　　陈皮：理气。

　　大腹皮：消胀除满。

白术：健脾除湿（偏于有热的用薏苡仁）。

萆薢：补肾祛湿，分别清浊。

羌活：用于风湿偏上。

羌活、独活：用于全身风湿。

栗壳：有固涩之用。

麦芽：消面食。

山楂：消肉食。

白芥子：祛痰化饮，祛痰散结。

竹沥：甘大寒，化痰镇惊，用于中风痰壅昏迷，中风不语，癫痫。

1980 年 6 月 24 日　星期二

1. 两侧太阳穴头痛，以上午 10～11 时左右为甚，胸满心悸，睡眠差，纳可，苔黄，脉虚而左弦，此气阴两虚为本，痰郁气结为标。西医诊为冠心病。方可用奔豚汤合生脉散。

2. 一年多食欲不振，腹满便秘，一周几行便如羊屎，疲乏无力，苔白，脉沉细缓时见涩，腹中有燥粪。方可用桂枝芍药汤+当归补血汤+附子、肉苁蓉。

3. 一年来头晕，耳鸣，失聪，甚或天旋地转，景物颠倒，纳可，偶尔恶心，大便一日一行，苔薄白，脉弦大，此为气阴两虚，虚火上炎。方可用益气聪明汤加黄精 30g（葛根 15g，白芍 15g，其余均 9g）

4. 口眼㖞斜，偏头痛，胃脘痞满，口干苦，苔薄白，脉沉，肝郁气滞，寒热夹杂。方可用柴胡加龙骨牡蛎汤。

5. 剑突下疼痛，脉沉细弦，寒实结滞。方用瓜蒌薤白桂枝汤。

6. 20 多天来胃脘痞满隐痛，纳呆，大小便正常，苔白，脉虚大而缓右弦，脾虚不运，拟健脾益气。方用调中益气汤。

1980 年 6 月 27 日　星期五

1. 4～5 个月来左腰髋骨疼痛，弯腰加重，偶心悸，头晕，心烦，苔白，脉弦紧，肝肾俱虚，木郁条达。方可用逍遥散加狗脊 30g。

2. 下肢乏力，苔白，脉弦，可用防己黄芪汤。

3. 失眠，头晕，恶心，胸憋，时而悲伤欲哭，苔白，脉虚而弦滑，气阴两虚为本，气滞痰郁，郁而化火为标。方可用十四味温胆汤。

4. 一个月来腰困，疲乏无力，盗汗，尿频，尿热，尿痛，纳差，脘腹痞满，苔白，脉沉弦小数，肝郁气滞，郁而化火。方可用蒿芩清胆汤。

5. 男子背困，脉弦滑，可用十四味温胆汤。

6. 右侧腰疼痛，翻身活动加重，苔白，脉弦紧，闪腰岔气。方可用复元活血汤加白芥子 6g，白芍 9g，薄荷 9g。

1980 年 7 月 1 日　星期二

1. 咳嗽带血，苔黄厚腻，脉虚而弦。可用参芪丹鸡黄精汤。

2. 胃穿孔，手术切除大部分，现症见胃脘痞满疼痛，矢气后好转，纳呆，口干苦，大便正常，小便黄，面色微青暗，脉弦大紧尺大，脾肾俱虚，拟脾肾双补。方可用附子理中汤合八味肾气丸。

3. 头皮痒，咽干疼痛，咳嗽吐黄痰，苔白，脉弦滑，可用柴胡枳桔汤。

4. 失眠，易醒，翻身时头晕，苔白，脉沉细，面色㿠白，气血阴阳大衰。方可用人参养荣汤加酸枣仁 9g。

5. 手、上肢麻木，亦可用小柴胡汤加丝瓜络 9g。

6. 视物昏花，头晕，口干口苦，苔黄白，脉濡缓，重按弦，气郁化火。方可用益气聪明汤（黄芪 15g，葛根 15g）。

7. 大橘皮汤的用法：口苦，小腹胀，小便不利，苔白，脉沉缓，湿热不化，膀胱气滞（滑石 18g，甘草 3g，槟榔 15g，其余均 9g）。

8. 经验方，亦可治失眠，苔白，脉弦滑（经验方，柴当芍，麦味参，半青陈，各十克，菀黄芩）。

9. 剑突下阵发性疼痛，夜间疼痛，发作时较多，纳可，恶心，呕吐泄泻，胸背疼，口不苦，二便正常，苔白，脉沉弦，肝胃不和，拟疏肝理气。方可用逍遥散合丹参饮（丹参 30g）。

10. 参芪丹鸡黄精汤的应用：胃脘痞满，有饥饿感，胸满浮肿，短气，吸气困难，纳差，腹胀，苔白质暗，面青暗，脉沉细缓，气阴两虚为本。气滞血瘀，痰湿郁滞为标。

11. 蒿芩清胆汤可治肾盂肾炎：腰困、腰痛、疲乏无力、盗汗、尿热、尿痛、纳差、脘腹痞满，脉沉弦小数，肝郁气滞，郁而化火。

12. 咳嗽带血：胸满痛，口苦，心烦、头晕，纳可，胃脘痞满，苔白，脉沉，肝肺气郁，拟理气化痰，舒肝，方可用柴胡枳桔汤。

13. 胃脘痞满一症，用黄连汤不效，反而加重，苔白，脉沉弦，肝郁气滞，拟疏肝理气，方可用柴胡疏肝散。

14. 黑逍遥散：丹栀逍遥散加生地，治疗肝郁血虚，经来腹痛。

15. 柴胡加芒硝汤：小柴胡汤加芒硝，治疗头痛，恶寒发热，午后 4 时加重，脉沉，苔黄白，阳明胃热为本，肝郁气结为标。若用于大便秘结，但里热未盛加芒硝以通便。

16. 川芎茶调散：用于头目风热。治疗：风热上攻，头昏目眩及偏正头痛，服药后悉能恢复健康（川芎茶调散荆防，辛芷薄荷甘草羌；目昏鼻塞风攻上，偏正头痛悉能康；方内若加僵蚕菊，菊花茶调用亦藏）。

1980 年 7 月 4 日　星期五

1. 小腹满胀，小便不利，苔白，脉沉缓，湿热不化，膀胱气滞，口干苦，可用大橘皮汤。服上药，仍小便不利，小腹胀满，浮肿，五心烦热，纳呆，口苦干，脉濡缓，湿热不化，拟芳香化浊，方用甘露消毒饮（茵陈 15g，滑石 15g，苏叶 6g，其余均 9g）。

2. 肝气郁结的哮喘：方可用奔豚汤合生脉散加青皮、紫菀。

3. 数年来食欲不振，胃脘痞满，口苦干，耳鸣，2 周来腰困，尿频，无尿痛，苔白质淡，面色㿠白，脉虚缓稍弦，此脾虚木乘，拟健脾疏肝，方可用完带汤加谷麦芽各 15g。

4. 头痛，鼻涕多，纳可，失眠乏力，苔白，脉左弦，右浮大，气虚外感风热。方用益气聪明汤加苍耳子、薄荷。

5. 一周来胃脘疼痛，夜间加重，口干苔白，脉弦大，脾胃虚寒为本，血络瘀滞为标，先治标以活血温经。方可用少腹逐瘀汤（少腹茴香与炮姜，元胡灵脂没药当，芎蒲官桂赤芍药，活血调经用此方）。服上药疼痛同前，方可用黄芪建中汤合丹参饮加苍术、茯苓（黄芪、白芍、丹参、茯苓各 30g，桂枝、当归各 15g，其余均 9g）。

6. 祝谌予方：

（1）当归芍药散："妇人怀妊，腹中绞痛，当归芍药散主之"、"妇人腹中诸疾痛，当归芍药散主之"。①条文；②妇女各种腹痛；③妊娠腿肿；④肾性高血压；⑤神经头痛（当归芍药散，芎茯术泻栏）。

（2）降糖基本方：用于气阴两伤的糖尿病（生脉散+增液汤+玉镇丹+山药配黄芪+苍术配元参），玉镇丹包括茯苓、龙骨、五倍子。

（3）抗免疫方：用于长期使用胰岛素的血瘀糖尿病（抗免疫方当芍香（木香），益母川芎祝予方）。

（4）清营调血汤：用于血热崩漏（清营调血地芍贞，蒲黄蓟槐茜连草）。

（5）小乌沉汤：行气止痛（小乌沉汤乌药草，香附沉香止痛好）。

1980 年 7 月 8 日　星期二

1. 治乳瘰一症：①朱老瘰病方（朱老瘰病柴当芍，青陈蚤橘牡蛎妙）；②朱老常用方（朱老常用方，四逆去草帮，桔杏青陈皮，玫代苏栀尝）；③朱老经验方（经验方，柴当芍，麦味参，半青陈，各十克，菀黄芩）。

2. 眼睑脸面浮肿：经验方（经验方，柴当芍，麦味参，半青陈，各十克，菀黄芩）。

3. 失笑散：活血止痛，用于月经不调，少腹急痛，产后恶露不行，眩晕（失笑灵脂与蒲黄，活血止痛效非常）。

4. 四君子汤：用于一切阳虚气弱，脾虚肺损，面色㿠白，言语轻微，四肢无力，脉虚弱（四君子中和义，参术茯苓甘草比，益以夏陈名六君，祛痰补气阳虚饵，除却半夏名异功，或加香砂胃寒使）。六君子汤：阳虚痰湿证。香砂六君子汤：呕吐痞闷，胃脘痛，腹痛，泄泻，胃虚有寒之证。

5. 参苓白术散：补脾益肺（参苓白术扁豆陈，山药甘莲砂苡仁，桔梗上浮兼保肺，枣汤调服益脾神）。

6. 天麻钩藤饮：用于中风，阴虚阳亢（天麻钩藤石决明，芩栀牛膝杜寄生，益母交藤茯神味，平肝滋补疗中风）。

7. 益胃汤：益胃玉竹冰糖增，沙参麦冬生地共。

8. 寿胎丸：桑兔断胶。

9. 暖肝煎：少腹并牵及睾丸坠胀疼痛，或阴囊收缩，受寒则其，形寒肢冷，苔白滑，脉沉弦或迟（少腹冷痛暖肝煎，乌药苓杞归香（沉香）难，路上碰上小茴香，肉桂生姜共晚餐）。

10. 桂枝甘草汤：发汗过多，气血冲逆，心下悸，欲得按，自感气短，脉搏大。发汗过多，其人叉手自冒心。心下悸，欲得按者，桂枝甘草汤主之。

11. 桂枝芍药知母汤：诸肢节疼痛，身体魁羸，脚肿如脱，头眩短气，温温欲吐，桂枝芍药知母汤主之（桂枝芍药知母汤，甘术麻黄姜附防）。

12. 黄土汤：用于先便后血，手足冷、口苦干的寒热夹杂出血证（黄土汤将远血医，芩胶地术附甘随，更知赤豆当归散，近血服之效亦奇）。

13. 桂枝附子汤：桂枝汤去芍药加附子。伤寒八九日，风湿相搏，身体疼痛，不能自转侧，不呕不渴，脉浮虚而涩者，桂枝附子汤主之。若大便坚，小便自利者，去桂加白术汤主之。

14. 白术附子汤：桂枝附子汤去桂枝加白术。

15. 当归散：四物汤去生地，加黄芩、白术。妇人妊娠，宜常服当归散主之。

16. 茯苓桂枝甘草大枣汤：用于胃肠不足，脐下悸，欲作奔豚，苓桂甘草大枣汤主之。

17. 阳痿常用方：必要时与六味合用（阳痿常用方，龙牡阳起良，金樱砂羊藿，朱砂菟子尝）。

18. 甘姜苓术汤：肾着之病，其人身体重，腰中冷，如坐水中，形如水状，反不渴，小便自利，饮食如故，病属下焦，身劳汗出，衣里冷湿，久久得之，腰以下冷痛，腰重如带五千钱，甘姜苓术汤主之。

19. 保元汤：温补气虚，治疗男、妇虚劳损怯，元气不足，以及小儿出痘，阳气不足，痘难胀起，或浆汁清稀，皮薄发痒，难灌浆难收敛等证。补脾、肺、肾三气（保元补益总偏温，桂草参芪四味存，男妇虚劳幼科痘，持纲三气妙难言）。

20. 达原饮：瘟疫初起及疟疾（达原厚朴与常山，草果槟榔共涤痰，更用黄芩知母入，菖蒲青草不容删）。

21. 回阳救急汤：三阴寒逆。治疗寒邪直中三阴经而出现四肢厥冷，恶寒战栗，身体蜷卧，吐泻腹痛，口不渴，指甲口唇发青等阴盛阳微的救急方剂（回阳救急汤六君，桂附干姜五味群，加麝三里或胆汁，三阴寒厥见奇勋）。

22. 导气汤：寒疝疼痛（寒疝痛用导气汤，川楝茴香与木香，吴茱萸以长流水，散寒通气和小肠）。

23. 甘露饮：胃中湿热，治疗胃中湿热上蒸，口臭，喉疮及吐衄，齿龈出血等证（甘露两地与茵陈，芩枳枇杷石斛伦，甘草二冬平胃热，桂苓犀角可加均）。

24. 紫菀汤：治子嗽（紫菀汤方治子嗽，天冬甘桔桑杏投，更加蜂蜜竹茹煎，孕妇咳逆此方先）。

25. 牵正散（药等量）：主治中风口眼㖞斜（牵正散是杨家方，全蝎僵蚕白附襄，服用少量热酒下，风中络脉疗效彰）。

26. 痛泻要方：泻肝补脾。肠鸣腹痛，大便泄泻必腹痛，苔薄白，脉两关不调弦而结者（痛泻要方陈皮芍，防风白术煎丸酌）。

27. 面神经麻痹方：用于面神经麻痹，口眼㖞斜（面神经麻痹常用方，四物牵正共合方，荆防翘红忍冬藤，夜睡受风此堪尝）。

28. 五积散：发表，温中，消积。外感风寒，风伤生冷。身热无汗，头痛身疼，项背拘急，胸满恶食，呕吐腹痛，治以妇女血气不和，月经不调（五积散治五般积，麻黄归芍芎芷桔，枳朴姜桂茯苓草，陈皮半夏功最捷）。

29. 厚朴七物汤：治外感表证未罢，里已成实，腹满时痛，发热，脉浮而数，大便不通。病腹满，发热十日，脉浮而数，饮食如故，厚朴七物汤主之（厚朴七物是复方，甘桂枳朴枣黄姜，腹满发热脉浮数，表里之功效力彰）。

30. 薯蓣丸：治虚劳，头晕目眩，身重少气，骨背腰背烦痛（薯蓣丸中用八珍，桔防豆枣阿杏仁，桂姜麦菀同柴曲，风气虚劳总可珍）。

31. 酸枣仁汤：虚劳虚烦不得眠，酸枣仁汤主之（酸枣仁汤用枣仁，草芎知母与茯神，阴血亏虚烦不眠，养血安神清热烦）。

32. 滋水清肝饮：背困，足跟疼，口干涩不适，下肢乏力，苔白黏腻，脉弦尺大，肝肾俱虚，木郁条达（滋水清肝六味汤，白芍当柴枣栀乡）。

33. 对心肌梗死恢复阶段，可用生脉散合奔豚汤。

34. 关节痛偏寒的外洗方：川乌 6g，草乌 6g，艾叶 12g，红花 9g，当归 9g，没药 6g。

35. 去年 12 月份月经初潮，来二次时，因喝冷水，导致至今月经淋漓不断，纳差，眠可，二便不调，质淡苔稍黄。可用归脾汤加鸡冠花 15g。

36. 月经期用药：过寒：造成血凝滞。过热：则血妄行。所以要用不温不凉之药，理气，养血。

37. 小陷胸汤：关脉滑。正在心下，按之则痛，脉浮滑者，小陷胸汤主之（小陷胸汤连夏蒌，宽胸开结涤痰周）。

38. 防己黄芪汤：用于有气虚者效佳，临床常见下肢肿，脉浮。风湿，脉浮，身重，汗出恶风者，防己黄芪汤主之。

39. 越婢汤：解表，清里热之方剂。风水恶风，一身悉肿，脉浮不渴，续自汗出，无大热，越婢汤主之（越婢汤用姜草枣，麻黄石膏加之好）。

40. 越婢加术汤，甘草麻黄汤：里水，越婢加术汤主之，甘草麻黄汤亦主之。

41. 桂枝去芍药加麻黄附子细辛汤：气分，心下坚，大如盘，边如旋杯，水饮所作，桂枝去芍药加麻黄附子细辛汤主之。

42. 蒲黄散（蒲灰七分，滑石三分）：小便不利，蒲灰散主之，厥而皮水者，蒲灰散主之。

43. 伤寒，脉结代，心动悸，炙甘草汤主之。

发汗后，汗出而喘，无大热者，不可行桂枝汤，可与麻杏石甘汤。

伤寒，若吐若下后，心下逆满，气上冲胸，起则头眩，脉沉紧，发汗则动经，身为振振摇者，苓桂术甘汤主之。

发汗后，腹胀满者，厚姜甘半人参汤主之。

44. 甲亢常用方：夏枯草、白蒺藜、赤芍、青皮、瓜蒌、枳壳、生龙骨、生牡蛎。

45. 胆道排石汤：胆道排石有二金，木香枳瞿大黄茵。

46. 茯苓导水汤：用于全身浮肿以及轻度腹水病人（茯苓导水大腹桑，陈皮泽泻与生姜，猪苓砂仁兼木瓜，紫苏白术槟榔增）。

47. 咽喉异物方：咽喉异物感用方，二陈厚紫柴蒌芍，噎嗝异物从痰治，砂菊元参牡蛎襄。

48. 茯苓甘草汤：伤寒厥而心下悸，宜先治水，当服茯苓甘草汤，却治其厥。不尔，水渍入胃，必作利也。伤寒汗出而渴者，五苓散主之；不渴者，茯苓甘草汤主之（茯苓甘草桂生姜，伤寒厥而心悸尝）。

49. 黄连阿胶汤：少阴病，得之二三日以上，心中烦，不得卧，黄连阿胶汤主之（黄连阿胶汤，芍芩鸡子黄）。

50. 猪苓汤：少阴病，下痢六七日，咳而呕渴，心烦不得眠者，猪苓汤主之（猪苓汤是利水剂，二苓泽泻滑石胶）。

51. 桔梗汤：少阴病，二三日，咽痛者，可与甘草汤。不差者，与桔梗汤。

52. 伤寒二三日，心中悸而烦者，小建中汤主之。

53. 伤寒阳脉涩，阴脉弦，法当腹中急痛，先与小建中汤；不瘥者，小柴胡汤主之。

54. 寒水射肺：射干麻黄汤紫菀，细辛五味款冬半，加生姜，大枣。

55. 肺热鼻瘜：辛夷散里藁防风，白芷升麻与通草，芎细甘草茶调服，鼻生息肉此方攻。

56. 急性肾盂肾炎：可用八正散，亦可见泌尿系统感染而见尿频，尿痛，尿急。

57. 口腔溃疡：导赤承气汤加减（生地、赤芍、大黄、黄柏、黄连、芒硝，去黄连、芒硝加桃仁、元参、丹参）。

58. 三石汤：身热面赤耳聋，胸闷脘痞，下痢稀水，小便短赤，咳痰带血，不甚咳饮，舌红赤，苔黄滑。

三石汤用杏与茹，白通银花金汁冲，暑湿弥漫三焦用，面赤溏满不可饮。

三石汤用寒滑膏，银花竹茹杏通草，三焦暑温邪在气，身热汗出不解渴。

59. 冬虫夏草：为干燥的虫体。甘温，入肺肾两经，滋肺补肾，止血化痰。唐容川云："凡治阴虚阳浮，而为虚喘痰嗽者，投之辄效。"

60. 白癜风：①麻黄连翘赤小豆汤；②柴胡桂枝汤；③白蒺藜 250g，菟丝子 100g，为粗末，一日 3 次，一次 6g。

61. 乳痈：柴胡 10g，桔梗 15g，瓜蒌 30g，赤芍 15g，青皮 10g，当归 10g，橘叶 10g，连翘 15g。

【临床经验】

（1）脉象：右脉＞左脉为气虚；左脉＞右脉为气郁。

（2）男子精子成活率减少：沉香 3g，木香 3g，紫蔻仁 3g，细辛 3g，附子 3g，睡前服。共为末，1 周 1 剂。

（3）牙周炎，牙衄：牙龈出血两年，不痛而动摇，苔薄黄，脉弦细，肾阴不足，虚火上炎。玄参 30g，生地 30g，骨碎补 10g。

（4）蛋白质（++）：黄芪 30g，当归 10g，桃仁 10g，红花 10g，土茯苓 30g，黄柏 6g，知母 6g，白茅根 60g。

（5）凝脂翳：（眼白皮）可用壮肾阳的右归饮加减。

（6）血管瘤：（左前臂疼痛）黄芪 30g，川续断 10g，片姜黄 10g，羌活 6g，当归 10g，桂枝 10g，桃仁 9g，红花 9g。

（7）脾虚肝寒的腹部冷痛：吴茱萸汤合完带汤。

（8）坐骨神经痛：乌头白虎汤。川乌 10g，草乌 10g，生地 12g，生石膏 30g，知母 10g，甘草 10g，元参 30g。

（9）肺肾虚喘咳嗽：金水六君煎加山药。

（10）阑尾炎：大黄牡丹汤合四逆散去柴胡加川楝子（金匮大黄牡丹汤，桃仁瓜子芒硝襄，肠痈初起脉滑数，尚未成脓服乃康）。

（11）血脂高：丹参 20g，五味子 9g，枸杞子 15g，何首乌 6g，郁金 9g，菊花 20g，川牛膝 9g。

（12）心肌炎：桑螵蛸散。

（13）病毒性脑炎：白芷 3g，苏叶 3g，神曲 6g，吴茱萸 0.1g。

（14）淋巴结肿大：金银花 15g，连翘 10g，牛蒡子 6g，玄参 10g，桔梗 9g，板蓝根 15g，陈皮 9g，瓜蒌 15g，瓜草 6g，柴胡 6g，黄芩 6g。

（15）甲亢

罗国君：生地 18g，玄参 20g，夏枯草 15g，昆布 15g，海藻 15g，白芍 12g，当归 9g，丹参 15g，五味子 6g，女贞子 12g，生牡蛎 30g，白术 12g，山药 12g。

朱进忠：夏枯草 15g，丹参 15g，麦冬 10g，党参 10g，五味子 10g，海藻 6g，昆布 6g，连翘 10g，半夏 10g，陈皮 10g，黄药子 6g，橘叶 6g，寒水石 10g，牡蛎 10g。

（16）痿病的治疗原则：

1）治痿独取阳明：白虎汤。

2）肾主骨，肾虚亦可致痿。

3）肺痿叶焦：麦门冬汤。

4）肝主筋，湿热致痿。

5）当病程短时可不考虑肾虚，所以多从阳明、肺痿治疗。

（17）半面舌苔：一边舌苔黄腻，可能是属于气滞，使两侧不能交运。中医认为滞塞不是一个虚证，治以十四味温胆汤。

（18）胃下垂、脱肛、子宫脱垂：①一般补中益气汤；②有实证也可出现无力——祛邪就可扶正，按腹则痛，可用柴平汤加莱菔子、大黄 5g。

（19）视力模糊：外伤所致，曾用活血化瘀无效。脉大：补气，虚证在里。黄芪 60g，桃仁 3g，红花 3g，20 剂。

（20）偏两侧腹痛：香附、乌药。如香附 20g，乌药 15g，干姜 3g，大黄 3g。

偏中间腹痛：木香、槟榔。

（21）阳痿：①柴胡加龙骨牡蛎汤；②桂枝龙骨牡蛎汤；③年轻人多补其气，老年人多益补肾。

（22）口疮：①十味地黄汤；②桃仁承气汤；③玉女煎；④清胃散；⑤桑麻丸（桑叶 10g，黑芝麻 10g，玄参 15g，杭菊花 10g，麦冬 10g）；⑥导赤散；⑦附子泻心汤。

（23）手掌脱皮：鹅掌风，①滋燥养阴汤；②祛风地黄汤。

（24）胁痛对药：

柴胡、杏仁、赤芍配郁金 ⎫
　　　郁金配橘叶 ⎬ 两乳痛
　　赤芍药配橘叶 ⎭

桔梗配瓜蒌：右胸痛。

（25）越鞠保和丸：心悸、心烦，胃脘痞满，纳呆，头晕头痛，喜叹气，脉弦。肝郁气结，胃失和降（越鞠丸合保和丸）。

（26）乙状结肠炎：乙状结肠组连方，乳没五倍青黛连。

（27）口涩不爽：半年口涩不爽，胃脘痞满，纳可，大便干，小便稍黄，脉弦大紧，苔白，寒湿郁结，治以理中汤如大黄 4g。

（28）生气后失音：①先用胆矾：0.5g+水 200ml，口服催吐；②再用疏肝理气之品。

（29）桔梗汤：又名济生桔梗汤，治肺痈口干咽燥，咳吐脓血，胸中隐隐作痛，可用于支气管扩张、肺脓肿等（桔梗汤中用防己，桑皮贝母瓜蒌子，甘桔当归薏杏仁，黄芪百合姜煎此，肺痈吐脓或咽干，便秘大黄可加使）。

（30）过敏性紫癜：红枣煮，每日 4～5 两。

（31）珍珠母丸：珍珠母丸归地黄，柏子枣仁与沉香，人参茯神共犀角，龙骨珠砂蜜丸良。

（32）地黄饮子：润燥之剂，治阴虚有火，血液干枯，而致咽干、面赤、烦躁的消渴（地黄饮子参芪草，二地二冬枇斛参，泽泻枳实疏二腑，躁烦消渴血枯含）。

（33）妇咳尿出：妇咳尿出参术归，麦味柴芩与青皮。

（34）推气散：柴胡疏肝治左胁痛；推气散治右胁痛。枳壳、郁金、桂枝、甘草、桔梗、陈皮、生姜、大枣（桂枝汤去白芍，加枳壳、郁金、桔梗、陈皮）。

（35）散偏汤：（三白芎柴香郁仁）白芍、白芥子、白芷、川芎、柴胡、香附、郁李仁。

（36）藿朴夏苓汤：藿朴夏苓杏薏仁，猪苓泽泻豉蔻仁。

（37）泽泻：有降血脂的作用。

楮实子：补肾。

枳壳：能使平滑肌的紧张度增加，可用至 30g。

地榆：止血，重者偏活血。

七爪红：柚子皮的白层，偏于祛痰。

（38）血尿：连翘、白茅根、赤小豆，可控制血尿，红细胞。

（39）风湿热：发热；关节痛；白细胞增高、血沉快；凝血延长；风湿史、瓣膜病。

（40）心衰竭；心律失常；心功能不全可少量用地高辛 1 粒／日。心房颤动者脉多结代。

1980 年 7 月 11 日　星期五

1. 乳房肿块，下肢轻度浮肿，脉弦细，可用经验方去紫菀、黄芩，加橘叶 9g、白芥子 3g。

2. 心悸，喜叹息，失眠，脉弦细，可用经验方+合欢花 30g，炒枣仁 15g。

3. 输卵管结核——月经闭经一年，可用桂枝茯苓丸+香附 9g（桂枝 15g，茯苓 30g，桃仁 10g，白芍 15g，丹皮 15g）。

4. 半身不遂，舌强硬，向右偏，脉虚，可用十四味温胆汤（或加钩藤 15g）。

5. 糖尿病，消瘦，脉虚大，可用清暑益气汤。

6. 失眠多梦，易醒，面色㿠白，翻身时头晕，脉沉细，可用人参养荣汤+鹿角 9g。

7. 胃脘痞满，脉沉细。脾胃虚寒，清阳不升，可用中满分消汤（中满分消汤朴乌，归萸麻夏荜升胡，香姜草果芪参泽，连柏苓青益智需）。

厚朴 3g，乌药 3g，当归 3g，吴茱萸 1g，麻黄 1g，半夏 2g，荜澄茄 2g，升麻 2g，木香 2g，干姜 2g，草果 2g，黄芪 3g，党参 3g，泽泻 2g，茯苓 2g，益智仁 3g，附子 3g，黄芩 3g。

8. 摔伤后右臂疼痛，可用复元活血汤+乳香、没药各 9g。

9. 疲乏无力，身痛，脉弦大，可用清暑益气汤。

10. 面部皮疹，头晕，脉沉弦，可用丹栀逍遥散+白蒺藜 10g、防风 10g、蝉衣 10g。

11. 外伤后引起的眩晕除应用复元活血汤外，亦可用补阴益气煎、清暑益气汤。

12. 脉沉细弦以胃脘痞满、心悸、心烦，可用升阳益胃汤：黄芪 15g，党参 9g，白术 9g，黄柏 9g，半夏 9g，甘草 6g，陈皮 9g，茯苓 9g，泽泻 9g，防风 4g，羌活 4g，独活 4g，柴胡 9g，白芍 9g，生姜 3 片，大枣 3 个（风药剂量要小）。

13. 闭经，疲乏无力，纳差，脉沉细缓，可用完带汤：苍术 10g，白术 30g，山药 30g，党参 10g，白芍 10g，甘草 6g，车前子 10g，陈皮 10g，荆芥 1g，柴胡 3g。

14. 胃脘痞满泛酸，午后为甚，脉弦大紧，此脾胃虚寒为本，郁而化热为标，可用附桂理中合小承气汤。

15. 腹胀，恶心，尿黄赤，脉弦紧，可用柴胡桂枝干姜汤。

16. 咽喉不利，手指冷，脉沉缓，可用半夏散+陈皮 9g，生姜 3 片（半夏 9g，桂枝 9g，甘草 6g）。

17. 颈部肿痛如核桃大，脉弦数，此风热客于肝胆，可用蝉衣 10g，连翘 30g，玄参 30g，夏枯草 30g，赤芍 15g，大青叶 15g，僵蚕 10g。

18. 两膝关节走路时疼痛加重，脉缓，可用理筋汤去乌梅、晚蚕砂（白芍 30g，甘草 6g，木瓜 9g，五加皮 10g，海桐皮 12g）。

19. 胃脘痞满，咳嗽，气短，咳吐黄痰，脉右大紧，左沉细缓，此寒水上冲，可用真武汤+干姜 3g，五味子 4g。

20. 背困沉重，下午脚憋胀，足趾麻胀，脉虚而弦——补阴益气煎+麦冬 6g。

1980 年 7 月 15 日　星期二

1. 胃脘痞满，小腹隐痛，时而窜痛，夜间加重，纳差，大便呈不消化状，小便少，口涩不爽，脉虚缓，此为脾虚清阳不升，可予升阳益胃汤。

2. 胃脘痞满不适，大便不爽或初硬后溏，脉弦缓，此脾虚木郁，可用黄芪桂枝五物汤+炙草 9g，焦三仙各 15g（黄芪 15g，桂枝 9g，白芍 18g，生姜 3 片，大枣 7g）。

3. 荨麻疹，以早晚为甚，面色萎黄，脉弦紧，此为风寒夹湿，可用桂麻各半汤（麻黄 9g）。

4. 脉缓或濡缓，一方面可用完带汤；另一方面可用乌鸡白凤丸（可用于冠心病）。

5. 胃脘痞满，食欲不振，舌痛，舌苔黄，脉沉细缓，可用麦芽 10g，大黄 1g。

6. 下肢沉重，皮肤微痒，脉弦缓，可用升阳益胃汤（痒说明有风，风胜则痒，故风药均为 10g）。

7. 白带多，腹痛，可用完带汤合桂枝茯苓丸。

8. 少阳外感，可用柴平汤+紫苏或苏叶。

9. 牛皮癣（银屑病），大腿内侧及头皮，夜间为甚，搔破后流血水，可用柴胡桂枝汤+薏苡仁 30g，凌霄花 10g，玄参 30g。

10. 膝关节疼痛，与阴天无关，局部红肿热痛，难以屈伸，脉缓，可用理筋汤+生薏米 30g。

1980 年 7 月 18 日　星期五

1. 尿血无尿痛，腰困，腰痛，尿黄，尿热，脉虚。可用黄芪 40g，当归 10g，盐知母 6g，盐黄柏 6g，怀牛膝 9g，琥珀（冲）4g，土茯苓 30g，狗脊 15g，肉桂 3g。

2. 尿热，腰困，可用知母 10g，黄柏 10g，怀牛膝 10g，肉桂 4g。

3. 白癜风可用麻黄连翘赤小豆汤+黑芝麻 10g，薏米 15g，何首乌 10g，白蒺藜 10g。

4. 失眠，头晕，大便干，可用补中益气汤合增液汤。

5. 下肢疼痛，胃脘痞满，可用柴胡桂枝干姜汤（可酌加玄参 30g，紫菀 10g）。

6. 月经后头痛，可用四物汤+菊花 10g，钩藤 15g，龙骨 15g，牡蛎 15g，薄荷 3g。

7. 胃脘痞满，咽喉疼痛，尿黄，脉弦缓，可予甘露消毒丹。

8. 胃脘疼痛，吃西瓜后加重，可用附桂理中五苓汤合丹参饮。

9. 夏季吃冷食后，胃脘痞满可用藿朴夏苓汤合平胃散。

10. 精神抑郁性失眠可用经验方（经验方，柴当芍，麦味参，半青陈，各十克，菀黄芩）。

11. 胃脘痞满，五心烦热，苔白质暗，脉濡缓，可用升阳益胃。脉濡缓是升阳益胃汤应用的指征。

1980 年 7 月 22 日　星期二

1. 胃脘痞满，舌质暗，可用膈下逐瘀汤。

2. 胃脘痞满，汗多，乏力，脾虚木乘，可用香砂六君子合逍遥散。

3. 胃脘烦热，脉弦涩不调，可用进退黄连汤+石斛 15g。

4. 腹胀，全身疼痛，脉弦紧，此寒邪外客，可用五积散（发表温里）（五积散治五般积，麻黄苍芷归芍芎，枳桔桂姜甘茯朴，陈皮半夏加姜葱，除桂枳陈余略炒，熟料尤增温散功，温中解表祛寒湿，散痞调经用各充）。

麻黄 1.5g，苍术 3g，白芷 3g，白芍 3g，川芎 3g，当归 3g，枳壳 3g，桔梗 3g，肉桂 3g，干姜 2g，甘草 1g，茯苓 2g，厚朴 3g，陈皮 3g，半夏 3g，生姜 3g，葱白 3g。

5. 胸满，咽喉不利，喜叹气，脉沉缓，可用半夏厚朴汤+玫瑰花、玳玳花。

6. 牙痛，脉数，可用甘露饮（甘露二地与茵陈，芩枳枇杷石斛伦，甘草二冬平胃热，桂苓犀角可加均）。

7. 脉象与主病：①暑温，右>左；②外感，左脉>右脉；③伤寒：左>右；④杂病：左>右，肝郁气滞；气虚：右>左。

1980 年 7 月 25 日　星期五

1. 大便稀溏，小便不利，可用大橘皮汤。

2. 胃脘痞满，烧心，食后腹痛泻泄，大便一日三行，可用附桂理中汤+大黄 4g，焦山楂 30g。

3. 胃脘痞满，身痒，头痛，可用升阳益胃汤（升阳益胃汤有祛风止痒的作用）。

4. 口疮，泻泄，可用附子泻心汤。其为治疗伤寒心下痞，而有恶寒汗出的方剂（附子泻心用三黄，寒加热药以维阳，痞乃热邪寒药治，恶寒加附治相当）。

5. 《伤寒论》102 条云："伤寒二三日，心中悸而烦者，小建中汤主之。"《金匮要略》云："虚劳里急，悸，衄，腹中痛，梦失精，四肢酸痛，手足烦热，咽干口燥，小建中汤主之。"

凡见到腹部拘急不适或四肢酸疼，或手足烦热（五心烦热）失眠，口燥咽干，可用小建中汤或黄芪建中汤。手足烦热不要误认为阴虚而误用六味地黄丸。胃脘痞满，手足烦热，即可用小建中汤。

6. 关节肿痛，脉虚弦滑，可用生地 30g，附子 10g，薏米 30g，苍术 10g，黄柏 10g，牛膝 10g，海桐皮 15g（四妙散加生地、附子、海桐皮）。

7. 头晕变天时加重，可用羌活胜湿汤。

8. 升阳益胃汤应用的指征：①胃脘痞满；②身痒；③头晕；④脉濡缓。

9. 导气汤：用于寒疝（小肠疝气），阴囊清冷，坚硬如石，牵引睾丸作痛，亦可用于左侧少腹疼痛（寒疝痛用导气汤，川楝茴香与木香，吴茱萸以长流水，散寒通气和小肠）。

1980 年 7 月 29 日　星期二

1. 疲乏无力，痰中带血，可用桔己桑浙汤。

2. 胃脘痞满，口中流涎，可用附桂理中五苓汤。

3. 十四味温胆汤有治疗失眠的作用。

4. 胃脘灼热，五心烦热，脉弦滑数，此阴虚痰火，可用蒿芩清胆汤。

5. 口涩不爽，腹满，可用柴胡桂枝干姜汤+茯苓、白术。

6. 胃脘痞满，逆气上冲，可用苓桂术甘汤（茯苓 30g，桂枝 12g，白术 12g，甘草 10g）。

7. 下利脓血，里急后重，腹痛，苔黄腻，脉弦紧，此肝胃不和，积滞不化，可用柴平汤+大黄 10g。

8. 药物代用品：砂仁可用草蔻代替；黄连可用黄柏代替；山萸肉可用五味子、补骨脂代替。

1980 年 8 月 1 日　星期五

1. 变天时全身发痒，可用柴胡桂枝汤+薏米 30g。

2. 牛皮癣以头部为甚，可用柴胡桂枝汤+薏米 30g，葛根 30g，大黄 6g（白芍改赤芍）。

3. 下肢疼痛，腹满，口涩不爽，脉弦紧，可用柴胡桂枝汤（桂枝改肉桂）。

4. 半夏泻心汤应用的指征：胃脘痞满，泄泻，脉滑（脉一定要有滑象）。

5. 咽喉不适，恶心，痰多，脉弦大，尺脉尤甚，可用附子 3g，玄参 30g，生地 15g，麦冬 30g。

6. 胁痛，用理气药不效，可改用活血之剂，可用膈下逐瘀汤+三棱 3g，莪术 3g（膈下逐瘀汤要小剂量）。

7. 面部肿胀，口出冷气，可用柴胡加龙骨牡蛎汤+草决明 30g。

8. 关节肿痛，脉弦紧，可用附子 10g，白术 10g，甘草 6g，薏米 40g。

9. 尿频，尿急，尿痛，腹胀，脉沉，可用理气通淋汤（理气通淋槟二香，乌药陈芩苏翘藏）。

1980 年 8 月 22 日　星期五

1. 胃脘痞满，泛酸，口干不欲饮，大便干，4～5 日一行，脉弦紧，可用柴胡桂枝干姜汤加大黄 4g。

2. 瓜蒌瞿麦丸：小便不利者，有水气，其人若渴，瓜蒌瞿麦丸主之。用于小便不利，少腹隐痛，脉弦（瓜蒌瞿麦丸用根，茯苓山药附子行）。

天花粉 20g，附子 4.5g，茯苓 10g，山药 40g，瞿麦 10g。

3. 颈部憋胀，甲状腺肿大，可用淋巴瘰疬方。

4. 泄泻，早晨必厕，可用附桂理中加黄柏，目的是合并黄连汤，去半夏，因半夏与附子十八反。

5. 数年喷嚏，脉弦，可用柴胡桂枝汤。

6. 下肢静脉曲张，可用上中下痛风汤。

7. 颜面浮肿，尿频，尿热，尿痛，脉沉弦滑，可用清心莲子饮。

8. 痛经可用小柴胡丹参饮加五灵脂。

9. 腹痛可用膈下逐瘀汤（剂量均为 3g）。

10. 背因足跟痛，脉弦尺大，肝肾俱虚，木郁失达，可用逍遥六味地黄丸。

11. 头晕，头痛，失眠多梦，口舌生疮，胸满心烦，舌质淡，脉沉，可用丹栀逍遥散+香附，乌药。

12. 咳嗽，夜间加重，口不干，舌苔白，舌质暗，此少阳外感挟痰挟饮为患，可用加减小柴胡汤。

13. 胃中空虚，关脉滑，此胃热壅盛，可用大黄黄连泻心汤（黄连 2g，大黄 2g），可泡水喝。

1980 年 8 月 26 日　星期二

1. 足趾麻木，下肢浮肿，可用防己黄芪汤。

2. 口腔溃疡反复发作，可用附子 4g，玄参 15g，大黄 4g，黄芩 9g。

3. 口涩可用柴胡桂枝干姜汤。

4. 阴天手腿脸麻木，可用千年追风汤（千年追风老鹳草，佛手木瓜透骨草，桂枝牛膝白果叶，风寒入络等量方）。

1980 年 8 月 29 日　星期五

1. 泄泻，胃脘痞满，脉弦大缓，可用完带汤+焦三仙各 10g。脉缓是应用完带汤的重要指征。

2. 肠鸣，纳呆，苔黄，脉弦大紧，可用附桂理中汤+黄柏。加黄柏意义有二：一是苔黄，黄柏可去热；二是加黄柏，取黄连汤之义，因苔黄属上热，肠鸣属下寒。

3. 口渴喜饮，每日喝水十七八斤，曾服氢氯噻嗪，滋阴生津的中药无效，属痰郁气结，郁而化火，治以化痰泻火，可用柴胡桂枝干姜汤+龙骨 15g，大黄 2g。意在将柴胡加龙骨牡蛎汤合入柴胡桂枝干姜汤。

4. 脱发可用滋水清肝饮。

5. 头晕，头痛，以早晨为甚，手足拘急疼痛，脉沉（曾有外伤史），可用复元活血汤。

6. 阳痿可用逍遥散+肉桂 5g，黄连 3g。

7. 泻青丸：用于肝火引起的失眠，目赤肿痛，易惊多怒（泻青丸用龙胆栀，下行泻火大黄资，羌防升上芎归润，火郁肝经用此方）。

8. 自幼便秘，冬重夏轻，脉濡缓，此为脾虚不运，可用完带汤。

9. 反复感冒，经期泄泻，脉沉弦，此为脾虚木乘，可用十全大补汤。

1980 年 9 月 2 日　星期二

1. 毛细血管瘤，可用丹参 30g，千年健 10g，连翘 10g，当归 10g，川芎 10g，生地 10g，白芍 10g，薄荷 4g（丹参银翘饮）。

2. 右腿，右拇指，右臂麻木，面色青黄，此为气虚络瘀，治以益气活血，可用补阳还五汤。

3. 丹栀逍遥散的应用：可去丹皮改用丹参、黄芩。

4. 反复咳嗽，脉弱，可用六君子汤+杏仁、款冬花、紫菀、百合（培土生金法）。

5. 裂纹舌，头晕，心烦，可用逍遥散+栀子、丹参、黄芩、炒酸枣仁、菊花。

1980 年 9 月 5 日　星期五

1. 生气后胃脘痞满，嗳气，脉弦细，可用柴胡疏肝散+苏叶、桂枝、茯苓、乌药。

2. 全身窜痛与气候无关，头晕，可用柴胡加龙骨牡蛎汤。

3. 硬皮病，可用真武汤合麻黄附子细辛汤。

附子 9g，茯苓 9g，白术 9g，白芍 9g，桂枝 9g，麻黄 6g，细辛 4g，

知母 9g，杏仁 9g，生姜 2 片。

1980 年 9 月 9 日　星期二

1. 鼻塞流黄涕可用辛夷散（辛夷散里藁防风，白芷升麻与通草，芎细甘草茶调服，鼻生息肉此方攻）。

2. 瘢痕疙瘩，可用白芥子 30g，研末醋适量外用。

3. 输卵管术后，月经提前，有血块，可用失笑散。

4. 胃脘疼痛，腹胀，脉沉弦，此为寒凝气滞，可用桂枝去芍药汤合小承气汤+木香（桂枝 15g，厚朴 24g）（即：厚朴七物汤——厚朴七物桂枝汤，去芍加入小承气）。

5. 腹胀，腹满，鼻塞流涕，可用达原饮+柴胡、桂枝、防风。

1980 年 9 月 12 日　星期五

1. 腹胀，腹痛，二便正常，此为脾胃虚寒，可用厚朴温中汤（厚朴温中陈草苓，干姜草蔻木香停，煎服加姜治腹痛，虚寒腹胀用皆灵）：厚朴 4g，陈皮 4g，草蔻 4g，甘草 2g，茯苓 3g，香附 3g，木香 4g，干姜 2g。

2. 关节疼痛，可用桂枝去芍药加麻黄附子细辛汤。

3. 腰困，尿频，尿痛，胃脘痞满，可用瓜蒌瞿麦丸。

4. 腰椎骨质增生，舌质暗，可用活络效灵丹+补肾之品（狗脊 40g，桑寄生 30g，菟丝子 15g，鹿茸 3g）。

1980 年 9 月 15 日　星期二

1. 胃脘嘈杂，悸动，可用小建中汤。

2. 浮肿、腹胀，可用参芪丹鸡黄精汤。

3. 妇女脱发，可用六味地黄丸合逍遥散+枸杞子、菟丝子。

4. 舌质暗，可用血府逐瘀汤。余证辨证加减。

5. 头晕，失眠，腰困，可用二仙汤。

淫羊藿 15g，肉苁蓉 30g，知母 10g，巴戟天 15g，黄柏 12g，当归 10g。

6. 数年来腕肘关节疼痛，肩背疼痛，抬举困难，可用身痛逐瘀汤+黄芪 15g。

7. 数年咳喘，脉弦，可用奔豚生脉散。

8. 泄泻，关节疼痛，可用附子理中汤+黄柏、桂枝。

9. 突然恶寒身痛，胃脘痞满，可用桂枝去芍药汤合小承气汤+防风 10g（厚朴七物汤）。

10. 浮肿外洗方：花椒 10g，艾叶 15g，威灵仙 15g，煎汤外洗。

11. 下肢浮肿：理中汤合二陈汤合真武汤合桂枝汤（去大枣）+杏仁、五味子（脾肺肾同治）。

1980 年 9 月 19 日　星期五

1. 牙痛，牙衄，牙齿动摇，夜间加重，少腹冷痛，可用生地 15g，玄参 15g，桂枝 9g，桃仁 9g，甘草 6g，大黄 2g。

2. 牙齿摇动，可用淫羊藿 30g，泡水漱口（肾主骨）。

3. 失眠，心悸，头晕，脉沉细弦，此为心脾俱虚，木郁失达，可用黄芪建中汤+夜交藤 15g。

4. 经前头痛，荨麻疹，可用逍遥散+白蒺藜。

5. 牙龈部脓疮，可用白芥子 6g，白芷 10g，生石膏 15g；或用薏米 200g，赤小豆 20g。

1980 年 9 月 23 日　星期二

1. 荨麻疹遇冷加重，可用柴胡桂枝汤+荆芥穗 12g。

2. 山萸肉可用补骨脂代替。

3. 骨折外用药：乳香 10g，没药 10g，自然铜 10g，土元 10g，研末酒调外涂。

4. 脐周疼痛，可用附桂理中汤+大黄 3g。

5. 遗精，尿痛，可用滋肾丸（滋肾知柏桂，阳缩此三味）。

知母 10g，黄柏 10g，肉桂 1.5g。

6. 心律不齐，可用奔豚生脉散。

7. 久视后眼眶疼，颠顶疼，可用麻菊散（去天麻）（麻菊散中用四物，钩藤薄荷加龙牡）。

8. 肺脓肿，可用桔己桑浙汤。

9. 望面色：面色干枯，寒多热少；面色出油，是阴虚。

1980 年 9 月 26 日　星期五

1. 脉缓不论何证，均用完带汤或乌鸡白凤丸。

2. 柴胡枳桔汤加半夏取小陷胸汤之意。

3. 正气天香散：顺气调经（绀珠正气天香散，香附干姜苏叶陈，乌药舒郁兼除痛，气行血活经自匀）。

4. 口疮反复发作，大便干，可用甘露饮+肉桂 6g，玄参 15g（意在增入增液汤）。

5. 口疮可用淫羊藿 15g，泡水漱口。

6. 口干不欲饮，全身窜痛，脉沉，属瘀血，可用复元活血汤。

7. 感冒后两眼发痒，喷嚏，可用桂二麻一汤（属太阴外感）。

桂枝 15g，白芍 30g，甘草 10g，杏仁 3g，生姜 4 片，大枣 7 个，麻黄 3g。

8. 头晕数年，手足逆冷，脉沉细弦，可用白术附子汤。

9. 风湿性关节炎，可用千年追风汤各 10g，白果叶 12 片，泡白酒（2 斤）中 7 天，一日二次，一次一盅。

10. 头晕，失眠，腰困，脉弦大，此为肾阴阳俱虚，可用加减二仙汤（加减二仙淫羊巴，知母黄柏归苁蓉）。

1980 年 9 月 30 日　星期二

1. 胃脘疼痛，阴天或刮风加重，可用黄芪建中汤。

2. 阴天关节疼痛加重，脉虚弦滑，可用芪脉二妙汤+桑枝、丝瓜络。

3. 大便秘结，吃蜂蜜后缓解，但腹痛加重，可用附桂理中小承气。

4. 胸膜炎，右侧胸胁疼痛，可用参芪丹鸡黄精汤+白芥子 4g。

5. 早晨 4～5 点时汗出，走路快时气短，可用奔豚汤合生脉散。

6. 胸脘痞满，泛酸，可用五磨饮子+肉桂 10g，白芥子 10g（党参 9g，何首乌 9g，槟榔 9g，沉香 9g，肉桂 9g，白芥子 9g，青皮 9g，枸杞子 15g，香附 15g，白芍 9g）。

7. 与人吵架后，突然全身颤抖，可用淋巴瘰疬方+香附 10g，龙骨 15g。

1980 年 10 月 7 日　星期二

1. 腰困，小便不利，口干渴，可用瓜蒌瞿麦丸合六一散。

2. 下午乏力，苔黄腻，可用甘露消毒丹。

3. 浮肿，脉弦滑，可用柴胡枳桔汤去薄荷加黄芩 10g，玫瑰花 10g，丝瓜络 10g。

4. 胸胁疼痛，食后加重，可用柴胡疏肝散+乌药 10g，肉桂 3g。

5. 膀胱炎，尿频，尿热，尿痛，可用正气天香散合五苓散。

6. 膝关节疼痛以内侧为甚，脉弦缓，尺脉稍大，可用济生肾气丸+锁阳 10g，巴戟天 10g。

7. 结节性红斑、关节疼痛，可用复元活血汤+王不留行 10g，皂角刺 10g。

8. 偏头痛，可用逍遥狗脊汤+玄参 15g。

9. 升陷汤：食欲不振，失眠，牙衄，胃脘痞满之气虚脾土不化（大气下陷升陷汤，芪柴知母桔升尝）。

升麻 10g，柴胡 10g，黄芪 15g，桔梗 10g，知母 6g，枳实 10g，焦三仙各 10g。

1980 年 10 月 10 日　星期五

1. 肩背疼痛，牙痛，腰腿痛，脉弦紧，可用桂枝芍药知母汤。

2. 四肢面部发凉，可用桂枝加附子汤。

3. 糖尿病，脉缓，可用完带汤。

4. 小腹胀满，尿热痛，可用大橘皮汤。

5. 脱发：可用补阴益气煎、滋水清肝饮。

6. 面部蝴蝶斑，脉弦，可用柴胡加龙骨牡蛎汤。

1980 年 10 月 14 日　星期二

1. 胸胁腰背疼痛，可用逍遥六味汤。

2. 腰腿疼痛，可用逍遥散+独活。

3. 咳喘，泄泻，可用真武汤合理中汤+麻黄、杏仁。

1980 年 10 月 17 日　星期五

1. 胸满胸痛有瘀血之说，可用血府逐瘀汤+降香 10g。

2. 糖尿病，尿糖（++），腰困，可用补阴益气煎。

3. 类风湿关节炎，下肢浮肿，可用济生肾气汤。

4. 面部痉挛，腰困，晨起必厕，脉弦紧，可用右归丸。

5. 面部痉挛，可用黄酒擦足。

6. 外伤后，右胁肋疼痛，可用柴胡 9g，赤芍 9g，降香 9g，白芥子 6g，陈皮 9g，红花 9g。

7. 天疱疮，可用桂枝大黄汤。

8. 上午嗜睡，可用补心丹。

1980 年 10 月 21 日　星期二

1. 口渴，多饮，多尿，可用柴胡桂枝干姜汤+苍术、党参。

2. 咳喘，可用奔豚生脉散+紫菀。

3. 升麻葛根汤：有升阳散邪、解毒透疹的作用，主治阳明受寒所致发热恶寒，头痛，鼻塞，无汗，口渴等症（升麻葛根汤钱氏，再加芍药甘草是，阳明发热与头痛，无汗恶寒均堪倚，亦治时疫与阳斑，痘疹已出慎勿使）。

4. 胸痛，气滞血瘀，可用四逆散+活血之品。

5. 全身关节疼痛，可用柴胡加龙骨牡蛎汤。

6. 咳喘，牙痛，可用小青龙汤+石膏。

1980 年 10 月 24 日　星期五

1. 吴鞠通医案治喘喜欢用芡实（一般 30g）。

2. 腰骶椎疼痛，大便干，脉弦大紧，可用白术附子汤。

3. 烧心泛酸，肠鸣泄泻，可用厚朴温中汤+吴茱萸。

4. 遗精的治疗，可用加减三才封髓丹；柴胡加龙骨牡蛎汤；桂枝加龙骨牡蛎汤。

5. 鼻塞流涕，脉沉紧，可用桂麻各半汤。

6. 升麻鳖甲汤：可用红斑狼疮、天疱疮。《金匮要略》云："阳毒之为病，面赤斑斑如锦纹，咽喉痛，唾脓血，五日可治，七日不可治，升麻鳖甲汤主之""阴毒之为病，面目青，身痛如被杖，咽喉痛，五日可治，七日不可治，升麻鳖甲汤去雄黄、蜀椒主之"（升麻鳖甲归蜀椒，甘草雄黄加入良）。

7. 数年咳喘，脉弦大，可用奔豚生脉散+杏仁 10g，紫菀 10g。

8. 脂肪瘤，可用理气化痰的方法治疗。

竹茹 10g，枳壳 10g，半夏 10g，陈皮 10g，茯苓 10g，甘草 6g，柴胡 10g，白芥子 9g，赤芍 10g，橘叶 10g，白蒺藜 10g，莱菔子 10g，黄芩 5g。

9. 恶寒发热，咽喉疼痛，呕吐，可用小柴胡汤 + 蝉衣 10g。

10. 头晕，浮肿，可用钩藤 30g，益母草 30g，玄参 30g，杭菊花 30g，牛膝 15g，旋覆花 10g，代赭石 10g，车前子 10g，白芍 15g。

1980 年 10 月 28 日 星期五

1. 服柴胡加龙骨牡蛎汤后，大便稀溏，余证好转，可将桂枝改肉桂+苍术、白术。
2. 男子尿频，可用桂枝加龙骨牡蛎汤。
3. 心悸，心烦，烦热上冲，可用附子泻心汤。
4. 口渴喜饮，夜间为甚，疲乏无力，尿黄，脉沉，可用柴胡桂枝干姜汤+玄参 20g。
5. 浮肿，胃脘痞满，舌苔净，浮肿以夜间为甚，脉沉，可用资生丸。

1980 年 10 月 31 日 星期五

1. 脾胃虚寒的肠鸣泄泻，可用附桂理中合六味加补骨脂。
2. 补骨脂：补肾助阳，固精缩尿，暖脾止泻，纳气平喘。
3. 补骨脂研末用酒精浸制成 20%~30%的酊剂，外涂局部，可治疗白癜风。

1980 年 11 月 4 日 星期二

1. 心烦，逆气上冲，右胁下满痛，脉弦紧，可用附子粳米汤。腹中寒气，雷鸣切痛，胸胁逆满，呕吐，附子粳米汤主之（附子粳米半夏草，逆气上冲加大枣）。
2. 鼻鸣，口干，不闻香臭，时而衄血，头痛，脉弦，可用柴胡桂枝汤。

1980 年 11 月 13 日 星期五

1. 肝区疼，恶心，纳呆，头晕，舌质暗，可用加味一贯煎去三棱、莪术，加姜黄、郁金。
2. 感冒，头痛，鼻干，流涕，不咳嗽，苔薄白，脉沉细，可用十四味建中汤。
3. 前半夜发热汗出，喉中痰鸣，可用奔豚生脉散加芡实 15g。
4. 小便不利，小腹胀满，可用五苓散+山药 60g，车前子 10g。

1980 年 11 月 18 日 星期二

1. 咽干喜饮，鼻干衄血，肺胃热盛，可用竹叶石膏汤。
2. 语言謇涩，可用肉苁蓉 15g，淫羊藿 10g，黄柏 10g，巴戟天 10g，知母 10g，麦冬 10g（加减二仙汤）。
3. 午后发热，晨起烦热上冲汗出，大便干，脉弦缓，寒饮蕴郁，郁而化热，可用柴胡桂枝干姜汤+大黄 3g。
4. 尿道会阴部灼热，阴茎肿胀，左乳房肿大如杏核，脉弦大，尺脉尤甚，可用十味地黄汤+车前子、补骨脂。
5. 头晕，站立不稳，视物昏花，面浮肿，左脉沉，右脉弦紧，心肾阳虚，寒水不化，可用真武汤。
6. 阳痿，失眠，脉弦大，尺脉尤甚，可用补阴益气煎（山萸肉用补骨脂代替）。
7. 声音嘶哑，脉弦尺大，可用十味地黄汤+麦冬 15g（生地 30g，附子 2g，肉桂 2g，玄参 30g，白芍 15g）。
8. 头晕耳鸣，脉弦，可用小柴胡加瓜蒌汤+玄参 30g。

1980 年 11 月 21 日　星期五

1. 气短，头汗出，烦热，心中懊恼，可用栀子豉汤各 10g。
2. 小孩遗尿，喜伏卧，口中流涎，可用桂枝加龙骨牡蛎汤+白果 10g，刺猬皮 10g。
3. 咳嗽吐白痰半月，脉沉弦，气郁外感，可用——参苏饮+紫菀、杏仁各 10g。
4. 滑精，可用补阴益气煎+蛇床子 30g（蛇床子：杀虫止痒，温肾壮阳）。
5. 小儿睾丸积液，可用橘核 15g，荔枝核 15g。

1980 年 11 月 28 日　星期二

1. 面色㿠白，心悸，腰背困痛，可用十四味建中汤。
2. 膝部，手足浮肿，腰痛，痛经，可用当归芍药散+大腹皮 10g，坤草 15g（益母草）。
3. 右胁疼痛，脉弦缓，可用柴胡桂枝干姜汤+郁金 3g。
4. 痛经，经后腹痛，脉沉细弦涩，可用黄土汤+延胡索 10g，麦冬 10g。
5. 竹皮大丸：妇人乳中虚，烦乱呕逆，安中益气，竹皮大丸主之，用于产后虚弱，烦呕证。产后，小产后感受风寒出现的发热，汗出，口渴，小便热（竹皮大丸竹茹膏，桂枝甘草白薇妙）。
6. 白薇：味苦咸，性寒，清血热，养阴除烦。

1980 年 12 月 2 日　星期二

1. 牙龈萎缩，可用淫羊藿 30g 漱口。
2. 夜间口渴，可用柴胡桂枝干姜汤+玄参 20g。
3. 荨麻疹，脉虚，可用升阳益胃汤。

1980 年 12 月 5 日　星期五

1. 两侧少腹憋胀疼痛，脉弦紧，可用导气汤+香附 10g，荔枝核 10g，肉桂 2g。
2. 恶心，烦热上冲，可用栀子厚朴汤，组成是栀子 10g，厚朴 10g，枳实 10g。
3. 易惊，咬牙，可用百合乌药散（自拟方：百合 30g，乌药 10g，牡蛎 10g）。
4. 胃脘压痛，面色㿠白，脉沉细，可用黄芪建中汤合丹参饮。
5. 厚朴七物汤：病腹满，发热十日，脉浮而数，饮食如故，厚朴七物汤主之。本方即桂枝汤去芍药合小承气汤。用于腹满兼表证。
6. 二丑：峻下逐水药。用于行水通便，用于下肢浮肿，一般剂量为 3g。

1980 年 12 月 26 日　星期五

1. 风心病，浮肿，脉沉细缓，可用完带汤。
2. 妊娠黄疸，身痒，可用麻黄连翘赤小豆汤合栀子柏皮汤。
3. 感冒鼻塞，脉虚大，此气虚外感，可用补中益气汤+羌活、防风、桔梗、薄荷。
4. 心烦失眠，心悸，手足冷，可用真武汤合桂枝甘草龙骨牡蛎汤（桂枝改肉桂）。
5. 月经淋漓不断，量不多，有血块，可用①炒灵脂 30g，红糖 30g；②温经汤（桂枝 3g，吴茱萸 3g，川芎 3g，炮姜 1.5g，其余各 10g），两方交替服用。
6. 头晕如坐舟船，夜间加重，脉虚大弦，可用黄芪鳖甲汤。
7. 尿道灼热疼痛，小腹拘急，寒热错杂，可用柴胡加龙骨牡蛎汤（茯苓改土茯苓 12g）。

1980 年 12 月 23 日　星期二

1. 薛立斋法：便脓血而便干，腹部隐痛，背部灼热，恶心，可用补中益气汤+黄柏。

2. 半年来牙痛，咽喉疼痛，面部疼痛，可用附子 10g，肉桂 10g，玄参 10g，麦冬 30g，生地 30g。

1981 年 1 月 6 日　星期二

1. 早晨，夜间咳喘，便溏，胃脘疼痛，脉弦大，尺脉尤甚，可用附子理中合二陈汤+杏仁、苏子、莱菔子（均 6g）。

2. 咽喉异物感，胸满，胃脘胀痛，逆气上冲，脉弦，可用沉香降气散（沉香降气杏草蔻，砂仁香附草姜有）。

沉香 10g，砂仁 10g，草豆蔻 10g，香附 10g，炙甘草 6g，生姜 3 片，杏仁 10g。

3. 口腔溃疡，时发时止，恶心，胃脘痞满，可用柴胡桂枝干姜汤去黄芩+大黄 4g。

4. 浮肿，咳嗽，面色㿠白虚浮，脉沉弦，气血俱虚，痰气郁结，可用黄芪鳖甲汤。

5. 手憋胀，背困，胁痛，脉弦涩不调，可用何首乌 15g，枸杞子 10g，小茴香 3g，沉香 6g，菟丝子 15g，丝瓜络 9g。

6. 头晕半年，经前全身憋胀，易感冒，浮肿，胃脘疼痛，脉沉弦，可用黄芪建中汤合丹参饮。

7. 右少腹疼痛，脉沉弦滑，可用当归芍药散+木香 10g。

8. 咽干，白天轻，夜间重，腰困，可用十味地黄汤，若舌质暗+丹参 15g，怀牛膝 15g。

9. 脂肪瘤：温胆汤+白芥子 6g，全蝎 6g，乌梢蛇 4g，橘叶 9g，赤芍 9g，夏枯草 9g。

10. 失眠，整夜不眠，胃脘隐痛，脉沉，可用逍遥丹参饮。

11. 养心汤：用于治疗心血虚少，心悸不宁，惊悸怔忡的病证。临证用于失眠（养心汤用草芪参，二伏芎归柏子寻，夏曲远志兼桂味，再加酸枣总宁心）。

12. 下肢疼痛，失眠，可用温胆汤+黄芪 15g，沙参 10g，麦冬 10g，五味子 10g。

13. 妊娠外感，头晕，头痛，鼻塞，咽喉疼痛，恶心呕吐，舌苔白，舌体胖大，脉滑数，可用紫苏 10g，藿香 10g，薄荷 10g，白芷 10g，半夏 10g，陈皮 10g，黄芩 10g，砂仁 10g，白芍 10g，杏仁 10g，生白术 10g，连翘 10g。

14. 腰背部湿疹一年，昼夜均痒，脉弦大，可用清暑益气汤。若不效，改用狗脊 30g，骨碎补 15g，知母 12g，黄柏 10g。

1981 年 1 月 9 日　星期五

1. 春秋季节反复脸、手出疹，发痒，可用桂枝大黄汤+防风 4g，滑石 15g，苦参 15g（面赤患者反复发作，此为荣卫失调）。

2. 咽喉异物感，手麻鼻塞，不闻香臭，脉沉弦，可用柴胡桂枝汤+青皮 10g，薄荷 10g。

3. 经期背困，眼困，疲乏无力，脉沉细，可用归芪建中汤。

4. 咳嗽，晨起为甚，痰多浮肿，脉虚弦滑，右大于左，可用黄芪鳖甲汤。

5. 腰胯疼痛，可用逍遥狗脊汤+蜂房 6g。

6. 三高（血脂高、胆固醇高、三酰甘油高），可用十四味温胆汤。

7. 胃脘痞满，胁痛，可用小柴胡汤+桂枝、茯苓。

8. 蜂房：攻毒解毒，祛风除湿，攻坚散结，活血止痛。本品有毒，不宜内服。

9. 月经反复来潮，无腹痛，可用黑归脾汤。

10. 甲状腺肿大，心悸气短，手足颤抖，消食易饥，汗多，大便次数多，口干，喜冷饮，眼裂开大，脉沉细小数，可用菊花 9g，丹参 30g，川芎 9g，生地 9g，白芍 9g，龙骨 15g，牡蛎 15g，钩藤 9g，生石膏 30g，知母 9g。

11. 膝关节肿痛，苔白，舌质红，脉弦细，可用松节 12g，五加皮 9g，白芍 9g，淫羊藿 15g，海桐皮 10g。

12. 小孩胃脘痞满，纳差，可用丁香 2g，木香 2g，小茴香 2g，焦三仙各 5g。

13. 小孩反复感冒咳嗽，亦可用黄芪鳖甲汤。

14. 小孩耳聋，鼻塞，脉弦细，可用菖蒲 12g，防风 4g，龙胆草 5g，酒军 3g，川芎 10g，藿香 10g。

1981 年 1 月 13 日　星期二

1. 感冒，头痛，鼻干，流涕，脉沉细，可用十四味建中汤。

2. 胃脘痞满，食欲不振，可用黄芪 15g，桂枝 10g，白芍 10g（黄芪桂芍酒）。

3. 肝肾虚寒，气滞不畅，可用加减暖肝煎（加减暖肝归四香，枸杞菟丝肉桂尝）（四香——木香、小茴香、沉香、香附）。

4. 右胁憋胀疼痛，痛引肩背，烧心泛酸，脉弦紧，可用大黄附子细辛汤合小承气汤。

5. 口渴尿多，脉沉细，可用方一：五苓散+山药 30g；方二：济生肾气丸+黑豆 30g（熟地 20g，附桂各 6g，去车前子）。

1981 年 1 月 16 日　星期五

1. 腰困，浮肿，面色㿠白虚浮，脉沉细，可用十四味建中汤。

2. 阵发性眩晕，头痛 20 年，脉濡缓，可用完带汤。

3. 一年来胃脘痞满，悸动，心烦，脉沉弦，可用真武汤+白薇、龙骨、牡蛎（龙牡白薇真武汤）。

4. 崩漏，月经不调，脉沉弦细，可用经验方（经验方，柴当芍，麦味参，半青陈，各十克，菀黄芩）。

1981 年 1 月 20 日　星期二

1. 胃脘灼热，剑突下有压痛，脉弦，西医诊为胃黏膜脱垂，可用瓜蒌薤白半夏桂枝汤。

2. 感冒咳嗽，疲乏无力，病程较长者，可用黄芪鳖甲汤。

3. 尿频，口渴，可用瓜蒌瞿麦丸。

4. 口疮反复发作，可用玄参 30g，生地 30g，肉桂 6g，怀牛膝 10g。另用草决明 15g，淫羊藿 10g，煎汤漱口。

5. 腰腿疼痛，腹部悸动，逆气上冲，大便稀溏，可用桂枝龙骨牡蛎汤+肉桂 4g，白术 6g。

1981 年 1 月 23 日　星期五

1. 下肢肿胀疼痛，肤色紫暗，奇痒难忍，舌苔薄黄，脉弦大紧，此为湿热下注，可用防己黄芪汤+苏木 10g，连翘 30g，苦参 15g，或用补中六味+陈皮、连翘、麦冬各 10g。

外洗方：花椒 10g，威灵仙 12g，煎汤外洗。

2. 浮肿，胃脘疼痛，脉弦，右大于左，可用十四味建中汤。

3. 心前区疼痛，阵发性呼吸困难，脉沉细缓，可用完带汤。

4. 白薇：有除心烦的作用。

5. 固经丸：用于经多崩漏，血色紫黑，有血块（血虚有热妄行）（固经丸用龟板君，黄柏椿皮香附群，黄芩芍药酒丸服，漏下崩中色黑殷）。

6. 甲状腺术后，声音嘶哑，可用十味地黄汤。

1981 年 1 月 27 日　星期二

1. 胃脘疼痛，乏力，身热，手足心热，脉弦细，可用"甘温除大热"，方用十四味建中汤。

2. 经期发热：为热入血室，可用小柴胡汤+白芍、金银花（聂惠民经验）（伤寒论病案为小柴胡汤+丹皮）。

3. 前列腺炎，可用瓜蒌瞿麦丸+滑石 10g，麦冬 12g。

4. 横结肠肿瘤，可用丹参 30g，赤芍 10g，三棱 10g，莪术 10g，通草 10g。

5. 芡实：健脾止泻，固肾涩精，祛湿止带（吴鞠通治疗哮喘喜欢用芡实 30g）。

6. 心绞痛发作后，可用奔豚生脉+紫菀。

7. 肠鸣泄泻，咳嗽，可用二陈汤合五苓散+杏仁。

1981 年 1 月 30 日　星期五

1. 尿痛、尿热，腹满，苔黄腻，脉弦，可用柴平汤+土茯苓 15g。

2. 月经不调量多，腹胀而坠，经后腹胀好转，脉弦紧，可用绀珠正气天香散+五灵脂。

3. 烧心泛酸，胃脘疼痛，脉沉弦细，可用小建中汤。

4. 便干出血，可用赤小豆 50g，当归 30g，升麻 15g，枳壳 20g，槐角 30g，若便血止，但大便干，可用代赭石 30g，牡蛎 15g，槐角 30g。

1981 年 2 月 3 日　星期二

1. 月经提前，量多色红，腹痛，大便稀，可用生灵脂 30g，炒灵脂 30g，红糖 60g。

1981 年 2 月 10 日　星期二

1. 肝区疼痛数年，根据"久痛入络"，可用旋覆花汤，旋覆花 10g，葱 1 枚，降香 9g，茜草 9g。

2. 小儿遗尿，脉弦，可用柴胡加龙骨牡蛎汤，亦可用五苓散+芡实 30g。

3. 牛皮癣，皮色改变，瘙痒，可用柴胡桂枝汤+薏米 40g，当归 30g（桂枝 30g，白芍 30g，柴胡 15g）。

4. 两年来头痛，眼困，脉弦尺大，可用丹栀逍遥散+玄参 40g，炒酸枣仁 15g。

5. 1 个月来，食后 3 小时呕吐，吐物为食物和涎水，大便干，二三日一行，脉弦，此为寒饮犯胃，可用丁蔻理中汤和小半夏汤（半夏 15g，丁香 10g，草豆蔻 10g，甘草 6g，其余各 9g）。

6. 腹胀，下肢浮肿，舌苔黄，可用大橘皮汤。

1981 年 2 月 13 日　星期五

1. 车前子单味用药，有很好的止泻作用。

2. 头晕视物模糊，不能久视，脉弦细，可用逍遥六味汤+炒酸枣仁 10g。

3. 窦性心动过速，可用奔豚汤。

4. 胸满，呼吸困难，苔白，质暗，脉虚弦，可用丁蔻理中汤+木香 9g，或用附桂理中合生脉散，或当归芍药散合生脉散合桂枝甘草汤。

5. 腰胯困痛，早晨口干，小便微黄，舌苔白，尖红，脉沉弦，可用金匮肾气丸+肉苁蓉 10g，黄柏 10g，知母 10g（熟地 15g，附桂各 6g，其余各 10g）。

6. 小腹满胀，白带多，可用补中益气汤去党参+灵脂 40g，桂枝 10g，木香 10g，茯苓 10g（黄芪 30g）。

外阴外洗方：蛇床子 40g，花椒 10g，煎汤外洗。

7. 山甲珠可用王不留代替。

8. 结节性红斑反复发作，脉虚弦细，可用补阴益气煎+玄参 15g，苏木 9g。

9. 产后疲乏无力，汗多，纳差，脉弦细，可用十四味建中汤。

10. 两年来脊柱腰困痛，下肢麻木，舌质暗，脉弦稍滑，根据"久病入络"，可用复元活血汤。

11. 慢性肾炎，蛋白尿，可用补阴益气煎+土茯苓 15g，肉苁蓉 10g。

12. 患儿两个月，先天性心脏病，可用十四味温胆汤（黄芪 15g，其余各 1g）。

13. 前列腺增生，可用济生肾气丸、瓜蒌瞿麦丸。

14. 乳腺增生：可用瓜蒌 120g，桔梗 30g，枳实 30g，黄酒为引。

1981 年 2 月 17 日　星期二

1. 胃脘疼痛，压痛，五心烦热，可用逍遥平胃散+莱菔子 10g，二丑 3g（二丑有通便的作用）。

2. 恶寒发热，咳嗽，或咽喉疼痛，脉弦缓，可用参苏饮。

3. 牛皮癣用柴胡桂枝汤+薏米 40g，当归 30g 有效。

4. 经期腹痛，可用膈下逐瘀汤+枳壳 10g，益母草 30g。

5. 小腹隐痛，可用五灵脂 90g，红糖 90g。

6. 说话多则气短，可用奔豚生脉散。

1981 年 2 月 20 日　星期五

1. 胁下痞硬，脉弦紧，可用加减暖肝煎（加减暖肝归四香，枸杞菟丝肉桂尝）（四香：木香、小茴香、沉香、香附）。

2. 背部阵阵烦热，可用龙牡白薇真武汤。

附子 1.5g，白术 1.5g，白芍 1.5g，茯苓 1.5g，生姜 1 片，白薇 15g，龙骨 10g，牡蛎 10g。

3. 阴天，左肩疼痛，抬举困难，可用炙甘草汤。

4. 左少腹疼痛，胸满心烦，月经延期，可用小柴胡汤+白芥子 10g，丹皮 6g，香附 3g，赤芍 15g。

5. 心衰竭亦可用黄芪鳖甲汤。

6. 下肢沉重，足趾冷，面赤，可用十味地黄汤合济生肾气丸。

1981 年 2 月 24 日　星期二

1. 下肢牛皮癣，亦可用柴胡桂枝汤+薏米 40g，当归 30g。

外洗：花椒 10g，盐 1 撮，艾叶 15g，鹅不食草 6g。

2. 头痛，梦多，胸满心烦，五心烦热，烦热上冲，可用奔豚汤+玄参 40g。

3. 卵巢囊肿，可用活络效灵丹加减治疗。

4. 关节疼痛，气短，可用甘草附子汤+薏米 40g。《金匮要略》云："风湿相博，骨节疼烦，掣痛不得屈伸；近之则痛剧，汗出短气，小便不利，恶风不欲去衣，或身微肿者，甘草附子汤主之。"组成是甘草 6g，附子 6g，白术 6g，桂枝 12g。

5. 三年来左少腹疼痛，经期好转，经后疼痛加重，经量正常，可用膈下逐瘀汤+枳壳 9g，川芎 9g。

6. 小儿脐部疼痛，可用小茴香 3g，肉桂 3g，丁香 3g。

7. 月经淋漓不断，可用活血止血的方法治疗，如补中益气汤+五灵脂 15g。

8. 手掌脱皮而痒，冬轻夏重，脉缓，可用生地 30g，熟地 9g，枸杞子 9g，知母 9g，独活 9g，白蒺藜 9g，当归 9g，牛膝 9g（阴天时痒加重，以足掌为甚，脉缓，加肉桂 5g，黄柏 9g）（祛风地黄归二地，元参丹皮首乌依，蒺藜蚕红草独杞，知母加入鹅掌医）。

9. 尿蛋白（+），可用滋肾丸，组成是肉桂 3g，知母 10g，黄柏 10g。

10. 关节冷痛，变天加重，可用甘草附子汤+松节 10g，大枣 7 枚。

1981 年 2 月 27 日　星期五

1. 癃闭可用瓜蒌瞿麦丸与济生肾气丸交替服用。

2. 月经提前量多，经期腹痛，腰痛，浮肿，可用补阳还五汤+桃仁 10g，红花 10g。

3. 纳呆痞满，低热乏力，可用资生丸。

4. 岳美中用四山汤治疗低热（四君子汤+山药）。

5. 关节疼痛，可用芪脉三妙汤+淫羊藿 10g，露蜂房 10g。

6. 头痛，左半身拘急不适，脉细缓，可用逍遥六君汤。

7. 产后排尿不畅，尿热，尿痛，可用清心莲子饮+香附 10g。

1988 年 9 月 9 日

1. 尿频，尿痛，尿浊，此为肾气不足，可用济生肾气丸（山萸肉改肉苁蓉，茯苓改土茯苓，生地 28g，余各 10g）。

2. 口淡乏味，脉弦大，可用芪脉地黄汤去肉桂、防己、黄连。

3. 右少腹胀满，按之疼痛，脉沉弦，可用逍遥散+香附、莱菔子。

4. 发热，咽喉疼痛，汗多心悸，苔黄，脉沉，可用参苏饮去木香+香附 6g，连翘 10g，玄参 10g。

5. 头晕，左足趾青紫疼痛，胃脘疼痛，面色紫暗，脉沉，可用膈下逐瘀汤。

6. 肩臂疼痛，足跟热痛，舌苔黄，脉弦，此为肝郁血虚，郁而化火，可用逍遥散合小陷胸汤。

1988 年 12 月 7 日

1. 产后一百天，头晕，胸满心烦，咽喉异物感，月经淋漓不断，脉弦滑，可用柴芩温胆汤。

2. 一个月来浮肿，晨起为甚，其余均正常，此为风邪外客，肺气不利，可用五皮饮加减。
浮萍 10g，苏叶 10g，陈皮 10g，茯苓皮 10g，桑白皮 10g，大腹皮 10g，香附 10g，茅根 15g。

3. 一年来大便出血，里急后重，大便一日十余次，腹痛即泻，大便如羊粪状，手指冷，脉弦大紧数，可用附子 4g，党参 5g，白术 5g，干姜 3g，木香 4g，大黄 2g，三七 3g，生山药 10g，焦山楂 10g（若大便次数不减，山药改为 30g，焦山楂改为 20g）。

4. 绦虫，可用槟榔 120g，雷丸 10g（研末冲服），吴茱萸 10g（有时可加川楝子 10g）。

1988 年 12 月 11 日

1. 颜面蝴蝶斑，脉沉弦滑，可用柴胡 10g，当归 10g，白芍 10g，竹茹 10g，枳壳 10g，半夏 10g，陈皮 10g，竹叶 10g，青蒿 10g，丹皮 6g。

2. 足趾疼痛，有灼热感，此为胃热发斑，可用桂枝 10g，生石膏 40g，知母 10g，连翘 15g，生地 20g，玄参 30g，丹皮 10g，桔梗 10g，麦冬 10g。

1988 年 12 月 14 日

1. 关节肿痛，可用芪脉地黄汤。

2. 糖尿病，口渴喜饮，尿糖（++），血糖高，可用消渴灵验方+干姜 6g，玄参 30g，生地 15g（去党参改知母 10g）（生石膏 30g，苍术 15g，其余各 10g）。

3. 夜间口干，手足心烦热，脉弦稍滑，可用蒿芩清胆汤去青黛加夜交藤 10g，白薇 10g。

4. 左下腹囊性肿物，可用大柴胡汤+白芥子 10g，败酱草 30g，甘草 6g，香附 10g（生姜改干姜）。

5. 不孕证，可用完带汤、乌鸡白凤丸。

1988 年 12 月 19 日

1. 当归配枳壳有治疗便血的功效。

2. 咳喘，气短，可用木防己汤+杏仁 10g，厚朴 10g，茯苓 6g，芒硝 1g。

3. 鹤膝风，可用芪脉地黄汤去防己、肉桂、黄连+金银花 10g，知母 10g。

1999 年 7 月 28 日

1. 咽部发凉，进冷食腹泻，可用柴胡达原饮+蝉衣 10g，僵蚕 10g。

2. 左侧胸痛五六年，吸气时疼痛，脉沉，可用复元活血汤（用熟军 6g）。

3. 下肢发凉麻木，夜间为甚，脉弦大紧，可用芪脉地黄汤+巴戟天。

4. 咽干、咽痛，脉弦滑，可用清气化痰汤。

5. 胸满，气短，脉弦滑，可用小柴胡汤+瓜蒌 30g（生姜 4 片，大枣 12 枚）。

6. 胸胁胀痛，脉沉弦，此为肝气郁结，可用小柴胡汤合丹参饮。

7. 盗汗，脉沉弦，可用丹栀逍遥散。

8. 泄泻，脉滑，可用生姜泻心汤。

1999 年 8 月 4 日

1. 呃逆十年，脉弦涩不调，可用血府逐瘀汤。

2. 产后全身憋胀，咽痛，脉弦紧滑数，此为痰火郁结，拟疏肝理气，化痰泻火，可用咳嗽遗尿方+浙贝 10g，薄荷 4g。

3. 寒热往来，大便数日不行，脉沉缓，《素问·标本病传论》载"大小便不通，应通其腑"，可用大柴胡汤+香附 15g，乌药 10g。

4. 双下肢乏力，脉弦大，尺脉就甚，可用芪脉地黄汤+川牛膝 10g，玄参 15g。

5. 下肢乏力，胸满气短，脉沉弦，可用小柴胡丹参饮。

6. 左小臀肌肉萎缩三年，苔薄白，脉弦，可用怀牛膝 10g，陈皮 10g，熟地 25g，锁阳 10g，肉苁蓉 10g，干姜 6g，当归 10g，知母 10g，黄柏 10g，白芍 10g，麦冬 10g，石斛 10g（虎潜丸）。

7. 由于情志不遂引起的失眠，不能光用治失眠的药，还应当采用理气的药物。

1999 年 8 月 11 日

1. 咽喉有异物感，脉弦滑，可用柴胡 10g，半夏 10g，黄芩 10g，黄连 3g，瓜蒌 15g，桔梗 10g，枳实 10g，牛蒡子 10g，干姜 2g（柴胡陷胸汤生姜改干姜+桔梗、牛蒡子）。

2. 舌有裂纹，舌痛，鼻干，鼻痛，脉弦，肝胆郁火，外受风邪，可用夏枯草 40g，薄荷 10g，菊花 12g，桑叶 10g，黄芩 10g，苦丁茶 10g，连翘 10g，牛蒡子 10g，荷叶 10g。

3. 足跟痛，脉沉细，可用逍遥狗脊汤。

1999 年 8 月 25 日

1. 胃冷，肠中水声，脉虚大紧，可用附桂理中合五苓散（热药冷服）。

2. 红色丘疹 30 年，脉弦滑，痰火郁结，血络瘀滞，可用上中下痛风汤（羌活 3g，白芷 4g）。

3. 白癜风，脉弦紧，可用①柴胡加龙骨牡蛎汤+薏米；②补骨脂 30g，白酒泡半斤，泡 7 天，外擦，一日外擦 2～3 次；③清暑益气汤。

4. 排尿后眩晕，脉弦紧，可用局方四七汤合四磨汤（人参 10g，肉桂 10g，半夏 10g，甘草 10g，乌药 10g，槟榔 10g，沉香 10g）。

四七汤：四七汤理七情气，半夏厚朴苏苓姜，加之大枣舒郁结，痰凝气滞皆能除，又有局方名四七，参桂夏草妙更殊。

四磨汤：四磨亦治七情侵，人参乌药及槟沉。

5. 血糖高，蛋白（++），双下肢麻木，脉沉滑，可用——柴胡 10g，半夏 10g，黄芩 10g，瓜蒌 15g，桔梗 6g，枳实 10g，牛蒡子 10g，干姜 2g，黄连 3g。

1999 年 9 月 1 日

1. 口疮：内服泻黄散，外用黄连研末外用。

2. 手足心热，咽干，口干，眠差，脉滑，此为痰气郁结，外感风寒，可用柴胡陷胸汤，生姜改干姜+桔梗、牛蒡子。

3. 头痛，眼珠痛，舌苔白，脉沉弦，可用小柴胡合丹参饮+苏叶 10g，白蒺藜 10g。

4. 男性面部色素沉着，脉沉缓，可用十四味温胆汤。

第四部分　名医大家参师襄诊**

第一节　刘渡舟参师襄诊

刘渡舟，北京中医药大学终身教授。

1. 全身疲乏无力，食欲不振，轻微咳嗽，此为脾虚肝胆气机不调证，可用小柴胡汤（柴胡 12g，大枣 7 枚，用炙甘草）。

2. 下肢静脉曲张，浮肿，小便短黄，大便干燥，脉弦，此为肝胆湿热下注，血脉不利，可用方一：芍药甘草汤（白芍 40g，炙甘草 12g）；方二：龙胆泻肝汤+蒲公英 10g，紫花地丁 10g，薏米 12g，两方交替服。

3. 四肢无力，下肢麻木，头晕，食欲不振，大便干燥，此为气郁痰湿之证，可用大柴胡汤+防己 10g，通草 10g，茯苓 30g，泽泻 15g，当归 12g，大腹皮 10g。

4. 左半身偏瘫，舌淡苔白，脉沉弦滑无力，此血痹加有微风之证，可用归芪五物汤（黄芪桂枝五物汤+当归、桃仁、红花）。

5. 恶寒怕冷，头项不适，关节疼痛，自汗，脉沉，此为营卫不和、阳气不畅之证，可用桂枝汤+柴胡、枳实。

6. 肩臂疼痛，痰多，舌謇，舌苔腻，脉滑，可用指迷茯苓丸加减（茯苓 30g，半夏 15g，枳壳 10g，风化硝 4g，陈皮 12g，片姜黄 12g，白芥子 2g，莱菔子 2g，黄连 3g）（指迷茯苓丸最精，风化芒硝枳半并，臂痛难移脾气阻，偏痰化饮有嘉名）。

7. 甲亢，多汗，心烦，口渴，脉滑，可用人参白虎汤+龙骨 20g，牡蛎 20g（用太子参 12g，生石膏 30g）。

8. 半身不遂，脉沉滑，可用竹茹 12g，白芍 10g，南红花 6g，丹皮 10g，夏枯草 12g，坤草 12g，龙胆草 3g，石斛 20g，玉竹 12g，桑枝 10g，秦艽 10g。

9. 四肢窜痛，痛经胁痛，脉弦，可用柴胡桂枝汤+片姜黄。

10. 乙肝，脉沉，口苦，尿黄不利，此为肝胆湿热，可用柴胡 12g，黄芩 10g，茵陈 15g，贯众 12g，土茯苓 15g，车前子 12g，半枝莲 15g，茜草 10g，土鳖虫 10g，当归 10g，白芍 10g。

11. 肢体麻木疼痛，舌苔黄白腻，脉弦细，可用当归拈痛汤（注意本方有党参，刘老将防风改为防己+黄柏）。

12. 胸满憋气，夜间尤甚，恶风汗出，此为少阴喘满证，可用桂枝去芍药加附子汤。

13. 气喘，腿肿，乏力，口渴不欲饮，舌苔黄腻，脉沉滑，可用五苓散+滑石、寒水石、生石膏、茵陈各 10g（茯苓 30g，猪苓 15g，泽泻 15g，白术 12g，桂枝 6g）

** 第四部分内容为前辈老中医讲课笔记，为不破坏"原汁原味"，内容尽可能地保持原貌。阅读时要认真研读，注意领略名家所讲内容核心，部分内容有删改。

[桂苓甘露散（五苓散合六一散加寒水石、生石膏）]。

14. 疲乏无力，五心烦热，眠差，头痛，手麻，此为血虚肝逆，可用丹栀逍遥散+地骨皮 10g，川芎 9g。

15. 头晕，烦躁不安，脉弦，黄连温胆汤加减。

黄连 10g，半夏 15g，竹茹 15g，陈皮 10g，枳实 12g，茯苓 30g，生姜 12g，菖蒲 12g，生甘草 6g，天麻 10g，钩藤 12g，泽泻 15g。

16. 后枕疼痛，脉弦，可用羚羊角粉^{（冲服）}0.7g，钩藤 14g，白芍 30g，竹茹 12g，贝母 10g，桑叶 10g，菊花 10g，丹皮 10g，玄参 12g，甘草 9g。

17. 头晕耳鸣，脉沉，可用丹栀逍遥散+香附 10g，郁金 10g。

18. 咳嗽，气喘，口苦，头晕，胁痛，可用小柴胡汤合小陷胸汤+枇杷叶 12g，旋覆花^{（包）}10g，瓜蒌 40g。

19. 胃脘疼痛，心悸，舌质淡，可用白芍 30g，桂枝 10g，当归 10g，黄芪 12g，生姜 10g，大枣 12 枚，炙甘草 6g，饴糖 40g。

20. 口渴，尿黄，下肢痛，关节痛，可用桂枝 10g，海桐皮 12g，片姜黄 10g，防己 14g，生石膏 30g，杏仁 10g，通草 10g，滑石 12g，薏米 30g，大金钱草 16g，海金沙 10g，蚕砂 10g，虎杖 12g。

21. 结肠炎，小腹疼痛，大便干，初头硬，可用柴胡 12g，川楝子 10g，丹皮 12g，冬瓜仁 30g，桃仁 15g，大黄 4g，鱼腥草 10g，枳壳 10g。

22. 白塞综合征，可用甘草泻心汤+生石膏 30g，生姜 10g，外用苦参汤洗之（苦参一味煎汤熏洗）。

23. 胆石症，可用柴胡 12g，黄芩 10g，半夏 12g，生姜 12g，枳实 10g，陈皮 10g，茵陈 10g，大金钱草 30g，虎杖 16g，鸡内金 10g，海金沙 10g，鱼腥草 10g，青陈皮各 10g，大黄 3g。

24. 关节疼痛，浮肿，可用当归拈痛汤+黄柏 6g，秦艽 9g，桑枝 9g，片姜黄 10g，茯苓 15g。

25. 腰困，小便痛，尿不尽，腿重，脉细，可用茯苓 30g，猪苓 15g，泽泻 15g，白术 12g，萆薢 10g，苦参 10g，防己 12g，木通 10g，苍术 10g，黄柏 10g，茵陈蒿 12g，滑石 10g。

26. 齿衄，乏力，脉大，按之无力，气阴两虚，可用生地 30g，人参 3g。

27. 胃胀，有振水声，气逆作咳，心下有支饮，可用茯苓 30g，桂枝 10g，生姜 10g，薏米 12g，炙甘草 6g，杏仁 10g。

28. 遗精，口燥咽干，脉大，此为阴虚阳亢，相火妄动，可用大补阴丸+生地 15g，天冬 10g，麦冬 10g，当归 10g，白芍 10g，炙甘草 10g（龟板 20g，知母 10g，黄柏 10g，熟地 15g）（滋肾通关桂柏知，溺癃不渴下焦医，大补阴丸除肉桂，地龟猪髓合之宜）。

29. 类风湿（湿热痹），可用木防己 12g，桂枝 10g，海桐皮 12g，片姜黄 12g，丝瓜络 10g，络石藤 10g，生石膏 10g，知母 6g，玉竹 10g，通草 10g，杏仁 10g，薏米 30g，滑石 10g，蚕砂 10g，南红花 10g。

30. 疲乏无力，大便稀，肝区疼痛，舌苔白腻，脉弦，此为肝经湿热，脾气受制，可用柴胡 10g，黄芩 9g，茵陈 15g，苍术 10g，草河车 10g，土茯苓 12g，半枝莲 12g，茯苓 12g，厚朴 6g。

31. 胃中嘈杂，泛酸，大便不爽，舌根腻，前半部光滑，心下支结，可用石斛 15g，茵陈 12g，天冬 10g，煅瓦楞 12g，玉竹 12g，黄连 3g，竹叶 9g，生石膏 10g，大黄 2g，浙贝 10g，海螵蛸 12g，川楝子 10g，延胡索 10g。

32. 耳鸣，头晕，手足麻木，脉弦，可用生地 10g，当归 10g，白芍 10g，石决明 30g，熟地 10g，龙骨 20g，牡蛎 20g，牛膝 10g，坤草 12g，夏枯草 15g，菊花 10g，炙甘草 6g。

33. 心下痞，噫气不除，脉弦，按之无力，此为脾胃虚，肝气夹痰饮上逆，可用旋覆代赭汤+

刀豆子 10g，大腹皮 10g。

34. 刀豆子：温胃暖肾，降气止呃。

35. 下肢疼痛，沉重，畏风，脉沉滑，湿热下注，痹证腿肿，可用苍术 10g，白术 10g，防己 12g，木通 10g，当归 10g，白芍 10g，羌活 3g，独活 3g，黄柏 10g，牛膝 10g，木瓜 10g，槟榔 10g，知母 10g，炙甘草 6g（湿热下肢疼痛方，当归白芍木瓜藏，二术黄柏膝通草，槟榔防己羌独活）。

36. 肺结核，胸痛，咳嗽，脉弦大，可用百合地黄汤合千金苇茎汤+大功劳叶 10g，川贝母 10g，海蛤壳 10g（芦根 30g，薏仁 30g，冬瓜仁 30g，桃仁 10g）。

37. 胆石症术后，体虚无力，不欲饮食，脉弦，可用石斛 20g，麦冬 20g，茵陈 15g，黄芩 4g，黄连 3g，金钱草 15g，大腹皮 10g，滑石 10g，寒水石 10g，冬瓜皮 30g，竹叶 10g。

38. 精神病可用调胃承气汤+黄连 9g，广角 3g（生军 4g，芒硝^{（后下）} 4g，炙甘草 6g）（广角为犀角的代用品）。

39. 心前区疼痛，胸闷，手麻，乏力，脉弦无力，可用桂枝 10g，丹参 15g，沙参 12g，太子参 15g，茯苓 20g，炙甘草 10g。

40. 乙肝[HBSAg（+）]肝区疼痛，脉弦，可用柴胡 10g，川楝子 10g，延胡索 10g，片姜黄 12g，茜草 10g，土鳖虫 10g，海螵蛸 12g，泽兰 10g，当归 10g，白芍 10g，茵陈 12g。

41. 胃十二指肠球部溃疡，胃脘疼胀，呕吐酸苦，脉弦，可用黄连 10g，黄芩 10g，干姜 10g，党参 10g，吴茱萸 1g。

42. 呕吐，大便黏液，腹痛，可用黄连汤。

43. 经期腹痛，呕吐，脉沉滑，可用小柴胡汤+桃仁 10g，红花 10g，枳实 10g，白芍 10g。

44. 胸脘满闷，烧心，脉沉弦，可用越鞠丸+茯苓 30g。

45. 胃脘痛，大便干，脉弦滑，可用小陷胸汤合金铃子散。

46. 脊髓空洞，侧索硬化症，两腿灼热，舌红，脉沉滑，可用大补阴丸合四物去川芎+生地 15g，甘草 6g，牛膝 10g。

47. 脊柱疼痛，舌红，脉大，可用知柏地黄丸+狗脊 15g，桑寄生 30g，菟丝子 15g。

48. 心悸，可用黄芩汤+天花粉 10g，麦冬 30g（桂枝汤去桂枝加黄芩名曰黄芩汤，白芍 20g）。《伤寒论》云："太阳与少阳合病，自下利者，与黄芩汤，若呕者，黄芩加半夏生姜汤主之。"

49. 风湿热，身肿，关节热痛，可用麻杏薏甘汤+苍术 10g，茯苓皮 20g，生石膏 20g，生姜、大枣（麻黄 5g，杏仁 10g，薏苡仁 12g，炙甘草 3g）。

50. 柴胡排石汤，用于胆结石。

柴胡 18g，黄芩 10g，大金钱草 30g，虎杖 16g，海金沙 10g，鸡内金 10g，川楝子 10g，延胡索 10g，鱼腥草 15g，片姜黄 10g，茵陈 15g，白芍 10g，刘寄奴 10g。

51. 槐花散，用于便血（湿热侵于胃肠，脉络不和）（槐花散用治肠风侧柏芥穗枳壳充，为末等分米饮下，宽肠凉血逐风功）。

刘老临证应用加黄连 10g，防己 10g，地榆 10g。

52. 十二指肠球部溃疡，可用平胃散+黄芩 3g，黄连 6g，煅瓦楞 10g，海螵蛸 12g，牡蛎 15g，青皮 6g。

53. 心虚作悸，脉来急促按之无力，可用苓桂术甘汤合泽泻汤+太子参 15g（茯苓 40g，泽泻 15g）。《金匮要略》云："心下有支饮，其人苦冒眩，泽泻汤主之。"

54. 咽喉不利，胸脘满闷，脉沉滑，可用绿萼梅 10g，玫瑰花 10g，佛手 12g，香橼 12g，浙贝 10g，荷蒂 10g，瓜蒌皮 12g，射干 10g，枳壳 10g。

55. 心胸憋气，下肢微肿，小便不利，心阳不足，可用桂枝 10g，茯苓 30g，泽泻 15g，红人参 6g，附子 6g，炙甘草 10g。

56. 室性期前收缩，可用三参苓桂术甘汤。

桂枝 14g，茯苓 20g，白术 10g，炙甘草 10g，丹参 15g，党参 15g，沙参 12g。

57. 前额疼，失眠多梦，耳鸣，脉弦细，可用菊花 10g，白蒺藜 10g，谷精草 12g，石决明 30g，白芍 12g，当归 10g，丹皮 10g，甘草 6g，夏枯草 15g，生地 10g。

58. 小便不利，会阴部胀痛，可用五苓散+川楝子 10g，刺猬皮 10g，苦参 10g，虎杖 10g。

59. 脐连胃脘作胀而悸，小便不利（糖尿病大便干燥），可用五苓散去白术+甘草 10g，大枣 12 个。

60. 失眠精神恍惚，舌质淡，脉弦细，可用：

方一：珍珠母 30g，龙齿 12g，石斛 15g，茯神 12g，远志 9g，沉香 3g，太子参 12g，炙甘草 6g。

方二：朱砂粉 1g，琥珀粉 1g，珍珠粉 0.1g，和匀分三次汤液送服。

61. 柴胡桂枝干姜汤的剂量：柴胡 12g，桂枝 10g，干姜 10g，牡蛎 30g，天花粉 14g，黄芩 7g，炙甘草 10g（胆热脾寒）。

62. 乙肝，HBSAg（+），GPT：75 单位（5 单位正常），腹胀，牙出血，小便不利，舌暗苔水滑，脉弦，此为脾肝气血瘀滞，络脉瘀阻，拟仲景治肝之法，可用柴胡 10g，茵陈 10g，桃仁 12g，茜草 10g，土鳖虫 10g，蜣螂 10g，蜂房 5g，射干 9g，凌霄花 10g，瞿麦 12g，石韦 10g，茯苓 40g，泽泻 15g，川楝子 10g，王不留 15g，路路通 15g。

63. 滋胃柔肝汤：主治不能食，一为口咽发干，睡眠后尤甚；二为舌光红如锦而无苔为特点，吴鞠通云："舌绛而光，当濡胃阴。"（临证用于食管窒塞感）

沙参 15g，麦冬 15g，玉竹 10g，生地 10g，枇杷叶 6g，荷蒂 6g，川楝子 6g，白芍 6g，佛手 9g，郁金 9g（益胃汤+枇杷叶、荷蒂、川楝子、白芍、佛手、郁金）。

64. 口干（适用干燥综合征）：口干无唾夜间尤甚，不敢多言，舌瘦而质红，脉弦细数。

沙参 15g，玉竹 15g，麦冬 30g，生地 10g，白芍 20g，佛手 10g，香橼 15g，蒺藜 10g，丹皮 10g，川楝子 10g（益胃汤去冰糖+白芍 20g，佛手 10g，香橼 15g，蒺藜 10g，丹皮 10g，川楝子 10g）。

65. 咳嗽痰多，失眠，痰火上扰，可用黛蛤散合芩连温胆汤+白鲜皮 12g，苦参 10g，茵陈 12g，灯心草 1g。

（1）海蛤壳 12g，青黛^(布包)9g，白鲜皮 12g，苦参 10g，茵陈 12g，茯苓 20g，半夏 15g，竹茹 15g，橘红 10g，枳实 10g，生姜 12g，黄芩 4g，黄连 4g，灯心草 1g。

（2）鲜竹沥一瓶，每一勺与药服。

66. 头晕，恶心，苔腻，脉弦滑，痰热上蒙清窍，可用温胆汤+钩藤、天麻、泽泻、菖蒲、郁金。

67. 右胁下刺痛，脉弦，西医诊为肺结核，可用四逆散合金铃子散加减。

柴胡 12g，当归 10g，白芍 10g，茜草 10g，川楝子 10g，延胡索 10g，南红花 10g，片姜黄 10g，枳壳 10g，陈皮 10g。

68. 胸闷，胃胀疼，背痛，小腹胀，脉弦而滑，下中下三焦气机不利，拟柴胡 12g，半夏 12g，黄芩 10g，党参 10g，炙甘草 10g，生姜 10g，大枣 5 个，当归 10g，白芍 10g，枳实 10g。

69. 胁痛、憋气、脉弦，可用柴胡疏肝散加减。

柴胡 12g，枳实 10g，白芍 10g，当归 10g，香附 10g，川芎 10g，土鳖虫 10g，茜草 10g，延胡索 10g，片姜黄 12g，刘寄奴 10g，炙甘草 3g。

70. 头晕，心下支结，头目苦眩冒，舌苔水滑，脉弦，可用方一：泽泻汤（泽泻 20g，白术 12g）先服；方二：苓桂术甘汤+泽泻 15g（茯苓 30g）后服。

71. 口中多涎，小便不尽，脉沉弦细，肺胃有寒，下焦不约之证，可用炮姜 12g，炙甘草 10g。

72. 心胸胃脘不适，脉沉，病由气郁而生也，可用越鞠丸去栀子+柴胡 12g，半夏 10g，黄芩 6g，茯苓 15g，生姜 10g。

73. 头晕，口苦，恶心，右胸胁疼痛，脉弦有力，可用大柴胡汤+茵陈 12g，金钱草 20g，夏枯草 14g，龙胆草 9g，竹茹 12g。

74. 大便下血（直肠溃疡），久服苦寒之药，脾阳已伤，脉弦，可用黄土汤去阿胶+当归、槐花（伏龙肝 30g）。

75. 胸胁作痛、心悸、月经多，手足心热，脉弱略滑，可用丹栀逍遥散合千金苇茎汤去桃仁+功劳叶 10g，鳖甲 12g，牡蛎 15g，苦参 10g。

76. 咳嗽，咽喉不利，脉大，可用麦门冬汤（麦冬 30g）。

77. 胸闷气短，咳嗽下肢浮肿，脉弦按之无力，心阳不振，水气上冲，可用苓桂术甘合二陈合平胃散合四君子汤［茯苓 30g，桂枝 12g，白术 10g，炙甘草 10g，太子参 15g（党参 10g），半夏 12g，陈皮 10g，厚朴 10g］。

78. 咳嗽，大便秘结，喜食冷物，脉滑，可用宣白承气汤+浙贝 10g，海蛤壳 10g，竹茹 10g。

79. 十大功劳叶：清热燥湿，泻火解毒，用于热盛。

80. 三草降压汤，可用夏枯草 15g，龙胆草 8g，益母草 30g，白芍 24g，甘草 8g（在辨证的基础上加入）如肝胆湿热，头晕如裹，下肢浮肿，大便稀，血压高，可用泽泻 15g，天麻 10g，菊花 10g，苍术 10g，黄柏 6g，半夏 12g，茯苓 30g，陈皮 10g，生姜 10g，龙胆草 6g，夏枯草 15g，坤草 12g。

81. 春泽汤：治疗水肿（气虚膀胱气化不利）五苓散+党参。

茯苓 30g，泽泻 15g，猪苓 15g，白术 10g，桂枝 10g，党参 10g（太子参 10g）。

82. HBSAg（+）：可用大柴胡汤去黄芩+茵陈 12g，虎杖 12g，金钱草 30g，桃仁 10g。

83. 全身酸困，舌苔白腻，脉沉弦，可用三仁汤。

84. 期前收缩，少气，脉沉而结，可用生脉散合桂枝甘草汤+黄芪。

太子参 15g，麦冬 15g，五味子 9g，黄芪 12g，炙甘草 10g，桂枝 6g。

85. 风心病：可用生脉散合苓桂甘枣汤合桂枝去芍药加龙骨牡蛎汤。

86. 肾性高血压，尿蛋白（++），便潜血（+），可用猪苓汤+三七 3g（茯苓 30g）。

87. 肝硬化，腹壁静脉曲张，舌红，脉弦，可用柴胡鳖甲汤。

鳖甲 20g，牡蛎 30g，麦冬 15g，沙参 12g，玉竹 12g，木瓜 10g，郁金 10g，茜草 10g，白茅根 30g，土元 10g，丹皮 10g，白芍 10g，石斛 30g，黄柏 3g，知母 3g，生地 10g，炙甘草 10g。

88. 小便失控，腰困，足痛，脉弦，苔腻，湿热在于肝经之证，可用枳实 10g，柴胡 10g，白芍 10g，黄芩 10g，木瓜 10g，牛膝 10g，防己 10g，通草 10g，苍术 10g，黄柏 9g，白术 9g，当归 10g，车前子^(包)10g，苦参 10g，槟榔 10g。

89. 圣愈汤：用于产后月经淋漓不断（四物汤+党参、黄芪）。

90. 功能性子宫出血：气血两虚兼有虚热，可用胶艾汤（四物汤+阿胶、艾叶、甘草）。

91. 月经淋漓不断，血红蛋白（7.2g），心烦不得卧，心肾不交，可用黄连阿胶汤。

92. 崩漏肝血不荣，脾虚湿多，肝脾不和证，可用①当归芍药散；②炙甘草汤去桂枝加龙骨牡蛎各 20g；③归脾汤，交替服用。

93. 更年期综合征：可用金匮竹皮大丸+玉竹 20g，丹皮 10g，大枣 5 个（竹皮大丸竹茹膏，桂枝甘草白薇妙）。

94. 白带：可用肾着汤。白术 30g，干姜 14g，茯苓 30g，炙甘草 10g。

95. 产后身痛：可用桂枝新加汤+桑寄生 30g，杜仲 10g。

96. 慢性鼻窦炎：可用川芎茶调散+半夏 12g，生石膏 20g（清茶 10g）。

97. 肾炎久治不愈，脉弦，舌水滑，湿热伤及下焦，而凝结不化，可用五苓散+半枝莲 15g，苦参 10g，白花蛇舌草 12g，土茯苓 15g，紫草 10g，青黛^(包)6g，紫花地丁 10g。

98. 自汗，夜热，脉大，可用当归六黄汤主之：当归 12g，生黄芪 12g，生地 15g，熟地 6g，黄芩 9g，黄连 9g，黄柏 10g，生石膏 10g，知母 10g。

99. 音哑，可用补肺阿胶汤：阿胶 10g，马兜铃 5g，牛蒡子 16g，杏仁 10g，粳米 12g，生甘草 5g。

100. 颈淋巴结核，苔腻，脉弦，可用方一：小金丹 20 丸，服法：按说明。方二：犀黄丸 12 瓶，服法：按说明，以上药交替服用。方三：浙贝 10g，天葵子 10g，蜂房 5g，银柴胡 10g，海藻 10g，牡蛎 15g，丹皮 10g，赤芍 10g，山慈菇 6g，黄药子 6g，连翘 9g，玄参 12g。

101. 室性期前收缩：可用三参苓桂术甘汤。

102. 心房纤颤：可用归脾汤+夜交藤 15g，白芍 15g。

103. 心率过缓：可用麻黄附子细辛汤合生脉散。

104. 胸满：可用桂枝去芍药加附子汤。

105. 舌麻：可用三甲复脉汤，羚羊钩藤汤，黄连阿胶汤交替服用。

106. 但欲寐（老年性脑痴呆）：可用四逆汤+党参 14g。

107. 烦满（神经症）：可用栀子厚朴汤（或合用柴芩温胆汤）。

108. 郁证：可用小柴胡汤+菖蒲、郁金，或丹栀逍遥散加香附、郁金、鳖甲、牡蛎。

109. 肝气郁结：可用小柴胡汤合越鞠丸。

110. 痰火郁结：可用小柴胡汤合小陷胸汤。

111. 胸腹灼热（瘅热病）：可用柴胡茵陈蒿汤（茵陈蒿汤+柴胡、黄芩）。

112. 梅尼埃病：可用益气聪明汤、补中益气汤、温胆汤三方合用。

113. 眩晕：可用泽泻汤（泽泻 24g，白术 12g）。

114. 少阳病气上冲：可用小柴胡汤加桂枝。

115. 口腔溃疡：可用知柏地黄丸+玄参 15g，板蓝根 16g，夏枯草 16g，浙贝 10g。

116. 水肿（慢性肾小球肾炎）：可用①茯苓导水汤、②实脾饮合防己黄芪汤、③防己黄芪汤+茯苓 30g；④春泽汤；⑤猪苓汤；⑥荆防肾炎汤。

荆芥 6g，防风 6g，柴胡 10g，前胡 10g，羌活 4g，独活 4g，枳壳 10g，柏梗 10g，半枝莲 10g，白花蛇舌草 15g，生地榆 15g，炒槐花 12g，川芎 6g，赤芍 10g，茯苓 30g。

117. 尿潜血（++），尿蛋白（+），可用黄连阿胶汤+当归 15g，生地 15g。

118. 急性泌尿系感染：可用金匮当归贝母苦参丸（当归 20g，浙贝 15g，苦参 12g）或与防己黄芪汤合方（防己，黄芪、白术、茯苓、当归、浙贝、苦参）。

119. 阳痿：可用小柴胡汤合四逆散。

120. 遗精：可用知柏地黄丸。

121. 滑精走泄：可用黄芪 30g，人参 9g，升麻 3g，柴胡 3g，山萸肉 3g，桔梗 3g，知母 3g。

122. 白浊（乳糜尿）：可用清心莲子饮、泻黄散合二妙散。

123. 盗汗：可用当归六黄汤。

124. 消渴：可用八味地黄丸+党参。

125. 梅核气：可用柴胡半夏厚朴汤（小柴胡汤+半夏厚朴汤）。

126. 头痛：可用川芎茶调散，葛根汤，生石膏 30g，知母 9g，葛根 15g，玉竹 15g，麦冬 15g，丹皮 10g，白芍 10g，钩藤 15g。

127. 偏头痛（三叉神经痛）可用：

（1）方一：柴胡连翘汤（柴胡 12g，连翘 10g，夏枯草 15g，丹皮 10g，龙胆草 10g，白芍 15g，葛根 10g，栀子 10g，生甘草 6g，板蓝根 15g，黄芩 10g，天花粉 12g）。

方二：黄连解毒汤（黄连 8g，黄芩 8g，黄柏 8g，栀子 8g）两方交替服。

（2）小柴胡汤+羚羊角粉^(冲)1.8g，钩藤 15g。

128. 面痛：可用增液承气汤+丹皮 10g，白芍 12g，炙甘草 6g，羚羊角粉^(冲)1g，石决明 30g，夏枯草 16g。

129. 牙痛：可用玉女煎+丹皮 10g。

130. 口眼㖞斜：可用桂枝加葛根汤+白附子 6g，全蝎 6g。

131. 项背痛：可用羌活胜湿汤、胃苓汤。

132. 项背拘急：可用桂枝加葛根汤、瓜蒌桂枝汤、补中益气汤。

133. 肩背疼痛（肩周炎）：可用柴胡桂枝汤+片姜黄 12g。

134. 腰腿疼：可用肾着汤（茯苓 30g，白术 15g，干姜 14g，炙甘草 10g）。

135. 髋关节痛：可用芍药甘草汤、仙方活命饮、十全大补汤

（仙方活命金银花，防芷归陈草芍加，贝母花粉兼乳没，穿山皂刺酒煎佳，一切痈毒能溃散，溃后忌服用勿差）。

136. 外伤后尾骨疼痛（骶骨骨裂）：可用血府逐瘀汤。

137. 尾骶骨疼痛的引经药：小茴香、黑白丑。

138. 肩肘膝关节疼痛，无汗，恶风，心烦，大便秘结，经期腹痛，舌红，苔白，脉弦细数，风寒痹阻经络，兼有里热，治以祛风散寒清热，可用三黄汤（黄芩 10g，黄芪 10g，麻黄 3g，细辛 3g，独活 6g）。

139. 急性感染性多发性神经根炎（吉兰-巴雷综合征）：可用方一：黄芪桂枝五物汤+地龙 10g，桃仁 10g，红花 10g，当归 15g；方二：地黄饮子。两方交替服用。

140. 痿病（左脚痿软）西医诊为"腓总神经损伤"：可用方一：桂枝去芍药加术附汤；方二：外洗方：川椒 12g，艾叶 12g，千年健 15g，苏木 10g，桂枝 10g，川芎 10g，追地风 15g，煎汤熏洗。

141. 头痛、眩晕、手麻等证随月经来潮而发作：可用白薇汤（白薇 10g，当归 20g，党参 12g，炙甘草 10g）。

142. 产后感受风寒，手指尖疼痛，证属产后受风，经脉痹阻，实多虚少：可用大秦艽汤加减。

143. 发热（以低热为主）38℃以下：可用达原饮加减，又名低热方（槟榔 10g，厚朴 10g，草果 10g，黄芩 10g，知母 10g，薄荷 10g，柴胡 10g，枳壳 10g）（柴胡低热槟朴果，黄芩知母薄荷壳）。

注：以上内容为胡兰贵于 1984 年 8 月 20~23 日跟刘渡舟老师襄诊。

第二节　任继学经验

任继学，国医大师，长春中医药大学终身教授。

1. 只有继承，才能创新：继承的关键是文献，《素问》所言"善言古者，必有合于今"，就是谈继承（继承的重要性）。

2. 格言一则："只有经验，才会懂得；只有懂得，才会珍惜；只有珍惜，才会发现；只有发现，才会更好；只有更好，才会最好"。

3. 知识改变命运，教育造就未来。

4. "精不足者，补之以味"的治法应用：肝硬化腹水可用鲤鱼汤：鲤鱼（活的，重约半斤，去头、鳞、内脏），胡椒 5g，茶叶（红茶）15g，紫皮蒜（去皮）2 头，醋柴胡 10g，泽泻 20g，砂仁 15g，白商陆 10g，厚朴 10g，沉香 10g，将鲤鱼放入药内，加入适量水，先用武火烧开，再用文火（小火）炖 30 分钟，将鱼取出，去掉药渣及药物，单吃鲤鱼，1 天 3 次，饭前吃，1～2 周为 1 个疗程。

5. "伤风不醒，便成痨"：古代医家曾用这句话警告后人，感冒慎用寒凉之药及消炎之剂，否则病难速已，转生他病，临证权变，可有以下治法：

（1）反复感冒，损伤气阴，可用清暑益气汤。

（2）反复感冒，邪入少阳，可用柴胡桂枝汤。

（3）反复感冒，营卫俱虚，可用桂枝汤。

（4）感冒用抗生素后，腹胀，苔厚腻，脉弦滑，可用达原饮（胃肠型感冒）。

（5）老人感冒用清热解毒不效，不妨用桂枝汤原方，一定要喝热粥。

6. 中医讲"道"五脏相通：

（1）道是沟通人体内外，脏腑经络之道路，即生理上呼吸之气道，水谷之食道，以及血道，精道，气街（四街），三焦之道，营卫之道，津液之道，上液道，水道，脉道，机之道等。所谓道者，通变之意也。

（2）气道，食道，血道，水道（三焦），营卫之道，脉道，各道相通，一道有病，他道不通，因此治疗疾病从整体出发，各道疏通，疾病自愈。

（3）以下为以"道"治病之体会及经验：①过敏性鼻炎，见有汗出，恶风，啬啬恶寒，淅淅恶风，属营卫之道不通，可用桂枝汤加辛夷；②药源性过敏性鼻炎，可用桂枝汤加蝉蜕、首乌、五味子（或乌梅）；③颈椎病，乃脉道不通，督脉受损，"督脉生病治在骨上""骨乃髓之府，髓者骨之充"，骨碎补汤治之（骨碎补 15g，葛根 15g，川芎 10g，土鳖虫 10g，山甲珠 15g）；④肝道不通引起的心脏病，"先富后贫"引起的心脏病用逍遥散；⑤肾道不通引起的心脏病，可用金匮肾气丸；⑥胆道不通引起的心脏病，西医称为"心胆综合征"，可用十四味温胆汤。

7. 长期服用苏合香丸对肾脏有损害。

8. 人体五行的来源：系由父母交媾之精而成，即父源之阳精和母源之阴精，二者交融，谓之"胚"，胚者混沌也。其内胎蕴真火，真水，亦即真阳，真阴也。据此，胚，混沌之太极也，为一，一生二，二即真火，真水（真阳，真水）也；二生三，即真火，真气，真阳（真水，真精，真阴）；三生万物，始构成人体之五脏六腑，四肢百骸，此即"三而成人"之意。

9. 毒：既可外来，又可内生。"气血调和，其毒自解"说明治疗疾病应当调理气血，气血调畅，其病自愈；又如上吐下泻，饮食停滞，毒自内生，治疗时要排毒，说明治疗泻泄一定要将肠腑中的停滞泻通，毒邪乃去。临证常用柴平汤大黄，焦山楂法就是此意。

10. 颈椎病椎管狭窄：

（1）内服药：山甲珠 10g，骨碎补 15g，伸筋草 10g，炮附子 10g，鸡血藤 15g。

（2）外用药：透骨草 15g，急性子 15g，没药 15g，石南藤 15g（忍冬藤 15g）。

11. 窦房结综合征：可用阳和汤（阳和汤法解寒凝，贴骨流注鹤膝风，熟地鹿胶姜炭桂，麻黄白芥甘草从）。

12. 声带结节：可用小金丹。

13. 非典：可用梅花点舌丹。根据《素问·五常政大论》云："病有久新，方有大小，有毒无毒，固宜常制矣。大毒治病，十去其六；常毒治病，十去其七；小毒治病，十去其八；无毒治病，十去其九；谷肉果菜，食养尽之，无使过之，伤其正也。不尽，行复如法。"

14. 任继学老先生认为"讲义"不是治病的，是导路的。说明只学讲义是看不了病的，只是打基本功，要想学会看病，还必须在临床多学习，多实践，跟名医，"没有基本功，当不了名医"。

15. 书读百遍，其意自见；腹有诗书气自华；"胸中有了万卷书，笔底无半点尘着，始可著书"说明，遇到某一个病首先要想到多少个方，然后进行辨证思维，最后确定某一个方，这也是许多名老中医诊病常用的方法；参师襄诊，多跟着老师看病人，是自身提高的关键，尤其是会诊，出诊的病人，病证典型，印象深刻，便于提高；"曲高者和寡，道高者谤多"；为人处事，要做到扬长避短。

16. 不是中医不行，而是有些学中医的不行：说明中医必须用中医的理论去看病，而有些人不按中医理论去看病，而是头痛治头，脚痛治脚，或者用药理实验来开中药，起不到应有的效果来埋怨中医。

17. 坚持中医姓"中"。重视师承家传方法：不按中医的理论和方法，教出的学生自觉不自觉就成了西医的俘虏，失去了中医药的传统，中医药学就不姓"中"了。脱离辨证施治理论指导的中医药，也就不是完整的中医药，不是原汁原味的中医药。

18. 中医讲究真传：重视师承家传的方法，可以使学有根底，术业日有长进。

19.《内经》曰："寒伤形，热伤气。"

20. 时行感冒，外邪从气道伤肺，由肺之络脉波于胃，"胃者卫之源"（《卫生宝鉴》），重则由荣及血，荣卫失调，不能拒邪，由血道伤于神明，说明感冒会影响到胃，出现口淡乏味，食欲不振，又可影响到荣卫，可用桂枝汤，如影响到神明，可用表里通解散（白僵蚕 15g，蝉蜕 15g，大青叶 15g，薄荷[后下] 10g，防风 15g，金银花 30g，连翘 15g，生石膏 50g，金荞麦 20g，大力子 15g，金莲花 15g，荆芥穗 15g）。本方之功，在于上行头面，下达足膝，外通毛窍，内通脏腑经络，驱逐邪气，无处不到。

21. 金荞麦：又名金锁银开，亦称野荞麦，古代本草记载其少，清代赵学敏学习民间草医的经验将其载入《本草纲目拾遗》中，谓"俗用治一切喉症"，并引孙玉庭云："其根专治喉闭，故得此名。喉风喉毒，用醋磨嗽喉，涎痰去而喉闭自开矣。"当代中医学家耿鉴庭家传喉科，言"先辈向草医学得，用治急性喉症，确能开关，有起死回生之功"。其味酸，苦，性寒，清热解毒，消肿散结，清咽利喉，而使肺卫得伸，邪去正安。

22. 金莲花："味滑苦，性寒，善清上焦热疫之毒，故用治咽喉肿痛有良效"。

23. 生石膏退肌表之热不能少于 50～100g，高热 1～2 剂可解，但最少 4 小时一剂。

24. 重病病人服药方法：病重 2 小时一次，传染病服法也很重要，或 4 小时一次，或 6 小时一次，再长时间就没效了。

25.表里通解散：表里通解青僵蚕，防风金荞金莲花，石膏连翘荆芥穗，大力薄荷与双花。

26.紫金锭：是救命药，乳蛾可用紫金锭治疗。

27.心衰竭：炮附子15g（先煎30分钟），炮姜30g，葱白3寸（人工牛黄或童便取猪胆汁之意），同时送服琥珀粉，羚羊角粉；下肢浮肿者，加通脉利水之药。如丝瓜络、防己、柴胡、泽泻、地龙。

28.带状疱疹：大青叶15g，金莲花30g，连翘15g，野菊花20g，蒲公英50g，地丁草15g，天葵子15g（带状疱疹方，五味消毒饮，野花蒲天地，连翘大青叶）。

29.带状疱疹外用方：马兰叶、木芙蓉叶各15g，研细面，兑入少许冰片、雄黄，以蜂蜜调和敷于患处。

30.暴喘（呼吸急迫综合征）：急用五虎汤（麻黄10g，杏仁15g，生石膏25g，生甘草3g，茶叶10g）水煎服，送服一捻金，其病可瘥。

31.时行感冒的预防：贯众、板蓝根、大青叶水煎服，或投给紫金锭，或用大蒜汁滴鼻。

32.时行感冒，寒热往来：参苏饮。

33.喉源性咳嗽：芦根30g煎汤代水喝。内服药金荞麦20g，桔梗5g，紫金皮15g，金果榄15g，杏仁10g，荆芥5g，炙百部15g，款冬花20g，枇杷叶15g。

34.柯韵伯云："调血者求之于肝。"肝藏血，肝藏魂，肝主凝血，调血从肝着手。

35.任继学说："肝主睡。"服逍遥狗脊汤后有些人失眠好转，说明肝有主睡的功能，为临证用逍遥散加合欢花、炒酸枣仁治疗失眠奠定了理论基础。

36.紫金锭的新用：①可用于急性扁桃体炎，一次吃3锭，6小时一次。②可用于食物中毒。紫金锭（同仁堂是紫金散）一次一瓶，4～6小时一次。③结肠炎先用膈下逐瘀汤，然后再用紫金散；④紫金锭服用不能超过2周。

37.无积不作痢：痢疾如服西药（呋喃唑酮、泻痢停）泻止，造成伏邪，邪伏于大肠膜原，即西医的"结肠炎"，可用膈下逐瘀汤，然后再用紫金锭。

38.邪祟病：即西医脑之神郁综合征（神经症），表现为幻视，幻听，妄言，面黄体瘦，时作时止，或惊恐不安，哭泣，或欲死感等症。临证可用黄连阿胶汤、归脾汤、温胆汤、十四味温胆汤、十四味建中汤、癫狂梦醒汤治疗，同时配合针灸内关、神门、三阴交、足三里，手法用泻法留针。

39.乙肝：可用桑椹子30g，醋柴胡50g，生麦芽50g，人中黄少许。

40.慢性咽炎：①三棱、莪术、郁金、山甲珠；②金荞麦、金果兰、马勃、紫金锭。

41.高血压：用"降压汤"泡脚（附子15g，吴茱萸15g，透骨草30g，罗布麻15g，茺蔚子15g，水煎取2000ml，泡两足，早晨泡20分钟，晚上泡30分钟）。

42.蛋白尿，管型尿反复不消者，加土茯苓100～200g，爵床50g。

43.镜检潜血不消者，加琥珀粉50g，珍珠粉60g，川占（虫白蜡）10g，生地炭50g，共为细面，每次服4～5g，每日3次，随汤药送服。

44.咽喉红肿不消者，可用细辛3g，炮甲珠5g，桔梗10g，金荞麦20g，白药子5g，郁金15g，三棱10g，莪术10g，羌活10g，咽部淡红，加肉桂3g。

45.恶心呕吐不止：可用吴茱萸粉，蜂蜜适量，调敷两足涌泉穴，其吐自止。

46.糖尿病：可用黄连10g，肉桂10g，生地15g，玄参15g。加减：阳虚加附子，或适当加入地龙15g，五味子15g有升有降。

47. 乌梅丸：可以治疗消渴病。

48. 升降散应用注意事项：一定要用蜂蜜当引子。

49. 三叉神经痛：可用白芍 50g，甘草 15g，川椒 10g，细辛 3g，干姜 3g。

50. 脑血肿：可用抵当汤原方（桃仁，水蛭，虻虫，大黄）。

51. 补中益气汤治疗失眠的原理：脾以升为健，清阳出上窍，肉轮属脾司开合者也。

注：以上内容为胡兰贵 2004 年 4 月 12 日在北京第一批全国优秀中医临床人才第一期培训班的听课笔记总结。

第三节　焦树德经验

焦树德，首届全国名中医，教授，中日友好医院主任医师。

1. 疑难病：即西医所说的"难治病"。认为诊断明确，但无有效治法。"疑"是从中医角度看尚有疑问，需用中医理论去辨证论治，重新认识，从而找出治疗的方法。"难"有两个意思：一是治疗上困难，需努力钻研，攻克难关；二是所谓的难治病，通过中医辨证论治，有的疾病或许可以治愈。"夫五藏之有疾也……疾虽久，犹可毕也，言不可治者，未得其术也"。

2. 疑难病的治疗原则：必须遵循中医的理论体系，突出中医特色，不要拘泥于西医的病名诊断，要从整体出发，天人相应，进行辨证论治，会取得满意效果。

3. 使用中药要以中医理论为指导：在组方遣药时，一定要按照中医药学自身的使用规律去使用，遵循理、法、方、药的应用法则。在吸收使用近代新成果时，要考虑符合辨证论治原则和理法方药的规律，并且能增强中医疗效的，则积极吸收。反之，绝不可生搬硬套，更不可中药西用，用药时要深思熟虑，才能提高疗效。

4. 中医治疗疑难病，大有可为：近些年来在世界范围内兴起的"中医热"，绝不仅仅是因为中药为天然药物，无毒副作用，而是由于中医药学的独特理论体系和辨证论治的医疗艺术，在治愈疾病方面，放出了光辉异彩，中医药的有用性得到了世界公认，尤其是在世界公认的所谓"难治病"方面，无论是病人还是医者，都想在中医药学这个宝库中寻找有效的解决方法。

5. 脾胃在中医学中占有重要的地位：《素问·玉机真脏论》认为脾为"中央土，以灌四傍"。脾与胃，向为医家所重视。

6. 明代薛立斋主张治病以重视脾胃和肾命为主，云："真精合而人生，是人亦借脾土以生"。

7. 清代叶天士云："内伤必取法乎东垣"，意在治疗内伤病皆重视调补脾胃。

8.《素问·阴阳应象大论》云："清阳出上窍，浊阴出下窍""阴味出下窍，阳气出上窍"。说明治脾胃之法，莫精于升降。

9. 李东垣云："脾胃受病不但能造成五脏六腑发生疾病，而且还能导致四肢九窍发生疾病"。说明治疗各种疾病一定要注意顾护脾胃，不妨从脾胃入手治之。如风湿病用胃苓汤治之，正取其此意。

10. 外感病亦可导致脾胃病：内伤容易导致脾胃病，外感亦可导致脾胃病，并且常因波及脾胃使病情加重，这是脾胃病病因病机中的一大特点。如《伤寒论》《温病条辨》两部外感专著中就有很大比例的脾胃病。

11. 脾胃病的辨证特点：

（1）元气不足：脾胃是元气的来源，脾胃有病使元气不足，反之元气不足又可导致脾胃虚弱。

故东垣云："脾胃之气即伤，而元气亦不能充，而诸病之所由生也。"说明临证用金匮肾气丸合理中丸治疗脾胃病符合东垣的脾胃论学说。

（2）水湿不化：《内经》云："诸湿肿满，皆属于脾""湿盛则濡泻"。

（3）食纳乖常：东垣云："胃中元气盛，则能食而不伤，过时而不饥。脾胃俱旺，则能食而肥；脾胃俱虚，则不能食而瘦，或少食而肥，虽肥而四肢不举，盖脾实而邪气盛也。又有善食而瘦者：胃伏火邪于气分则能食；脾虚则肌肉削，即食㑊也"。食㑊是一种有善食、困倦、形体消瘦表现的病证，相当于西医学慢性疲劳综合征。

（4）痰浊阻滞：痰浊阻滞可引起呕、咳、满、痞、喘、眩、晕等多种病证。清代沈芊绿云："人自初生以至临死皆有痰，皆生于脾，聚于胃……而其为物，则流动不测，故其为害，上至颠顶，下涌泉，随气升降，周身内外皆到，五脏六腑俱有……火动则生，气滞则盛，风鼓则涌，变怪百端。"又说："脾胃健运自无痰，故曰治痰先理脾胃。"

（5）木横乘土：清代华岫云说："肝病必犯土，是侮其所胜也……若一犯胃，则恶心干呕，脘痞不食，吐酸水，涎沫；克脾，则腹胀，便或溏或不爽，肢冷肌麻。"说明治疗吐酸一定要注意疏肝，如柴平汤；吐涎沫乃厥阴寒证，可用吴茱萸汤。

12. 脾胃病的治疗原则：

（1）升阳：东垣云："善治病者，唯在治脾""治脾胃以安五脏"。说明治疗什么疾病都应当以脾胃为先，如饭后吃药，目的就在于护脾胃，常用的方剂是补中益气汤、调中益气汤、升阳益胃汤等。

（2）柔润：叶天士说："太阴湿土，得阳始运，阳明燥土，得阴自安，以脾喜刚燥，胃喜柔润也。仲景急下存津，其治在胃，东垣大升阳气，其治在脾。"常用方剂是益胃汤、增液汤、沙参麦冬汤之类。

（3）和降：是治疗胃病的常用方法，常用的方剂有旋覆代赭汤、橘皮竹茹汤、增液承气汤等。

（4）调肝：治疗脾胃病时应常常想到调肝，常用的方剂有四逆散、逍遥散、越鞠丸、痛泻要方等。

（5）祛湿：《素问·藏气法时论》曰："脾苦湿，急食苦以燥之。"治疗脾胃病要注意脾既能苦湿，又能苦燥，因此在应用白术苦温燥湿之时，要注意不可太过，或稍佐温润之品。李东垣在补中益气汤中用白术佐以当归，是符合经旨的。《素问·至真要大论》曰："湿淫于内，治以苦热，佐以酸淡，以苦燥之，以淡泄之。"所以还要在苦温燥湿剂中配以淡渗泄湿之品，稍佐酸以制土之品。常用的方剂如五苓散、防己黄芪汤、实脾饮之类。

（6）活络：叶天士在论肝病犯胃时说："初病在气，久必入血。"所以在治疗年久不愈的脾胃病时，或出现脘腹痛处固定，舌上有瘀斑，大便色黑等症状，需在调治脾胃药中佐用苦辛通降、活络行瘀之品。常用方剂如丹参饮、失笑散之类。

13. 脾胃学说的重要意义：

（1）如遇到"胃虚则脏腑经络皆无以受气而俱病"的情况，见脏治脏，见寒治寒，很难取得令人满意的疗效。反之，注意脾胃特点，运用脾胃学说，从脾胃论治，则往往效如桴鼓。充分说明无论治疗何种病，都应以脾胃为重点。

（2）疑难复杂的重病，也常常以脾胃功能的健全与否作为判断转归和采取治疗措施的依据，亦可作为治疗疑难病的切入口。

14. 中医对急难病的诊治：有悠久的历史，丰富的经验，理论高深，所载方法简练，疗效卓著，流传至今，行之有效。说明中医能够有效地治疗急性病与疑难病。学习老中医治疗急难病的宝贵经验，是发扬中医药学遗产极其重要的任务。

15. 学习老中医的经验： 要"原汁原味""不走样"接过老中医的"绝活儿"。

16. 打造大内科人才： 中医临床人才的多元化培养，临床课的权重应该放在内科。训练中医特有的发散性思维，要针对临床实际，学会引经据典，模拟临床，找出立法处方的切入口与途径，做到举一反三。

17. 高层次中医临床人才的培养： 重在对中医理论和临床实践相结合，不要拘限某一味药，某一个方，要从整体出发，应用中医理论探讨临床实践所在，对中医理、法、方、药的论证，从而揭示其奥妙所在，否则就会走偏，未来中医的路会越走越窄。

18. 焦树德老先生云： "早吃中药早好，晚吃中药晚好，不吃中药不好。"

19. 危重病人： 可用西洋参，每日 6g，煎水频服，或人参 6g，煎水频服；或人参 3g，西洋参 3g 合煎水频服。

20. 肿瘤： 犀黄丸 12g，分四次随汤药送服，一日两次。

21. 腹部肿瘤术后高热，咳嗽，呕血便血： 可用人参^{（另煎兑入）}9g，苏叶^{（后下）}10g，桔梗 6g，生麻黄 6g，生石膏^{（先下）}20g，葛根 9g，杏仁 10g，生甘草 5g，白及 9g，茯苓 15g，川黄连 6g，生藕节 20g，生白术 9g，荆芥 9g。

22. 痔疮出血，舌淡苔白，下肢乏力： 可用六君子汤加焦山楂、枇杷叶、槐角、刺猬皮、升麻。

23. 预防肿瘤复发： 小金丹每日 2 次，每次 1～2 丸，解毒活瘀散结。

24. 清代吴仪洛说： "伤寒郁而后能发热，伤风即能发热；伤寒无汗，伤风有汗，伤寒无涕，伤风有涕……"

25. 《本草汇言》论伏龙肝说： "脾胃因寒湿而致动血络，成一切失血诸疾，无用不宜尔。"

26. 过敏性休克： 血压 60/30 mmHg，一派虚寒之象，但口舌生疮，治麻黄附子细辛汤加味。
生麻黄 5g，炙附片 3g，细辛 3g，紫肉桂 3g，通草 6g，生熟地各 10g，连翘 12g，黄连 6g，西洋参^{（另煎兑入）}10g，桑螵蛸 10g，覆盆子 10g，生白芍 10g。

27. 《伤寒论》云： "无热恶寒者发于阴也""少阴之为病，脉微细，但欲寐"。少阴病之主方麻黄附子细辛汤。

28. 小便清长： 属肾虚膀胱不能固摄。故用桑螵蛸、覆盆子补肾缩尿。

29. 口舌生疮： 用肉桂补肾阳，守而不走，引肾中上浮之火下而归原，以治口舌生疮之本。黄连、连翘清心解毒以治口舌生疮之标。

30. 《内经》云： "寒淫于内，治以甘热，佐以苦辛，以辛润之。"用麻黄附子细辛汤。

31. 下腹部剧痛： 可用乌药 12g，白芍 25g，吴茱萸 3g，炒川楝 12g，荔枝核 9g，青皮 6g，木香 4.5g，乳香 6g，没药 6g，当归 12g，元胡粉 4.5g，分二次冲服（下腹剧痛方）。

32. 治疗急难病的注意事项： 要研深中医理论，学好辨证论治，反复研读《内经》、《难经》、仲景诸书，在辨证、立法、选方遣药方面，都要溯本探源，守规矩，成方圆，从根本上立于不败之地。千万不可只根据症状凑合几味药，或硬套西医病名，对症处理，这样辨证论治的水平就不能提高，失掉规矩，怎成方圆，疗效当然不会提高。

33. 蛇床子： 单味药煎汤外洗，可用阴囊湿痒流水。

34. 东垣云： "夫脉弦、洪、缓、而沉按之中，之下得时一涩，其证：四肢满闷，肢节烦疼，难以屈伸，身体沉重，烦心不安，口失滋味，不思饮食，调中益气汤主之。"

35. 强直性脊柱炎： 《内经》称大偻，焦树德老先辈将大"偻"改为大"尪"，以示与尪痹有一定的联系又有区别。

36. 强直性脊柱炎的病因病机： 肾阳虚是本病的内因，寒邪外侵是外因，如《素问·生气通天论》说："阳气者，精则养神，柔则养筋，开阖不得，寒气从之，乃生大偻。"

37. 强直性脊柱炎的治疗：

补肾强督治偻汤：用于肾虚督寒证。

【组成】骨碎补18g，补骨脂12g，熟地15g，淫羊藿12g，金狗脊30g，鹿角胶（或片、霜）6～9g，羌活12g，独活10g，川续断18g，杜仲20g，川牛膝12g，炙麻黄6g，干姜6g，白术9～10g，威灵仙15g，白僵蚕12g，炙山甲6g，防风12g，生薏米30g。

【方歌】补肾强督治偻汤，碎脂地术薏麻姜，威灵羌独防仲断，僵蚕膝甲鹿狗羊。

补肾强督清化汤：用于邪郁化热证。

【组成】骨碎补18g，生地15g，炒黄柏12g，川续断12g，杜仲20g，苍术10g，川牛膝12g，金狗脊30g，鹿角霜6g，羌活10g，秦艽15g，土鳖虫6～9g，桑枝30g，桂枝6～9g，赤芍12g，白芍12g，知母15g，制附片6g，白术6g，威灵仙15g，白僵蚕12g，生薏米30g。

补肾强督利节汤：用于痹阻肢节证。

【组成】骨碎补18g，补骨脂12g，金狗脊30g，鹿角胶（或片、霜）6～10g，土鳖虫6～9g，炒杜仲20g，防风12g，羌活10g，独活10g，川牛膝12g，片姜黄10g，桂枝15g，赤芍12g，白芍12g，知母15g，制附片12g，制草乌3g，炙麻黄5g，白术6g，青风藤30g，海风藤30g，松节30g，威灵仙15g，白僵蚕12g，伸筋草30g。

补肾强督调肝汤：用于邪及肝肺证。

【组成】骨碎补18g，补骨脂12g，川续断18～20g，炒杜仲20g，川牛膝10～12g，泽兰15g，金狗脊30g，土鳖虫6～9g，鹿角（镑）6～12g（或胶6g，霜12g），白蒺藜10～12g，炒枳壳10～12g，桂枝15g，赤芍12g，白芍12g，知母15g，防风12g，制附片9～12g，麻黄5～6g，干姜3～6g，羌活12g，独活12g，白僵蚕12g，炒白术10g。

【注意】本证不宜用柴胡，因柴胡有升提作用，如用后，常使病情从下向上发展加快。

38. 类风湿关节炎的治疗：

补肾祛寒治偻汤：用于偻痹肾虚寒盛证。

【组成】补骨脂9g，熟地12g，川续断12g，淫羊藿9g，制附片6g（用15g时，需先煎10～20分钟），骨碎补10g，桂枝9g，赤芍9g，白芍9g，知母9g，羌活10g，独活10g，防风10g，麻黄3g，苍术6g，威灵仙12g，伸筋草30g，牛膝9g，松节15g，炙山甲6g，土鳖虫6g，透骨草20g，寻骨风15g，自然铜（醋淬，先煎）6g。

【方歌】补肾祛寒治偻汤，桂芍知麻术附防，熟断牛膝地鳖虫，骨脂碎补松筋草，淫羊羌独赤芍铜，寻骨透骨有奇功。

【注意】

（1）本方以治本为主，往往需服4～6周才出现疗效。

（2）达到显效后，可将此方研细末，每将此方研细末，每次服3g，温开水或温黄酒送服，长期服用。

补肾清热治偻汤：用于偻痹肾虚标热重证。

【组成】生地15g，桑寄生20g，桑枝30g，地骨皮10g，酒浸黄柏12g，知母12g，川续断15g，骨碎补15g，白芍15g，威灵仙12g，羌活9g，独活9g，忍冬藤30g，络石藤20g，桂枝6g，红花9g，制乳香6g，制没药6g，炙山甲9g，透骨草20g，寻骨风15g，自然铜（醋淬，先煎）6g。

【注意】

（1）肾虚标热重证因为是标热，所以多数病人服补肾清热治尪汤一段时间后，热证消除而又出现肾虚寒盛证，这时仍需投以补肾祛寒治尪汤而渐收全功。

（2）本方中的黄柏须用黄酒浸泡 3 小时以上，捞出入煎药中同煎。

补肾强督治尪汤：用于①尪痹肾督虚寒证；②强直性脊柱炎。

【组成】熟地 15g，淫羊藿 9g，金狗脊 30g，制附片 9g，鹿角胶^(烊化) 9g，川续断 12g，骨碎补 15g，羌活 12g，独活 10g，桂枝 12g，赤芍 12g，白芍 12g，知母 12g，土鳖虫 6g，防风 12g，麻黄 3g，干姜 6g，怀牛膝 12g，炙山甲 6g，草乌 5g。

注：以上内容为胡兰贵 2004 年 10 月 21 日在北京第一批全国优秀中医临床人才第三期培训班的听课笔记总结。

第四节　张　琪　经　验

张琪，国医大师，教授，黑龙江中医研究院主任医师

1. 《伤寒论》看是粗，实际辨得很细，用药很精确，剂量很讲究。

2. 治疗任何病，都要从整体出发，调理人体的正气，如治疗"非典"，哪个药是治疗"非典"的，从整体出发，辨证就能治愈"非典"，不是针对那个病原体，而是全面调理。提示我们治疗任何病要从全面考虑，尤其是不要被西医的病名、西医的病菌所迷惑。抛开西医的病名、西医诊断、检查单，按中医的思维进行辨证，必然获得奇效。

3. 桂枝汤证共十一条，典型症状"发热、汗出、恶风"，不典型的有"啬啬恶寒，淅淅恶风，翕翕发热……"这些不典型的症状临床也很多见，临证难辨的就是这些不典型症状，这就要看经验了。如鼻流清涕的鼻炎，即符合"啬啬恶寒""鼻鸣干呕"的不典型症状，因为鼻流清涕正符合清代吴仪洛所说："伤寒郁而后能发热，伤风即能发热；伤寒无汗，伤风有汗，伤寒无涕，伤风有涕……"有涕的说明伤于风邪，正如中医学认为："鼻流清涕是风寒"，故临证可用桂枝汤加辛夷法。

4. 切记用桂枝汤一定要喝热稀粥，学习《伤寒论》一定要看原文，服桂枝汤一是要喝热稀粥；二是温覆被；三是汗出病差，不必尽剂；四是病重可一日一夜乃服二三剂；五是禁生冷、黏滑、肉面、五辛、酒酪、臭恶等物。

5. 有了收获，则爱不释手：学了《伤寒论》，用到临床有了收获，就爱不释手。但如书读得很熟，知识也很渊博，不上临床或临床也不用经典，不觉得宝贵，临床与教学也不强调，学习只是为了考试而已。如《金匮要略》云："夫人心下有留饮，其人背寒冷如掌大，苓桂术甘汤主之。"只要见到背冷如掌大的，就可用苓桂术甘汤。

6. 高热抽搐：可用五大承气汤，即宣白承气汤（生石膏 15g，大黄 9g，杏仁 6g，瓜蒌皮 4.5g）；导赤承气汤（赤芍 9g，生地 15g，大黄 9g，黄连 6g，黄柏 6g，芒硝 3g）；增液承气汤；桃核承气汤（调胃承气汤加桃仁、桂枝）；大承气汤。

7. 承气汤的应用指征：舌苔黄燥，神志不清。

8. 肠梗阻：先用旋覆代赭汤，继用大承气汤（大黄 30g）；第二次大承气汤加炒甘遂 10g。

9. 肾病综合征：高度浮肿，用利尿药不效，可用甘遂 15g，单味药水煎服。

10. 胸腔积液：小柴胡汤加甘遂 3g（用后泻水最好，泻六七次后胸腔积液好转）。

11. 结核性胸膜炎：可用醋泡甘遂，炒大黄 3g，水煎服。

12. 胸膜炎：可用十枣汤（出现泻水，效果会好）。

13. 中暑的病人：可用白虎汤。

14. 阴暑（静而得之为阴暑）：可用清暑益气汤。

15. 急性胰腺炎，急性胆囊炎：可用大柴胡汤。

16.《伤寒论》造福人类与《孙子兵法》相媲美。

17. 吐法：用白矾与白水喝进去进行探吐，其疗效是无法估量的。

18. 心衰竭：附子汤加桃仁、赤芍、红花。

19. 频发性室性期前收缩，脉弱或迟：一定要用附子。

20. 脉结代，手足冷：一用附子就见效。

21. 脉促胸满的室性期前收缩：可用桂枝去芍药汤主之。

22. 室性期前收缩：有水肿的用真武汤；没有水肿的用附子汤。

23. 附子、党参：是治疗心力衰竭的好药。

24. 甲亢危象，心力衰竭，每分钟 60 次，舌红脉细，可用大定风珠合三甲复脉汤。

25. 大定风珠：大定风珠鸡子黄，再合加减复脉汤，三甲并同五味子，滋阴息风是妙方。

26. 加减复脉汤：炙甘草汤去桂枝、人参、生姜、大枣加白芍而成。

27. 三甲复脉汤：加减复脉汤+龟板、鳖甲、牡蛎（炙甘草汤参桂姜，麦冬生地麻仁帮，大枣阿胶共煎服，脉来结代心悸尝，去掉参桂与姜枣，加减复脉加白芍，三甲复脉鳖龟牡，鸡子五味大定风）。

28. 阴暑：寒袭肌表：发热头痛，无汗恶寒，肢节酸痛，可用益元散；寒凉伤脏：呕吐，泻利，腹痛，可用藿香正气散（阳暑可用白虎加人参汤）。

29. 仲景用炙甘草汤的目的：滋阴兼扶阳，即阴中求阳。

30. 仲景用真武汤的奥妙：附子白术配白芍目的是敛阴，而不用生地，因为生地滋腻，滋阴兼助湿，湿易伤脾阳，故用白芍而不用生地。

31. 古人云："诸阳过剂皆烦躁；诸阳过剂皆伤阴；诸阴之剂皆伤阳。"

32. 怎样学习《伤寒论》：理解条文；前后对比；类证对比；类方对比；结合实践（可参考成无己《伤寒明理论》）。

33. 陈修园云："经方愈读愈有味，愈用愈神奇，凡日间临证立方，至晚间一一与经方查对，必别有醒悟……"

34. 咳喘表现为既有热，又有饮，可用小青龙加石膏汤（小青龙汤一定要小剂量，以 3g 为佳，细辛 1.5g）或小青龙汤加鱼腥草。

35. 姜辛味法：是治疗痰饮咳喘的有效方法。一开一散，一敛，生姜开，细辛散，五味子敛，正符合"病痰饮者，当以温药和之"。

36. 汗证：可用当归六黄汤，治疗阴虚火旺盗汗）（当归六黄治盗汗，三黄二地一归芪）。

37. 高热：柴胡 20g，黄芩 15g，半夏 15g，太子参 15g，生石膏 50g，双花 20g。

38. 十枣汤方的剂量：甘遂（醋制）3g，大戟 2g（醋制），芫花 2g（醋制），大枣 10 个。

39. 甘遂泡制：用醋泡 24 小时，焙黄。

40. 古人云："书到用时，方恨少。"

41.《伤寒》与《温病》的鉴别点：舌淡润为伤寒；舌质红为温病。

42. 心动过速，心律不齐：可用重镇药物。如龙骨、牡蛎、磁石、紫石英、珍珠母。

43. 阴虚的心律不齐：一定要用生地、熟地。

44. 黄连阿胶汤的应用指征：除心烦不得卧，舌质绛为重要指征，属少阴阴亏心火亢盛，阴阳不能相交。

45. 湿温：身重不渴，舌苔白，胸闷不饥，身热午后加重，湿盛亦可见手热（不可误认为阴虚），采用芳香醒脾，可用三仁汤。

46. 重症肝性脑病：低热，舌苔白腻而干，脉沉缓，可用甘露消毒丹。

47. 面色黄而暗的各类型肝炎（丙肝、戊肝）：茵陈^(后下)50g，白术20g，泽泻20g，猪苓20g，茯苓20g，桂枝15g，白豆蔻15g，砂仁15g，黄连15g，柴胡20g，陈皮15g，厚朴15g，黄芩15g，紫苏15g，白花蛇舌草30g，板蓝根20g，虎杖20g，大青叶^(后下)20g，甘草15g。

48. 背部发热，起水疱，身痒睡不着，大便秘结，可用升降散加苦参。

49. 脑炎：可用菖蒲郁金汤。

50. 吃饭好像是空的，下不了胃：属脾虚木旺，黄芪建中汤。

51. 口疮、口唇破、口唇干：可用甘露饮（甘露二地与茵陈，芩枳枇杷石斛伦，甘草二冬平胃热，桂苓犀角可加均）。

52. 张琪老先生云："见脾之病，当柔肝、舒肝。"用白芍，柔肝阴，泻肝阳，腹满即好。

53. 消化性溃疡：可用芍药甘草汤。

54. 肝气旺盛：可用白芍30g。

55. 抽搐、转筋（西医上则认为缺钙）：可用芍药甘草汤。

56. 胃痛（胃痉挛）：可用桂枝加芍药汤。

57. 桂枝新加汤：治疗汗后身痛；产后身痛；血虚身痛。汗后损伤阴血，理论依据为"气主煦之，血主濡之"。

58. 四逆散：①可用于胁痛（相当于西医肋间神经炎）。②可用于肝炎+板蓝根、败酱草、虎杖、大青叶、五味子；有虚象+白术、茯苓，防止苦寒伤脾；③脾大+炙鳖甲。

59. 赤芍有降胆红素的作用。

60. 消化性溃疡：吞酸，舌苔白，可用半夏泻心汤（干姜配黄连可治胃酸；热偏盛+焦栀子；大便不通畅+大黄，大便通畅酸就不上来。说明治酸一定要通大便）。

61. 中满分消丸的应用指征：舌红，尿少，脉滑，手足热，用于治疗热胀，其病机是脾寒胃热，可用于肾病综合征、肾炎。必要时，加片姜黄以舒肝（用热药剂量一定要小）。

62. 过敏性结肠炎：可用乌梅丸（以黏液腹痛为指征，热药剂量要小）。

63. 柴胡加龙骨牡蛎汤：可用于治疗神经症；精神抑郁；癫痫；失眠；心脏病期前收缩，可加酸枣仁、百合、生地。

64. 高热病人：可用柴葛解肌汤；升降散。

注：以上内容为胡兰贵2004年4月14日在北京第一批全国优秀中医临床人才第一期培训班的听课笔记总结。

第五节　王洪图经验

王洪图，北京中医药大学教授。

1.《内经》古朴无华，尽可信赖：2000年前文字不署名，将其刻到竹板上，不为名利，千方百计把最好的东西留给后人。《内经》非奇人不传，非奇真勿授。

2. 过敏性哮喘：取廉泉、天容、列缺、三阴交，亦可用泻黄散+桔梗。因为《内经》所取穴位均是脾经的穴，故后人用泻黄散+桔梗治疗哮喘。

3. 根据"肺主表，心布于表，为阳中之太阳"全身皮肤疼痛以腰颈为甚，衬衣一碰就痛，重压不痛，轻压则痛，按心布于表，可治心，用黄连清心凉血；亦可按肺主表治肺，可用九味羌活汤。

4. 根据"脾在声为歌"治疗精神病喜欢唱歌者，属"脾不藏意"，舌红苔黄，脉数者，可用泻黄散治之。

5. 根据《内经》"肝在声为呼"可治疗以呼叫为主的精神病，或夜间睡中呼叫，或脑瘤引起的呼叫，可用柴芩温胆汤，脑瘤者再加玄参、贝母、牡蛎（消瘰丸）；阴天呼叫者属湿，加羌活。

6. 根据《内经》"哭肺、笑心、呼肝、歌脾、呻肾"都存在的情况下，说明哪一脏都有病，此时应调理脾胃，脾胃在中，中间好了，其他都会好。

7. 治疗失眠一定要注意调理脾胃，可用温胆汤、补中益气汤。

8. 《内经》一语多意，不必多疑。如卫气既出于上焦，又出于中焦，还出于下焦，就不必多疑。

（1）三焦所出，上焦出卫气，中焦出营气，下焦为水道（下焦出水液）。

（2）根据《内经》血与气异名同类，说明卫气也出于中焦，临证就有胃肠性感冒，感冒多见口淡乏味，充分说明卫气出于中焦可用藿香正气散、不换金正气散、柴平汤、归芪建中汤治之。

（3）根据"人饮酒，小便独先下，后谷而入，先谷而液出"的理论说明卫气亦出于下焦，临证可见经期感冒，乃肝藏血，肝为将军之官，肝位于下焦，治当逍遥散治之；遗精后感冒病属下焦，乃卫气出于下焦，滋水清肝饮治之。

9. 学习经典，要从不同点进行理解，从多方面解释，从临床上观察。

10. 《素问·举痛论》云："善言天者，必有验于人；善言古者，必有合于今；善言人者，必有厌于己。"说明善于谈论天道，必然在人事中能够应验；善于谈论历史，必然能与今事相合；善于议论谈人，必然能充分认识自我。

11. 《内经》的理论都是从实践中而来，只要用对，指导实践必然有效，如精神抑郁症，亦可治脾胃，脾胃治好了，抑郁症也就好了。因为五脏均藏神，如"脾藏意"。

12. 《内经》《伤寒论》等理论都是从实践中得出的，古代通过临床实践，患者有了疗效作用。

13. 学习《内经》目的在于打下坚实的理论基础，有了理论的后劲，才能寻找出治疗疑难病的途径。

14. 瓜蒂散：瓜蒂^(捣烂)2g，服 1/4 的量，得快吐为止。若吐较剧，可喝冷粥止吐，喝热粥使药力发挥，使吐加重，一般先喝 0.5g 的量，不吐 20 分钟后再喝，瓜蒂亦用生的，越苦越好，炒了无效。一般用于痰湿壅盛的实证。

15. 根据《内经》"酸苦涌泄为阴"，说明吃东西时，切记酸苦不要在一块吃，否则出现上吐下泻。

16. 全身疼痛、失眠：一定要注意调脾胃。

注：以上内容为胡兰贵 2004 年 4 月 14 日在北京第一批全国优秀中医临床人才第一期培训班的听课笔记总结。

第六节 王绵之经验

王绵之，北京中医药大学教授。

1. 学中医要有"悟"性：要在"悟"字上下功夫，钻进去，跳出来，多体会。

2. 中病即止：腹痛，泄泻，吃西瓜加重，用五苓散（桂枝改肉桂），腹痛，泄泻好转，但出现舌痛，口疮，说明药过病所，应当中病即止，不可过用，提示我们在临床上用温热剂，应剂数要少，以便观察或一日服一次，两天服一剂。

3. 安装了起搏器的患者：可用人参、麦冬、山萸肉、当归（用后无根之脉变有根，最后停用起搏器）。

4. 洗澡后感冒：免疫功能低下，可用人参败毒散的逆流挽舟法（小剂量）。

5. 男归脾，女逍遥：男在外耗心，女在内肝郁。

6. 治疗痛经，柴胡剂量不宜过大。

7. 古人云："液有余便是痰。"活血不离蒲黄，化痰不离菖蒲。

8. 室性期前收缩：可用炙甘草汤、归脾汤（一定要用人参）。

注：以上内容为胡兰贵 2004 年 4 月 13 日在北京第一批全国优秀中医临床人才第一期培训班的听课笔记总结。

第七节 梅国强经验

梅国强，国医大师，湖北中医药大学教授。

1. 拓展《伤寒论》方临床运用途径。

2. 《伤寒论》的方，可以用于治疗杂病，不是单纯为外感病而设。

3. 执方治病，最为实际，拙文不求理论之高深，但求临床之实验。

4. 应用《伤寒论》应抓主症，参病机：即抓主症的同时，不要把寒证搞成热证，不必丝丝入扣。

（1）心烦懊憹是主症，病机属热的就可用栀子豉汤。

（2）小陷胸汤证："小结胸病，正在心下，按之则痛，脉浮滑者，小陷胸汤主之"。只要正在心下，按之则痛即为主症，病机大体属实的均可应用。

（3）梅教授经验：只要有小陷胸汤的主症，慢性胃炎、十二指肠溃疡、冠心病、支气管炎均可应用。

（4）寒热虚实难以分辨，但又明确不是虚寒，不是实热的痢疾，就可用乌梅丸，正如《伤寒论》云："又主久痢。"这就是突出主症，抓主症，用经方。

（5）胃中嘈杂，纳呆，干噫食臭，又见少腹疼痛，腰痛，可用半夏泻心汤+柴胡 10g，炒川楝子 10g，炙香附 10g，杜仲 10g，川续断 10g。

5. 梅教授经验：

（1）乌梅丸可以治疗寒热不明显的慢性痢疾。

（2）乌梅丸可用于治疗寒热虚实难以分辨的长期低热。

6. 瓜蒌薤白半夏汤与小陷胸汤均可治疗冠心病，二者的区别：一有薤白，一有黄连；小陷胸汤证是白苔绛底，乃痰热郁结；瓜蒌薤白半夏汤证是白苔暗底，乃胸阳不振，寒湿郁结。

7. 谨守病机，不拘证候：

（1）病机相同，证候不同，即后世的异病同治。如《伤寒论》吴茱萸汤证：一是阳明寒呕；二是少阴吐痢；三是厥阴头痛，其病机都是浊阴上逆，均可用吴茱萸汤治之。

（2）妇女痛经，小腹冷痛，呕逆属厥阴寒证，用吴茱萸汤+半夏、乌药、郁金、延胡索各10g，多种痛经治愈。

（3）麻黄连翘赤小豆汤：《伤寒论》是治疗黄疸之方，其病机湿热内蕴，熏蒸肝胆，风寒袭表，可用于眼红肿、迎风流泪，不痛不痒，舌红苔白腻，脉浮，本方+薏米30g，茯苓15g，刺蒺藜10g，谷精草10g。

（4）多形性红斑：中医称为"猫眼疮"，表现为手足冷，面部风吹起红斑，后脱皮，舌质暗红，脉细，病机为血虚寒凝，用当归四逆汤+鸡血藤10g，熟地12g，红花3g，川芎10g。另用当归10g，肉桂10g，干姜4g，细辛6g，红花10g，煎汤趁热熏洗。

8. 背部痤疮：柴胡、黄芩、半夏、桃仁、红花、生地、白芍、当归、川芎、绿萼梅、玫瑰花、月季花。

9. 颜面痤疮，经期少腹冷痛，舌质暗，可用小柴胡汤合吴茱萸汤+绿萼梅、玫瑰花、月季花。

10. 小柴胡汤合吴茱萸汤+绿玫季汤（绿萼梅、玫瑰花、月季花）：可用于内有湿热，外有风寒的湿疹，即多种皮肤病。

11. 急性红眼病：可用大青龙汤。

12. 梅国强经验：遇疑难病，常法不效，必求经方，偏方杂说，可获释疑解难之效。

13. 根据部位，参以病机，可扩大经方的治疗范围。

（1）白头翁汤可治疗湿热所致的带下、阴痒：白头翁汤所治湿热下利，湿热虽来自中焦，病位在下焦结肠，从部位而言，病在下焦，参病机属湿热，故用之湿热带下或阴痒+苦参15g，蛇床子10g，不仅可内服，又可外用，用药坐浴。

（2）上寒下热，胃痛属寒兼湿热带下，此时内服黄连汤，带下可用白头翁汤坐洗浴，因黄连昂贵将黄连改为大黄（白头翁30g，生大黄30g，黄柏15g，秦皮15g，蛇床子30g，苦参30g，明矾15g坐浴半小时；本方亦可用于皮肤湿疹流水的外洗药）。

（3）疔疮：内服消风散，防风通圣散；外用白头翁汤+苦参30g，土茯苓30g。

（4）身重，舌苔黄：可用清络饮。

（5）落枕，颈椎病：有无太阳表证，均可用桂枝加葛根汤。

（6）肩周炎无明显寒热，脉缓，可用桂枝加葛根汤合黄芪桂枝五物汤+鸡血藤 20g，忍冬藤20g，当归10g，川芎10g。病证日久，阴血不足的上肢疼痛，亦可用本方。

14. 根据经脉循行，可以扩大经方应用的范围。

（1）经脉内属脏腑，故经脉循行部位之多种病证，皆可借鉴脏腑治法。若能辨证准确，依法化裁，一般能收效很快，是于无法中求法，亦法外之法也，足以补充《伤寒论》之未备。

（2）柴胡桂枝汤：根据经脉循行可治疗左侧颈项部肿痛，西医诊为左胸锁乳突肌炎，其机制：足少阳胆经"起于目锐眦，上抵头角，下耳后，循颈……"，足太阳膀胱经"从颠入络脑，还出别下项……"。胸锁乳突肌恰与二经相连，病人脏无他病，但根据经脉循行，属足少阳胆经与足太阳膀胱经，正合太少并病之意，用之获奇效。

（3）循经脉以治疗疾病，在同一条经脉不同部位出现症状，不论部位之高下，均可依脏腑之方，权衡而用，如足厥阴肝经饶阴器，过少腹，循胸胁，凡上述部位之疼痛、硬结等，皆可用疏肝理气法，以四逆散为主，随证加减。

15. 淋巴结核：初起体温升高可用青蒿鳖甲汤；体温正常根据经脉循行颈部属肝经所主，乃肝气兼痰郁而致，可用四逆散+夏枯草 10g，浙贝 6g，黄药子 6g，白药子 6g，香附 6g，沙参 6g。

16. 乳腺增生：根据乳房属胃，乳头属肝，肝经亦主乳房，可用四逆散+郁金 10g，香附 10g、浙贝 10g，昆布 10g，海藻 10g，夏枯草 10g，生牡蛎 20g，黄药子 15g，白药子 15g。

17. 附件炎：根据附件属肝经，可用四逆散+香附 10g，橘核 10g，炒川楝子 10g，荔枝核 10g，丹皮 10g，丹参 15g，红花 6g，桃仁 6g。

18. 阑尾炎手术感染化脓后，肠粘连，创口硬结，经常少腹疼痛，创口瘢痕明显肿大，四逆散+槟榔 15g，当归 10g，川芎 6g，制香附 10g，乌药 10g，知母 10g，黄柏 10g，败酱草 20g，薏米 30g。

19. 《难经·五十七难》云："泄凡有五""大瘕泄者，里急后重，数至圊而不能便，茎中痛"，可用四逆散合五苓散。

柴胡 12g，枳实 15g，白芍 15g，炙甘草 6g，当归 6g，茯苓 30g，猪苓 10g，焦白术 10g，肉桂末^(冲服) 2g。

20. 皮肌炎，中医称"赤白游"，患者多表现为高热前有轻微恶寒，汗出较多，体温虽高，而口不渴，脉浮数，舌淡苔白，可仿桂枝汤意。

桂枝 10g，白芍 10g，黄芪 15g，当归 10g，防风 6g，白鲜皮 10g，丹皮 10g，丹参 15g。

21. 乳腺炎：舌质暗，舌淡，乳房肿而硬质，根据乳房属肝经，色黑属阳虚，可用柴胡桂枝干姜汤合阳和汤。

22. 腮部良性肿块：肤色不变，肿块硬如石，舌质淡暗，苔白，属寒痰凝滞，少阳部位，可用柴胡桂枝干姜汤合阳和汤。

23. 小陷胸汤合栀子豉汤：治肺热胸痛。

24. 半夏泻心汤合枳术汤：治心下痞硬而痛。

25. 五苓散合小半夏汤：治寒饮吐泻。

26. 真武汤合麻杏石甘汤：治下焦阳虚水泛，上焦痰热咳喘。肺源性心脏病多表现为下焦阳虚，上焦痰热，咳嗽痰黄，但畏寒肢冷，此时单纯清热化痰，使真阳更虚；若温阳利水，则痰热更重，可用真武汤合麻杏石甘汤，但考虑石膏大寒，量少无效，量多副作用明显，可用黄芩 30g，鱼腥草 30g 以代石膏，为权变之法。

27. 真武汤合五苓散：可治疗慢性肾炎水肿。

28. 尿毒症：内服真武汤合五苓散，同时用大黄附子细辛汤灌肠。

29. 毛细血管扩张性紫癜：可用六味地黄丸合四物汤+木香 10g，砂仁 10g，紫草 10g，鸡血藤 30g，忍冬藤 30g。

注：以上内容为胡兰贵 2004 年 10 月 21 日在北京第一批全国优秀中医临床人才第三期培训班的听课笔记总结。

第八节　郝万山经验

郝万山，北京中医药大学教授。

1. 熟读经典，多临床，名师指点有悟性。

2. 辨病辨证，根据证候选方：在辨病的前提下辨证，根据证候用方，是今天临床诊疗的规范程序。

3. 抓主症，用经方：这是许多名老中医临床常用的方法之一。

（1）如刘渡舟老前辈在治疗中毒发热、呕吐的病人时，常根据《伤寒论》379 条"呕而发热者，小柴胡汤主之"。又如糖尿病、肝炎、结肠炎三种病，刘老只要见到"口干、口渴、大便溏，脉弦"均开柴胡桂枝干姜汤。

（2）肝病、肝区痛、口干、口渴、大便溏，可用柴胡桂枝干姜汤，也就是说口干、口渴、大便溏，就是柴胡桂枝干姜汤的主症。

（3）抓主症，用经方，在烦琐复杂的症状中，只要抓住主症，主要矛盾解决了，次要矛盾迎刃而解，犹如单刀直入，快刀斩乱麻。

4. 抓病机，根据病机用方：

（1）抓病机，根据病机用方，这常常能够扩大经方的使用范围。

（2）乌梅丸治蛔厥，又主久痢，其病机是寒热错杂，根据这一病机可用于寒热错杂引起的慢性腹泻。

（3）过敏性哮喘，可用焦栀子、淡豆豉，根据病机可用于热扰胸膈的哮喘。

（4）白头翁汤根据病机属湿热蕴结，可用于湿热蕴结引起的急性痢疾、急性结膜炎、颈淋巴结炎、急性乳腺炎、肋软骨炎、带状疱疹、急性肝炎、急性膀胱炎、急性泌尿系感染、急性盆腔炎、急性前列腺炎。

5. 抓主症，结合病机用药

（1）心悸、咳喘、秋冬交季加重，可用苓桂术甘汤合真武汤（心阳虚用苓桂术甘汤，肾阳虚用真武汤）。

（2）水饮犯肺的咳喘：急性期用小青龙汤，缓解期用苓桂术甘汤，病重肾阳虚用真武汤。

（3）用附子吃到心烦，口干舌燥，口疮才会有效。

6. 抓兼症，探求病本选方

（1）抓兼症，进而辨病机，根据病机用方，有时候可以起到柳暗花明、峰回路转的效果。

（2）《伤寒论》156 条"本已下之，故心下痞。与泻心汤，痞不解，其人渴而躁烦，小便不利者，五苓散主之"。"其人渴而躁烦，小便不利"是兼症，张仲景根据兼症选用五苓散治之。

（3）风湿病关节炎的病人，一味用祛风除湿的药物治疗无效，但在问诊时发现患者有大便稀溏，小便不利的兼症，而用胃苓汤治之，乃获奇效。其病机正符合《金匮要略·痉湿暍病脉证》中指出的"湿有内湿、外湿，内湿者小便不利，大便反快。外湿者汗之，内湿者利之"之意。

（4）患心脏病者，期前收缩，用炙甘草汤、生脉散、天王补心丹等专治心脏病的药物不效。在问诊中，发现除心烦、心悸以外，还有胃脘疼痛。根据胃脘疼痛这一兼症，而用黄连汤治之，期前收缩消失。

7. 遇疑难，可以选用合方。

（1）古方与古方相结合，古方与今方相结合，今方与今方相结合。

（2）临床常用的论治方法：一是方正相应，二是复合方剂和复杂病机的对应。

（3）桂枝麻黄各半汤治疗表郁轻证；桂枝二麻黄一汤治疗表郁轻证；桂枝二越婢一汤治疗表寒郁热轻证，均为遇疑难，选合方用药。

（4）《伤寒论》146 条云："伤寒六七日，发热微恶寒，支节烦痛，微呕，心下支结，外证未去者，柴胡桂枝汤主之。"发热恶寒属太阳，微呕属少阳，支节烦痛属太阴中风，故用柴胡桂枝汤治之，即太阳、少阳、太阴同病。

（5）桂枝汤可以看成是桂枝甘草汤（补阳）和芍药甘草汤（补阴）的合方。

（6）大柴胡汤是小柴胡汤和半个承气汤的合方，用于一是少阳不和，热结阳明；二是少阳胆腑热实证。

（7）柴胡桂枝干姜汤是小柴胡汤、甘草干姜汤、桂枝甘草汤多个方剂加天花粉、牡蛎而成，用于少阳不和，心脾阳虚证。

（8）全身衰竭，脉大为病进（本应脉细，而脉大为病进）。

（9）脑力劳动者，"脉大病进，小则平"，如果脉大说明有病灶，邪气并进。

（10）虚人外感，温中补虚，可用人参汤+桂枝（人参汤即理中汤）。

8. 选成方，少用自己的组方。

（1）古人的方子为什么好？用了两千多年都没有产生耐药性，是值得临床验证的，是经得起考验的，是可以信赖的，正如《伤寒杂病论》所言：勤求古训，博采众方。中医药发展的轨迹是由单味药的应用发展为多味药的应用，即多个复方的应用，就连病毒都认不清，故不易产生耐药性，西药的发展轨迹是由复杂成分的药物发展成单一成分的药品，单味药会产生耐药性，因为病毒一下就认清了。

（2）外国人喜欢中医，部分中国人不信任中医，对传统医学产生逆反心理。

（3）钱学森云："中医是后科学，是人们没有探求它，不是说中医不科学，是现代科学还不能说明它，研究它，好有待于将来探求它。"

（4）药食同源：食物、药物是不可分开的，口味好的是食物，口味不好是药物，二者都是植物。

（5）西瓜之所以能解暑：西瓜号称是"天然白虎汤"，主要因为西瓜是在太阳下生长，越是热天越生长得好，说明它有耐高热的作用，因此吃了西瓜就可以起到解暑的作用。郝万山老师曾站在太阳地里看西瓜生长，体验大西瓜生长的情况的滋味，因为它能耐暑，所以它能解暑。

（6）郁证有三：一是心情不好，晨起诸症加重，不想说话；二是思维低下；三是四肢沉重，均为精神抑郁。

（7）一般疾病早晨重，下午轻，晨起属少阳，春升之气，《内经》云："凡十一脏皆取于胆。"一身之阳气，靠少阳之气而升，可用柴胡桂枝汤，意在桂枝、甘草温少阳之气，配合温胆汤，名曰"柴胡桂枝温胆定志汤"；早发暮差，加人参、菖蒲、远志、茯神。

9. 乙肝、甲肝、丙肝，转氨酶居高不下，黄疸指数升高，可用柴胡解毒汤。组成是柴胡、黄芩、茵陈、土茯苓、凤尾草、草河车、茜草、土鳖虫、海螵蛸、叶下珠、苍术。

10. 乙肝，见肝脾肿大，蛋白倒置，麝香草酚浊度试验（TTT）上升：可用柴胡活络汤。组成是柴胡、黄芩、土元、茜草、红花、泽兰、当归、白芍、草河车、茵陈、凤尾草、白术、海螵蛸。

11. 乙肝，肝脾大，早期肝硬化，可用柴胡鳖甲汤。组成是柴胡、黄芩、党参、炙甘草、半夏、生姜、红花、茜草、鳖甲、牡蛎、干姜、土元。

12. 不宁腿综合征：可用柴胡桂枝汤。

13. 急性阑尾炎：可用大柴胡汤+冬瓜子、桃仁。

14. 糖尿病，可用柴胡桂枝干姜汤合生脉散+玉竹、生地、山萸肉、沙参。

15. 慢性结肠炎，可用柴胡桂枝干姜汤+白术、山药。

16. 结肠过敏，腹痛即泻，可用柴胡桂枝干姜汤合痛泻要方+乌梅、藁本。

17. 乳腺增生，肋软骨炎，可用柴胡桂枝干姜汤+夏枯草、牡蛎、海藻、昆布。

18. 胸膜炎、胆囊炎：只要见到发热，便溏，口渴，就可用柴胡桂枝干姜汤。

19. 感冒发热，兼心脾阳虚，可用柴胡桂枝干姜汤。

20.小儿外感，可用柴胡加龙骨牡蛎汤。

注：以上内容为胡兰贵 2004 年 10 月 22 日在北京第一批全国优秀中医临床人才第三期培训班的听课笔记总结。

第九节 张横柳经验

张横柳，广州中医药大学伤寒论教研室教授。

1.桂枝加川芎防风汤：治发热自汗出而不恶寒的柔痉。

2.桂枝加芍药防风防己汤：治发热脉沉细之太阴腹痛。

3.桂枝汤加黄芪、知母、防风：治中风有汗。

4.桂枝汤+黄芪 15g，人参 12g：治疗节段性多汗（局限性多汗症）。

5.桂枝加龙骨牡蛎汤：治疗低热。

6.桂枝汤+红花、防风：治疗偏瘫。

7.桂枝汤+白术：治疗糖尿病合并神经痛。

8.桂枝汤+当归、防风、羌活：治疗产后高热。

9.桂枝汤+肉桂：治疗硬皮病、肢体动脉痉挛症。

10.方证辨证：桂枝汤即有是证便用是方。此方不必受脏腑、病因、病名等拘束。如原文 13 条，可以不考虑脉，"以常达变"。

11.四肢疼痛：用养血、温阳不效，因脾主四肢，故用四君子汤而见效。

12.冬桑叶：有止汗的效果，60g 煎药口服分三次喝。小孩可加白蒺藜、钩藤（西医：缺钙；中医：肝肾脾虚）。

13.早晨不易醒，体倦，怕冷，夜不寐，烦躁，身热，可用桂枝汤+细辛。

14.多动症：多属"肝脏有余，脾常不足"，采用平肝的方法治疗（白蒺藜、青蒿、钩藤、灯心草）。

15.眼睑下垂（小孩）属脾弱，可用四君子汤+黄芪。

注：以上内容为胡兰贵 2004 年 10 月 22 日在北京第一批全国优秀中医临床人才第三期培训班的听课笔记总结。

第十节 关庆增经验

关庆增，辽宁中医药大学教授。

1.《伤寒论》97 条云："血弱气尽，腠理开，邪气因入，与正气相搏，结于胁下。正邪分争，往来寒热，休作有时。默默不欲饮食。脏腑相连，其痛必下。邪高痛下，故使呕也。小柴胡汤主之。"

（1）"休作有时"是治疗疾病的关键。根据这一特点可以治疗很多休作有时的疾病。

（2）根据"休作有时"用小柴胡汤治疗夜间腰痛。

（3）根据"休作有时"可治疗夜间定时哭，用小柴胡汤合温胆汤。

（4）根据"休作有时"有些疾病发作常有固定的原因，如经期感冒，可用小柴胡汤。

（5）发作有定时、定位、溃疡病，可用柴胡桂枝汤。

（6）根据"休作有时"定位发作，如冠心病，可用小柴胡加瓜蒌汤、小柴胡加丹参饮。

（7）根据"休作有时"治疗多种疾病有时会起到意想不到的疗效。

2. 关庆增教授云："中西医不能结合，只能掺和。"

3. "火郁发之"清热应发：肺热：用石膏（辛寒），使热从两头而解。

4. 肝炎防止肝硬化、肝癌的发展：可用小柴胡汤，采用阶段服药，如一月服几剂，或半月服几剂。

5. 治疗激素依赖性肾病综合征：可用小柴胡汤合五苓散。

6. 不射精：可用小柴胡汤+麻黄（或逍遥散合吴茱萸汤）。

注：以上内容为胡兰贵 2004 年 10 月 22 日在北京第一批全国优秀中医临床人才第三期培训班的听课笔记总结。

第十一节　姜建国经验

姜建国，山东中医药大学教授。

1. 《伤寒论》149 条云："伤寒五六日，呕而发热者，柴胡汤证具，而以他药下之，柴胡证仍在者，复与柴胡汤。此虽以下之，不为逆，必蒸蒸而振，却发热汗出而解。若心下满而硬痛者，此为结胸也，大陷胸汤主之。但满而不痛者，此为痞，柴胡不中与也，宜半夏泻心汤。"

2. 结胸证与痞证的鉴别：心下满而硬痛者，此为结胸也，大陷胸汤主之。但满而不痛者，此为痞，柴胡不中与也，宜半夏泻心汤（大陷胸汤用芒硝，葶苈大枣杏仁要）。

3. 半夏泻心汤的指征：泻泄，心下痞，舌苔腻。

4. 半夏泻心汤的加减：若肠鸣（水气较重）+生姜（名曰生姜泻心汤）；若下利较频+甘草（名曰甘草泻心汤）。

5. 胃脘痞满，胀痛：用理气药不效，当用辛开苦降的半夏泻心汤。

6. 病人情志抑郁：当用柴胡疏肝散，若苔腻当合半夏泻心汤。

7. 半夏泻心汤剂量的应用：

（1）偏热（苔黄口苦）者予原方剂量。

（2）偏寒（苔白怕冷，大便稀溏）者酌减芩连剂量。

（3）舌苔黄腻，湿热郁结，原方或干姜减量。

8. 应用半夏泻心汤切记：舌苔一定要腻，最起码见到苔腻，无论有无痞证一定要合半夏泻心汤（最少要用干姜、黄连）。

9. 药物寒热比例要注意：苔白改用药物比例（见第 7 条）；苔黄反酸、口苦予原方原量。

10. 胃脘痞满，舌苔腻的失眠——可用半夏泻心汤。

注：以上内容为胡兰贵 2004 年 10 月 23 日在北京第一批全国优秀中医临床人才第三期培训班的听课笔记总结。

第十二节　聂惠民经验

聂惠民，北京中医药大学教授。

1. 学习《伤寒论》：要用心解读。解即明白的意思，学习《伤寒论》首先弄明白，才能有收获。

2. 怎样用心解读：树立四心、四法。

（1）四心：即虚心、诚心、专心、恒心。

虚心：虚能容物，纳新，即虚心请教学习，能够接受新的事物，容纳新的东西。

诚心：只有诚心，才能得到真正的知识（诚恳）。

专心：专心致志，研究《伤寒论》。

恒心：树立恒心，定会有回报，做到持之以恒，苦中有乐。

（2）四法：即习法、思法、悟法、行法。

习法：即学习的方法，学后要练习，温故而知新，才能使所学的知识，得以巩固和发挥。

思法：即思考的方法，要有一个思考的内容，思考的越深，得到的知识就越多，可以获得新的创见。对于一个问题，要多问几个为什么？

（3）悟法：即学与悟的关系，悟是由"忄"与"吾"组成，"忄"即"心"，吾即"我"，告诉我们用心去领会《伤寒论》宗旨，包含着临床的症状、病机，有利于你的理解。

（4）行法：即学习与行动的关系。学完《伤寒论》后要用伤寒的理论、方子，学用结合，来提高自己的临证技能，如陈修圆云："经方愈读愈有味，愈用愈神奇，凡日间临证立方，至晚间一一与经方查对，必别有醒悟……"日月积累，常常有收获，会尝到甜头的。

3. 默默不欲饮食："默默"作心情抑郁解，"不欲"是不想怎样，不愿怎样，也还是抑郁造成的，下文又有"饮"、"食"二字，是说心情抑郁，或肝气郁结，不想饮，不想食。肝脾不和，不思饮食。既有病机，又有症状，全包括于这短短六字之中。真是字字珠玑，每一个字都有其深刻的含义。要不仲景怎样流传千年，奉为经典？自己要用"心"去认真感悟，领会，继而发现、探明，最终有所创造——这就是我们要做的。

4. 胁下痞硬：可用小柴胡汤去大枣+牡蛎。

5. 发热：可用柴胡白虎汤、柴胡解热汤（小柴胡汤+金银花、白茅根）。

6. 湿郁浮肿：根据《内经》所言"三焦者决渎之官，水道出焉"，可用疏利少阳三焦之法，如四逆香佛二花汤。

7. 黄疸：可用小柴胡汤合茵陈蒿汤。

8. 胸腔积液：小柴胡汤合五苓散去桂枝、猪苓+黄芪。

9. 经期头痛、发热：亦可认为是热入血室，可用小柴胡汤+白芍、金银花。从血分有热而治之。

10. 郁秘：可用大柴胡汤。

11. 小儿夜啼，小儿惊悸：可用柴胡加龙骨牡蛎汤。

注：以上内容为胡兰贵 2004 年 10 月 23 日在北京第一批全国优秀中医临床人才第三期培训班的听课笔记总结。

第十三节　方和谦经验

方和谦，国医大师，北京朝阳医院教授。

1. 杏苏散出自《温病条辨》，其指出"统治四时伤风感冒"。本方苦温甘辛，用于凉燥。

2. 学习中医一定要注意二十四节气，如《内经》云："必先岁气，勿伐天和。"

3. 李时珍云："麻黄虽为发汗重剂，是发散肺家火郁之要药。"

4. 浮肿（溢饮）、面色晦暗（阳虚）、脉沉（脉得诸沉，当责有水），均可用小青龙汤。

5. 数脉主热,方老认为数脉主虚。

6. 古人云:"证有定型,脉无定体,以脉为根。"即告诉我们,不论治什么病,最后确定应以脉为准。如疲乏嗜睡,少气懒言,若脉濡缓,当用十四味温胆汤;若脉弦,当用小柴胡汤(《伤寒论》37 条:"太阳病,十日已去,脉浮细而嗜卧者,外已解也。设胸满胁痛,与小柴胡汤;脉但浮者,与麻黄汤")。同是嗜卧,脉濡缓,十四味温胆汤;脉弦,小柴胡汤;脉浮,麻黄汤。充分说明了以脉为根的重要性。

7. "形寒饮冷则伤肺":《素问·咳论》云:"其寒饮食入胃,从肺脉上至于肺,则肺寒。"告诫大家咳嗽的患者不宜吃冷食,这也是形寒饮冷伤肺的理论依据。如《灵枢·邪气藏腑病形》云:"形寒饮冷则伤肺",《灵枢·百病始生》云:"重寒伤肺。"

8. 治疗肺系疾病:要注意升降出入,即调理"气机",符合古人所说:"呼出心与肺,吸入肾与肝,肺主出气,肾主纳气,肺为气之主,肾为气之根。"临证用咳嗽遗尿方,其病机就在于此。

9. 过敏性哮喘:可用麻黄、白芥子、苏子、五味子、熟地(熟地可缓解麻黄的解表作用)。

10. 黄疸:可用大黄 15g,茵陈 15g,丹参 15g,白头翁 15g,败酱草 15g,甘草 10g(吴咸中)(黄疸大黄茵丹参,白头败酱甘草成)。

11. 上消化道出血:可用洗胃止血方。降香 15g,乌药 15g,五倍子 15g,煎汤冰镇后洗胃。

12. 肠梗阻:可用小承气汤+白头翁、败酱草。

13. 天津中医学院张伯礼的观点:

(1)能成为一名医学家——必须有悟性。

(2)成功的人——只能犯一次错误。

(3)重复地犯一种错误——不聪明。

14. 南京中医药大学汪受传经验:小孩反复出汗,一般是营卫不和,以上半身多见。

15. 小儿反复呼吸道感染或哮喘缓解期:均为肺卫不固,营卫不和,采用玉屏风散合桂枝龙骨牡蛎汤。玉屏风散剂量比例为 3∶2∶1。黄芪 15g,白术 10g,防风 5g,桂枝 3g,白芍 10g,炙甘草 3g,龙骨 15g,牡蛎 15g。

注:以上内容为胡兰贵 2004 年 12 月 8 日在北京第一批全国优秀中医临床人才第四期培训班的听课笔记总结。

第十四节　武维屏经验

武维屏,东直门医院呼吸科教授。

1. 朱丹溪对哮喘的贡献:一是把哮喘独立成篇;二是哮病以内因为主,"哮病专主于痰";三是未发以扶正为主,即发以攻邪为主。

2. 李士材(李中梓)治哮喘:理气疏肝法,提出"乙癸同源,肝肾同治"。

3. 李用粹提出哮喘的病因:"内有壅塞之气,外有非时之感,膈有凝固之痰"。

4. 治哮三法:表、攻、补。表即解表;攻即攻痰,温化寒痰,清化热痰;补即补肺,健脾,益肾。

5. 过敏性哮喘:过敏煎(祝甚予方)[过敏煎用银柴胡,防风乌梅甘草五(五味子)]。

6. 寒哮:寒哮方(董建华)(寒哮附子与干姜,五味白果加入良)。

7. 激素依赖性哮喘:可用滋阴补肾的方法,可撤激素。王冰曰:"益火之源,以消阴翳;壮水之主,以制阳光。"如知柏地黄丸、大补阴丸(大补阴丸知柏黄,龟板脊髓蜜成方,咳嗽咯血骨蒸热，阴虚火旺制亢阳）。

注：以上内容为胡兰贵2004年12月8日在北京第一批全国优秀中医临床人才第四期培训班的听课笔记总结。

第十五节　洪广祥经验

洪广祥，江西中医药大学附属医院教授。

1. 老中医的经验，多实践：要特别注意，一代名医是干出来的，不是地域性的，是全国性的，不但能看，能写，还能讲，也必须是社会承认的。

2. 大气：又称"宗气"，是积于胸中之气。张锡纯说："胸中所积之气，名为大气。"宗气为病"虚多实少"。

3. 慢性阻塞性肺疾病的两大特点：一是抗御外邪和免疫功能下降，对寒冷变化极为敏感（实践证明：慢性阻塞性肺疾病是由呼吸道反复感染所致）；二是卫气防御、温煦和调节作用下降有关（这是中医的特色）。

4. 中医用于保健有最大的优势：一是保护元气；二是保护各脏腑器官的功能。

5. 慢性阻塞性肺疾病的关键是"气"和"气机"的理论，这是中医理论的特色和优势。

6. 清代林珮琴《类证治裁》指出"肺为气之主，肾为气之根，肺主出气，肾主纳气，阴阳相交，呼吸乃和"。

7. 升陷汤：主治胸中大气下陷，气短不足以息，或努力呼吸，有似乎喘，或气息将停，危在顷刻的适应证。生黄芪18g，知母9g，柴胡4.5g，桔梗4.5g，升麻3g（大气下陷升陷汤，芪柴知母桔升尝）。

8. "见肺之病，当先实脾"（慢性阻塞性肺疾病的病人）：通过"培土生金"和"补益宗气"，延缓和控制呼吸肌疲劳的发生和发展。在治疗过程中及早介入治脾，如香砂六君子汤。

9. "有一分胃气，就有一分生机""安谷则昌""绝谷则亡""人以胃气为本"：说明治疗慢性阻塞性肺疾病要及时注意保护脾胃生机，大忌用苦寒药损伤脾胃的元气。

10. 社会不缺中医，而缺的是名医。

11. "护脾胃之气"在慢性阻塞性肺疾病的重要性：脾胃一虚，肺气先绝生化之源，要将补脾胃，护胃气贯穿治疗全过程。

12. 气阳虚为慢性阻塞性肺疾病的本虚，慢性支气管炎的病理基础是阳虚。

13. 慢性阻塞性肺疾病的常用方剂：

（1）益气温阳护胃汤：桂枝汤合玉屏风散合二仙汤（仙茅、淫羊藿）+鬼箭羽。

（2）麻黄附子细辛汤。

（3）小青龙加石膏汤、小青龙汤+黄芩：用于热哮。

（4）补中益气汤：生黄芪30g，服药3个月可见效果，比补肾纳气的效果好。

（5）补元汤：补中益气汤+锁阳15g，山萸肉15g。

14. 不要淡化脉象，西医说不清机理，你就认为不重要，实际上恰恰相反，凡是西医说不清的，亦是中医的特色，如一些西医治不了的病，而中医能治或能减轻症状。

15. "见痰非止痰"应断绝生痰之源，即"脾为生痰之源，肺为贮痰之器"。见血非止血，应辨证论治。

16. 名医的风采：基础好，素质高，功底深。

17. 儿童用药的剂量：控制在 150ml 之下。

18. 元代罗谦甫（罗天益）著《卫生宝鉴》。（李东垣的徒弟）治哮喘：蠲哮汤。用药后出现惊人的效果，黏液从大便排出，意在"肺与大肠相表里"（蠲哮槟榔青陈皮，葶苈牵牛贵箭羽，牡荆大黄共为用，慢阻肺哮此方宜）。

19. 哮喘（顽固性哮喘）：用童尿泡鸡蛋，浸泡 5 天，一日一个鸡蛋，吃三个月。

20. 儿童哮喘：注意护理，不要大量运动，预防感冒，多有合并鼻炎，应肺鼻同治。

21. 支气管扩张：可用大黄牡丹汤（去芒硝），薏苡附子败酱散（金匮大黄牡丹汤，桃仁瓜子芒硝裹）。

22. 支气管扩张：当内痈处理，即相当于中医外科阴疽，用阳和汤。

23. 用麻黄心率加快，可用生甘草制约，等量用。如 10g 麻黄用 10g 生甘草。

注：以上内容为胡兰贵 2004 年 12 月 9 日在北京第一批全国优秀中医临床人才第四期培训班的听课笔记总结。

第十六节　王应麟经验

王应麟，北京中医医院教授。

1. 中医应先做到全科医生，应全面，然后再确定专注某一专科。

2. 要想成名成家，就要在临床上有自己的一套临床技能，有自己的独特之处，才能被群众认可，"中医是认人，西医是认门"，钱乙就是在总结了宋以前的东西，强调了望诊的重要性，有了自己的独特见解。

3. 如何学习中医：通过我们经过的历程可以看出，首先要将在学校学习的基础理论等，背下来，然后随名师学习。

4. "背"：中医要靠"背"，先把经典，储存在脑子里，用的时候综合分析，临床看病的时候，就能灵活处理，随机调用，那就是经典，用到临床疗效好。

5. 随师学习：这是历代中医继承学习的最好、最直接掌握前人经验的方式，尤其是学习名师的经验会有极大的好处，是中医临床技能提高的捷径。前人的经验是非常宝贵的，是前辈的经验积累。要如实把老师的经验百分之百地接受下来、背下来，还要原封原样地应用一定阶段，成为自己能随时应用的技能，将来会受益匪浅的。

6. 学习老师的东西，要"原汁原味"把老师的"绝活接过来"，把老师的东西背下来用一段，得心应手的那一部分，就变成自己的经验，形成自己的一条路。

7. 从名师学习，是一个非常重要的学习方法。

8. 学会读方：我们中医大夫，经常会遇到病人拿一张处方问大夫这个处方如何，可以治什么病？这时就要考虑这个大夫读方的能力了，应该说每个合格的中医医生都能够通过读方给病人讲解这个处方能够治疗什么病，处方好不好等。医生有了这个能力，就可以不断通过病人的反映，而了解处方中关键的药物，而成为自己的经验，千万不要小看别人，人人都有好的经验，有待自己去发现。例如：我在门诊出诊过程中，经常看到几个老大夫的处方，通过病人的反映和反复琢磨他的处方，逐渐摸索出他在治疗病人口苦症状时会一定用白术、白芍、杭菊、谷芽几味药，在以后给病人治疗时，有口苦症状，就加用以上几味药，就成了我的经验。

9. 小儿胎毒，胎火：可用钩藤茶（钩藤、蝉蜕、木香、乌药、枳壳、槟榔均为 3g）（钩藤茶中用槟榔，蝉香乌壳三克藏）。

10. 小儿夜啼症：可用钩藤茶+珍珠母、夜交藤。

11. 钩藤、蝉蜕是治疗小儿夜啼的要药。

12. 小儿疝气：内服补中益气汤，外用熏洗方法（老槐角、老甘草、黑豆煎汤熏洗）。

13. 经方的应用：原方原剂量，用一个好一个，只要认对证，可以原方照搬。如哮喘可用小青龙汤。

14. "先笨后巧"：学习要先"笨"即刻苦学习，多背东西；后"巧"就是在"笨"的基础上，也就是在背的基础上再向巧过度，这也是后人常说的"熟能生巧"。

15. 中医的四诊是诊病的关键：中医四诊，临床要认真领会脉象、舌象，就必须把关于舌象、脉象理论体系知识背熟，这样才能见到什么样的脉象，什么样的舌象，就可立刻判断主病，所储备的知识将为你的辨证提供有力的诊断依据，而诊脉一定要实事求是，不能以症状推断脉象，更不能把摸脉只当作个样子，这样就失去中医诊脉的真正意义，只有靠个人的悟性才能深入领会和掌握，一定要把中医的舌脉学好。

16. 跟师学习：一定做到面对面，手把手地教，这样才能真正做到原汁原味。

17. 用药的本色：少而精，且要突出中医的特色。

18. 儿科也应当注意四诊：儿科医生更容易依赖理化检查，大量应用问诊来分析病情，但孩子对于病情的表述不会准确，家长的表述有一定的偏向性，只有医生自己从四诊中分析孩子的整体情况和基本病情后，才能准确地诊断疾病，正确地治疗。

19. 中医四诊在儿科疾病中比例轻重：

（1）问诊：要全面，准确。如有的家长总是不将孩子的疾病说非常严重，此时就是认为很轻，就要医生依据临床诊断分析准确性。

（2）闻诊：就是听和闻，听诊器是耳朵的外延，并不是西医诊断专用器具。

（3）切诊：诊脉在儿科不是非常重要，只要把握浮、沉、迟、数四脉即可，但触诊还是比较重要的，如腹部触诊、感觉体温、皮肤等情况。

20. 小儿发热咳嗽：前腭深红，宜清泻肺热为主，可药用青黛、银杏、寒水石、藿香、竹茹、地骨皮等。

21. 紫癜：上腭散布紫红点，腭红。治宜清热解毒，凉血止血，可用青黛 3g，白芷 6g，焦山楂 10g，土茯苓 10g，白鲜皮 10g，紫草 10g，贯众 6g，草河车 6g（青黛紫草寒水石，白芷乳香与草蔻）。

22. 小儿遗尿：中柱两侧有四个孔，可用：

（1）黄精、丁香、分心木、木瓜、荔枝、淫羊藿等。分心木：核桃中间的木。

（2）缩泉丸+桑螵蛸。

（3）银杏：有敛肺气，可以治遗尿（与提壶揭盖法相反）。

（4）木瓜：有收涩止遗的功效，可用木瓜做成口罩治遗尿。

23. 小儿湿疹的诊断和治疗的经验：

（1）头项"污垢"多为小儿湿疹，色浅多偏虚证；色深多偏实证。

（2）小儿"污垢"与胃肠消化系统有关。

（3）治疗小儿湿疹一定要注意调理脾胃。

24. 古人云："胃伤则呕吐，脾伤则腹泻，脾胃俱伤则吐泻并作。"

25. 小儿疾病的特点：先天和后天。先天是充足的，后天是不足的，所以治什么病一定要注意脾胃，小儿虽虚，但不能去补，核心是调脾胃。

26. 小儿用药的特点：一般六味，不能超过九味，该不过钱的不要过钱。

27. 凡用生石膏的经典著作里的方剂，大多都有甘草，没有加甘草的生石膏不起作用。

28. 小儿便秘：可用钩藤、茯苓、甘草、生地、白茅根、伏龙肝（白茅藤茯草，生地伏龙肝）。

29. 青黛一定要包煎，煎出汤是清的，否则混汤。

注：以上内容为胡兰贵 2004 年 12 月 10 日在北京第一批全国优秀中医临床人才第四期培训班的听课笔记总结。

第十七节 王洪图经验

王洪图，北京中医药大学教授。

1. 《内经》的特点：

（1）《内经》古朴无华，尽可信赖。

（2）学说不同，贵在选取。

（3）一语多义，不必拘泥。

（4）研习《内经》，效法仲景。

2. 《素问·病能论》说："有病身热懈惰，汗出如浴，恶风少气，此为何病？岐伯曰：病名酒风。帝曰：治之奈何？岐伯曰：以泽泻、术各十分，麋衔五分，合以三指撮为后饭。"

3. 鹿衔草（鹿含草）是治疗风湿病的要药。

4. 《素问·病能论》首先提出了"饭后服药"，这是我国对服药时间的最早记载。

5. 泽泻饮：本方对湿热内蕴，汗出恶风，筋缓身重体倦有一定的疗效。这就是《伤寒论》第 17 条"若酒客病，不可与桂枝汤，得之则呕，以酒客不喜甘故也"。可以选用本方治疗。本方有降血脂的作用。

6. 淫羊藿：有振奋月经的功效，对月经不来者有效。

7. 外伤而从"湿热"治例：即《伤寒论》"观其脉证，知犯何逆，随证治之"就是根据《灵枢·五变》所载"一时遇风，同时得病，其病各异"。如果外伤后舌苔黄腻，说明湿热所致，不一定非得活血，应当从湿热治之，可用印会河的八妙散。

8. 八妙散：四妙散+通草、萆薢、独活、车前子，可用于左半身活动受限，舌苔黄腻者。加独活的目的，取风能胜湿之意。

9. 血尿酸升高，半身麻木，汗出，疲乏无力，可用三仁汤+苍术 10g，白术 10g、羌活 10g、独活 8g，葛根 15g、杜仲 12g。

10. 饭后呕吐，胸中懊恼，用栀子豉汤不效，改用瓜蒂、人参头，得吐后，止后服便愈。

11. 脾虚下陷、胃下垂：可用补中益气汤+人参头，药后呕吐，止后服。

12. 脾虚胎漏：可用归脾汤+人参头，药后可见恶心，但不一定吐，可治胎漏，以上两条都是缘于催吐之法，可以在一定程度上有振奋、升提人身阳气的作用。

13. 心为噫：噫气，不单纯是胃气上逆，与心脏病有关，可用清心莲子饮治疗噫气；反之心脏有病，也会表现为噫气，治好噫气，心脏病可愈，如黄连汤。

14. 新绛：是用茜草所染制的织物，是古代入药载体，现以茜草替代入药。

15.《素问·五脏别论》曰："心肺有病，而鼻为之不利。"告诫我们鼻子的病变可以用治疗心脏的方子而见效。杏仁 10g，茯苓 10g，薏苡仁 15g，炙甘草 10g，旋覆花 10g，茜草 10g，大葱 10g，荷梗 10g，贝母 10g，枳壳 10g，郁金 10g（贝母、荷梗开中上二焦之气，枳壳、郁金，《内经》称左枳壳，右郁金）。

16. 舌的病变治心：根据"心在窍为舌"的理论，说明心经瘀阻。黄连 8g，丹皮 12g，桂枝 5g，菖蒲 15g，茯苓 12g，细辛 3g，川贝 10g，红花 3g，赤芍 15g，生甘草 10g，冰片 1g（冰片点舌，可治舌痛）。

17.《素问·刺禁论》曰："心布于表"。根据这一理论，体表疼痛可用炙甘草汤；皮肤疼痛，可用清心凉血的方法（黄连 8g，丹皮 12g，丹参 12g，栀子 10g，赤芍 12g，蝉衣 6g，青蒿 10g，地骨皮 10g，枳壳 10g，竹茹 8g，生甘草 6g，生地 15g，片姜黄 6g）。

18. 胆经病发热：可用达原饮+黄连，五味子；若中午发热：可用达原饮加交泰丸（中午发热属心，晚上发热属肾）。

19. 任脉病瘙痒证：当归 15g，赤芍 15g，白芍 15g，丹皮 10g，僵蚕 10g，地肤子 10g，五味子 10g，黑芝麻 12g，瓜蒌 15g，黄连 10g，焦三仙各 10g。

20. 精神病可用草果知母汤调理脾胃。

21. 肾炎不一定都得补肾，亦可用宣散郁热之法，如荆芥防风炒栀子，黄芩赤芍焦三仙，病重可加升降散，宣散郁热栀子豉汤。

22. 三仁汤可治疗肾病。

注：以上内容为胡兰贵 2005 年 3 月 13 日在福州第一批全国优秀中医临床人才第五期培训班的听课笔记总结。

第十八节　李今庸经验

李今庸，国医大师，湖北中医药大学教授。

1. 炒酸枣仁与生酸枣仁作用相反：生酸枣仁用于嗜睡，炒酸枣仁用于失眠。

2. 频频呵欠：乃少阳春升之气不能升，可用小柴胡加黄连汤主之；亦可用人参养荣汤。

3. 心慌、心悸、半身不遂，失眠，可用血府逐瘀汤。

4. 黄豆可解川乌、草乌之毒。

5. 根据《灵枢·经脉》说："胆……主骨所生病。"齿为骨余，胆寒齿痛，可用温胆汤+白术。

6. 麻木如虫行感：乃正气不足，祛邪外出的趋向，如服防己黄芪汤，就有虫行皮中，应当加党参以助正气，加防风以治标。

7.《素问·气厥论》说："胆移热于脑，则辛頞鼻渊。鼻渊者，浊涕下不止也。"说明鼻渊与胆有关，严重者称为脑漏，可用辛夷消风散治之（辛夷、细辛、藁本、川芎、防风、甘草、升麻、黄芩、炒栀子、羚羊角、苦丁茶）。

8. 温胆汤用枳实的机制：化痰时，加入行气药，痰去得快，化痰力量大，故加枳实。

9.《千金方》中温胆汤有生姜，到了温病时期，才有了清胆之说，如蒿芩清胆汤。

注：以上内容为胡兰贵 2005 年 3 月 13 日在福州第一批全国优秀中医临床人才第五期培训班的听课笔记总结。

第十九节　许家松经验

许家松，中国中医研究院教授。

1. 治疗疾病要尊重自然：《金匮要略》云："人禀五常，因风气而生长，风能生万物，亦能害万物，如水能浮舟，亦能覆舟。"这就是整体观念。

2. 中医治病为什么老变方？方药中先生云："服药在天天变化，因此辨证也应天天在变，所以方子也在变，老是守方就不是在辨证，这就是整体恒动观。"

3. 肾衰病位不一定都在肾，浮肿为主的病位在脾。

4. 《内经》的理论基础是气化论，是中医的根和魂。西医讲解剖，中医讲气化，有的老师只讲脏腑，不讲脏象，都是不对的，都不是中医。气化，即在天为气（风、寒、暑、湿、燥、火）；在地为化（生物的变化）；二者不可分离，讲的是气候与生命的活动，气化理论就是讲他们的规律，从观察中获得理论基础，如不同的气化产生不同的变化，春天 20℃ 主升，秋天 20℃ 主降，不同气候对不同的物种有不同的影响。

5. 月升勿泄，月泄勿补。

6. 秋气可治温气，如西北风可以降温，银翘散就是模拟辛凉之气以治温气。

7. 自稳调节是中医的特色，是中医的根和魂。当人体能够适应自然界及体内外的变化，就没病，否则就有病，中医认为人体不能适应内外环境而发病，这是在诊断治疗上有很大优势，即"正气存内，邪不可干""邪之所凑，其气必虚"。

8. 《内经》"悲则气消"的应用：以悲苦为主的病人，在疏肝的同时，要注意补气，如逍遥散加人参法。

9. 脏象学说：包括功能、形体结构，自然界的联系和丰富的临床经验。如在志、在液、在体、在窍；在筋治肝，可用四逆香佛二花汤。

10. 泌尿系感染：长时间服用抗生素，最后导致尿毒症，如果还采用祛邪的方法治疗，如八正散、导赤散，就是跟着西医跑，不会有疗效，因为"邪害空窍"，由于自身的抵抗外邪能力低下，使正虚邪入，故治疗应以扶正为主，祛邪为辅，方药中先生提出膝苓六黄汤（牛膝、茯苓、黄连、黄柏、蒲黄、生地、熟地、黄精+鱼腥草）。

11. 治病求本：从外知内，治其外，即找原法性就是治本。如生气泻泄治肝，脾虚肝乘的泻泄治肝；肾病引起的呕吐治肾（芪脉地黄汤+竹茹、枳实）。

12. 肾病发病在夏：确定为脾，因为人是自然中人。如在冷库工作，坐凳子怕冷，应考虑在肾，可用肾气丸合暖肝煎。

13. 问诊不管什么病人，都要问吃饭、睡觉、大小便，所有的慢性病人，都应饭后用药。

14. 眼睑下垂：根据"久视伤血"的理论，可用归芍地黄汤；生气导致的，乃肝郁脾虚，可用逍遥散；劳累导致的，可用补中益气汤。

15. 因时制宜的应用：1954 年流行性乙型脑炎（简称乙脑）流行季节根据"先夏至日为病温，后夏至日为病暑"（6 月 21 日），当用白虎汤，1957 年乙脑流行季节为 6 月 21 日以后，用白虎汤不效，改用苍术白虎汤。

16. 反复高热两年，面垢，乏力，采用李东垣补脾胃泻阴火升阳汤（柴胡、甘草、黄芪、白术、羌活、升麻、黄芩、黄连、石膏）。

17.《内经》养生篇放在首卷，共30多篇，说明人走下坡路时，邪从内生。

18."风能胜湿"：用自然界去解释。如阴雨天，当天晴的时候必然要有风，故治疗湿疹要配伍祛风药，如当归拈痛汤。

注：以上内容为胡兰贵2005年3月14日在福州第一批全国优秀中医临床人才第五期培训班的听课笔记总结。

第二十节　王庆其、区永欣、杨春波、杜建经验

1. 同是一个气候，在人身上有风寒感冒、风热感冒的不同（同是酒后，人的表现不一样，有哭、有笑、有睡、有说），说明体质不一样，治疗疾病也不一样。

2. 概念是支撑中医的大厦，是中医的支柱。

3.《内经》强调"形寒饮冷则伤肺"，是呼吸系统致病的启动机制。

4. 肾咳，久咳怕冷。

5. 长期舌苔厚浊，舌质瘀暗，应积极治疗，舌苔难以退却，应警惕恶性变。

6. 幽门螺杆菌：可用黄连、槟榔、厚朴。

7. 单纯性肥胖：可用防风通圣散。

注：以上内容为胡兰贵2005年3月15日在福州第一批全国优秀中医临床人才第五期培训班的听课笔记总结。

第二十一节　鲁兆麟经验

鲁兆麟，北京中医药大学教授。

1.《内经》具有丰富的哲学思想：与《内经》同一时代的书有7部，如《黄帝外经》《扁鹊内经》……《孙子兵法》，共有经方十一家，二百多部著作。《内经》借助了当时的哲学，应用于中医，也就是说中医将人文理念应用于自己的学说中，因此它富有很强的哲学思想。

2. 形神一体观：形与神是一体，二者不可分割，如"精神"这样的词汇，有精必有神，有神必有精，形有问题，必然神有问题，因此出现了七情等心理性疾病。

3."阴阳离决，精气乃绝"："精"包含着人命之运。精能化气，如运动员跑步，跑得掉了肉，即化为气；吃了饭人胖了，即精化为形，如果变得有精神了，就变化为气。

4. 一体观：即整体观念，亦称大一观。

5.《内经》理论注重综合分析，如"阴虚生内热"，如果阴虚就一定生内热吗？回答是不一定，因为阴虚可阳亢，阴虚可动风，所以不一定生内热，但它们都是一体，都是阴虚，这就是一体观，又如西医是由大到小，越分越小，而中医是由小到大，综合分析即综合评价。

6.《内经》是构成中医理论的高架结构，强调"恍惚之术，生于毫厘，毫厘之术，起于度量"的综合分析理念，对中医辨证思想的形成有显著影响，即"恍惚学说"。

7."恍惚学说"，即"综合评价"。"辨证统一"也就是辨证论治的观点，如头痛的病人，又肚子疼，又牙疼，不能头痛开一个方，肚子疼开一方，牙疼开一个方，而是综合评价，只开一个

方，这说明中医的哲学思想。因为哲学是各种学科的统一。又如用解剖学得出的细胞学解释社会，自然是解释不通，因为自然是综合的，不是单一的。

8. 什么是科学？科学就是科学的，就能存在，不科学的就不能存在，中医学有两千年的历史，《内经》的存在，说明中医是科学的，因为中医是综合评价，是后现代科学。如新型冠状病毒感染，西医是找冠状病毒，而中医是综合评价进行辨证治疗。

9. 为什么中医学两千年来能存在且能发展？是因为有很好的哲学理念，是综合科学的理念分析，如每个个体体质不一样，所以治病也不一样；又如"六味地黄丸很出名啊！"但说它治什么病？不好回答，而它的评判标准是统一的，都是肾虚。这就是说规则越简单，而用起来就越难，如中医的脉象，说的是很简单，操作起来难。

10. 中医没有特效药，如黄芪、白术、陈皮等提取出来，反而效果差，如果将它们合起来，即补中益气汤就有效。

11. 老中医综合评价水平高，如叶天士、吴鞠通没有见过 CT、核磁共振，不懂得电脑，而能治好病，就是综合评价水平高，老中医综合评价水平高，把握的尺度好，一看就知道用什么方，这就是《内经》所说的"恍惚之术"，把握好得病的人，人的变化，因为我们治的是"得病的人，而不是治人得的病"。如类风湿病人，不能一味地祛风，应当综合评价，属气血虚的，应当补益气血，可用归芪建中汤，气血得补，体内自稳而病可见好转，单纯治病，反见加重，而全身调理，反而好转。

12. 关于中药的分类：按功效分类，空间太小。古人没有按功效分类的，而是以寒热温凉分类的，而现行教材都是以功效分类，中药的核心就是"四气""五味""升降浮沉"。

13. 小青龙汤为什么用白芍？如果你一见到咳喘用白芍吗？还是用五味子？一般人都不采用，因为用后怕敛邪，而张仲景在小青龙汤都用了这两味药，它的中药理念就是升降浮沉。一方面怕麻黄、桂枝、细辛等发散太过，所以用白芍、五味子收敛，防止发散太过损伤正气；另一方面，肺主宣发肃降，辛温发散之麻黄、桂枝、细辛起"宣"的作用，白芍、五味子起"降"的作用，正符合肺的宣发肃降功能。

14. 不要一见糖尿病就诊断为消渴：因为消渴，即消瘦口渴，如一病人糖尿病，是一肥胖之人，既不消瘦，又不口渴，应该按实际的情况去定病名。

15. 《内经》注重阳气：《素问·热论》没谈温病，而谈伤寒多？因为《内经》时代注重阳气，以"阳"为主导，这是阴阳学说的主导思想，如天为阳，男为阳；地为阴，女为阴。损伤阳气的邪气是寒邪，故在邪气中注重寒邪，所以在《素问·热论》有"今夫热病者，皆伤寒之类也"的说法，故后世有"无阳则死，有阳则生，亡阳则死"，张仲景的《伤寒论》也是受《内经》的影响，注重阳气，多用温热之品。因此后世"有一分阳气，便有一分生机"的说法。

16. 人们都说："伤寒注重脉，温病注重苔"，但《伤寒论讲义》教材中写脉的篇幅不多，这是后世把《伤寒论》注重脉的部分删除了，读一读成无己的《注解伤寒论》这是《伤寒论》的全貌。从《注解伤寒论》可以看出，《伤寒论》前四篇谈的是脉，中间谈的是证，后四篇谈的是治（即汗，不可治），也就是说，我们现在学的《伤寒论讲义》只是学的《伤寒论》的一半。

17. 伤寒传足不传手，温病传手不传足：伤寒描述的疾病传变，都是以足部的经脉传变，但实际上也向手部经脉传变，如小柴胡汤证（《伤寒论》230 条）"上焦得通，津液得下，胃气因和，身濈然汗出而解"，是疏理三焦的方剂，柴胡升，黄芩降，半夏辛开苦降，故说伤寒传足不传手是不对的，从本条就可以说明，少阳不但有足少阳，还有手少阳。又如，少阴病提纲："少阴之为病，脉微细，但欲寐"。脉，是心所主；欲寐，也是心所主。本条所指都是手少阴心经，由此可见，少阴不一定都是指肾，也指心。再如少阴病的主方四逆汤，它既是强心的，还能补肾，足可以说明仲景的辨证思维，我们要学就要学它的辨证思维。

18.金元时期是医学昌盛时期：金元时期是一个变化时期，看书多看金元明清时候的书籍，在唐代孙思邈《千金方》是一个方治疗一个病，共收集五六万首方剂，难以掌握，到了金元时期，刘完素才发现用病机治疗疾病，也就是将疾病统一在一个病机，这样就不必记那么多方剂，也利于掌握，这就是人们常说的"异病同治"，这个时期，注重辨证论治、脏腑辨证、病机辨证，这时他们发现张仲景早就按这样做了，因此一下子把张仲景推崇为"医门之孔子"，"亚圣"也，此时《伤寒论》《内经》正式称为经典。

19.升降理论对中医病机学的影响：

（1）《素问·六微旨大论》云："出入废则神机化灭，升降息则气立孤危。""升降出入，无器不有"构架了升降学说的理论基础。因此凡是具有升降的方子，用的都应该有效，用起来都踏实，因为"肝主疏泄，肝藏血；脾主运化，脾统血；心主血脉，心藏神"，中医脏腑都是升降的，因此具有升降的方剂都见效，但升降有节，不能太过亦不能不及，如肝不疏泄，则人不逍遥，疏泄太过了，人亦不逍遥。做到动而有节，调整到脏腑功能自稳状态，如柴胡配白芍，一收一敛，动而有节，名曰逍遥。

（2）朱丹溪的郁出中焦理论形成：郁病是朱丹溪创立的，创立了"六郁学说"，代表方越鞠丸，其君药为川芎，病位是中焦之郁，因此脾胃是气机升降的枢纽，脾胃的升降是全身的气机，朱丹溪注重李东垣的学说思想，痰、湿、食都在中焦，故朱丹溪创立了"郁出中焦的理论"。赵献可认为郁是以肝郁为主。

（3）杨粟山的《寒温条辨》的升降散，盖取僵蚕、蝉蜕升阳中之清阳；姜黄、大黄降阴中之浊阴，一升一降，内外通和，而杂气之流毒顿消矣，是调理气机治热病的好方剂。

20.先有温胆汤，还是先有二陈汤？温胆汤出自唐代《备急千金要方》，二陈汤出自宋代《太平惠民和剂局方》，故先有温胆汤，后有二陈汤。

21."升降出入，无器不有"

（1）在仲景方的应用：桂枝汤是发汗的方剂？还是止汗的方剂？是祛邪的方剂，还是补益的方剂？桂枝汤是由桂枝甘草汤和芍药甘草汤合成，桂枝甘草汤辛甘化阳，芍药甘草汤酸甘化阴，阳气不足，阴气不足，出现"营弱卫强"。是感受风邪，是邪在卫分，并不是卫气强，而是风气强，故用桂枝既可补阴，又可补阳，使营卫气血之道通畅，正气恢复，然后喝点热粥来祛邪，稍一改动，加芍药就成了小建中汤，此时就是一个补益剂，故"升降出入，无器不有"。

（2）中医单纯用一面的方剂比较少，如承气汤只起攻下的作用，但不能长时间服用，而升降的方剂可以长时间服用，符合《内经》提出的"以平为期"的原则。

（3）六味地黄丸，共25两药，熟地是温的，山萸肉是温的，共12两；丹皮，泽泻是凉的，共6两，其余者是平的，是阳中求阴的好方；而金匮肾气丸也不是太温的，是阴中求阳的方剂，总而言之，还是平性的药物，符合人的阴生阳长的思维。

（4）补中益气汤：升麻（凉），柴胡（凉），诸寒皆降，这就是在补中益气的基础上，兼以泻火；又如白虎加人参汤、银翘散加人参以及外科用药，在清热解毒的基础上加黄芪。《内经》云："壮火食气。"热伤气，所以要补气。这些用药原则都遵循"升降出入，无器不有"的理论。

（5）气味也应遵循升降出入：如上火了吃牛黄解毒丸、梨、茶叶，凡是苦的都降，凡是寒的都清火，气味也包括升降，如鱼生火，肉生痰。

22. 药应按气味分类：中国古代所有中药书没有按功效分类的书，是值得思考，古人是以气味分类，植物分类，应站在气味分类的观点，对临床大有好处，如《药性赋》。

23. "得病如山倒，治病如抽丝"，说明治病"以平为期"。

注：以上内容为胡兰贵2005年3月14日在福州第一批全国优秀中医临床人才第五期培训班的听课笔记总结。

第二十二节　晁恩祥经验

晁恩祥，国医大师，中日友好医院教授。

1. 肺脏在中医学中占有重要地位：肺为华盖，居五脏之首，故在中医学中占有重要地位。

2. 开方：必须按中医理论去开，开方不考虑中医理论是很可怕的，不能只考虑西医所讲的"上呼吸道感染"。

3. 中医理论：是指导中医临床的重要内容，中医理论也同样是经过历代临床的不断积累和总结，一些理论的升华，无不与临床相联系。

4. 历代的书：都是临床家，不是搞科研的。西医是实验研究，然后再进入临床。

5. 有的学生只背几个方子，去看病是不行的。要注意理论的内涵，从临床上体会理论的内涵，正如任继学老先生说："到了60岁才会看病。"

6. 晁恩祥教授指出：看病应思考中医理论，因此，看病的过程是经过中医理论的思考，再确定用什么方。

7. 不断地分析证候，不断地调整方剂，即《伤寒论》所说"观其脉症，知犯何逆，随证治之"。

8. 经验在诊病中的重要性：经验是通过诊疗多个病人摸索出来的，然后上升到理论，这充分说明临床的重要性。也就是说，对于一个疑难病人，当你经过思考治好以后，再遇到同样的病人，就会想起你治疗前一个病人的思路和治法。这就是经验。

9. 中药抗病毒应辨证施治，因为病毒千奇百怪。

10. 继承不忘发展，发展不离其宗：首先应当继承，再谈发展，中医应当自身发展。

11. 晁教授云："中医理论零散，有待于总结。"

12. 炎症都是热证吗？不一定。如数日不大便的发热，根据"肺与大肠相表里"的理论，通大便即可使体温下降。

13. "温邪上受，首先犯肺"，如非典型病原体肺炎的病人首先侵犯的就是肺。

14. 岳美中先生说："有些病，中医要守方一定时间才会有效。"

15. 名老中医看病的思路：一提到某个症状，就想到某个方，通过认真反复思考，应用中医的理论，针对寒、热、虚、实认真分析，最后确定一个方剂。

16. 名老中医看病：首先想到5～6个方，经过认真思考，最后确定一个最佳方剂。

17. 白芥子涂法：是《张氏医通》提出的，治疗咳喘病的经验方，即应用炒白芥子、甘遂、延胡索、细辛等药研末，再取生姜汁调涂于背部肺俞、心俞、膈俞穴位上，暑伏当天贴一次，二三伏各贴一次，每次贴4～6小时，可有改善咳、痰、喘症状的作用。

注：以上内容为胡兰贵2004年12月8日在北京全国第一批全国优秀中医临床人才第四期培训班的听课笔记总结。

第二十三节　姜良铎经验

姜良铎，北京中医药大学东直门医院教授。

1. 名医的标准：群众公认的，能治愈别人不能治愈的疑难病。

2. 怎样才能培养出名医？九字方针"读经典，做临床，跟名医"。

3. "读书是以明理，书不熟则理不明，理不明则识不清，临证游移，漫无定见"。

4. 理论学精，临床才能管用，只凭读书，难以达到，必须从书本到临床反复磨合，故古人有"熟能生巧，巧能通神"，如"望而知之谓之神"。

5. 如何学习中医？一是抄方，准确地应该是抄活方；二是经典要熟悉；三是理论与实践相结合。

6. 不能全部依赖指标用药（理化指标），医生与医院的功能是把所有的理论和理化指标综合起来达到灵活运用到临床治疗。

7. 一个状态是多因素、多过程的综合，证候是复合的。当医生要经过三个过程，一是感觉过程，即"望而知之谓之神"，远超过四诊的范畴。二是理解，如果一个病人左半身热，右半身凉，大多是大汗之后，感受凉风所致，刺期门穴（气门、六肋间，乳头下偏开 4 寸），这是男人的热入血室。理解要做到能体会到病人的痛苦。三是解决，根据所有的病因、病机进行诊治，且病人的舌苔是黄腻的，经过用药以后，病人复诊时能够想到病人上诊症状，包括舌苔等。

8. 下肢静脉栓塞，可用三七、乳香、没药在血栓的上下端外用，在血栓上外用芒硝，可使血栓缩小，且可使它不移动。

9. 感觉学说的应用：①甲亢病人，要摸一摸腿肚子，甲亢病人腿肚子不柔和，必须老师摸了，你再摸一摸，感觉一下。摸脉也是这样。如秩边穴透下肢、外阴、少腹、肛门等可以治疗不同的疾病，透外阴可治疗男性阳痿。②持脉之道，虚静为保。

10. 李东垣著《内外伤辨惑论》明确指出了复杂的外感病，肯定有内伤病，如清暑益气汤可用于治疗感冒。

11. 空调病，要用热药，千万不能全部依据化验单开药。

12. 夏季多暑邪，表现有中寒的，可用附子理中汤+香薷、佩兰、藿香。

13. 冬季多寒邪，表现有热，可用李东垣清暑益气汤+荆芥、白芷。

14. 《内经》云："夏季之令，阳浮于外，阴潜于里，外热内寒；冬季之令，阴浮于外，阳潜于里，外寒内热。"如夏至一阴生，冬至一阳生。

15. 五更泄泻的病人：可用四神丸+大黄。要调理肠胃，首先用大黄祛邪，然后才能发挥四神丸的作用。

16. 咽喉是外感与内伤的战场，如咽喉红肿热痛，里热从咽喉散发，外邪从外入内，交战于咽喉，故咽喉既可是消化病，又可是肺系病（咽喉是肺胃的门户），如疏风清热汤、清暑益气汤+蝉衣。

17. 肺主肃降，胃主通降，二者有密切的关系，导致肺胃壅滞，咳喘，胃脘痞满，可用苏子15g（入肺经），前胡10g，苏梗15g（入胃经），杏仁10g，瓜蒌30g，枳壳10g。

18. 用药的剂量很重要，看病不是剂量越大越好，而是剂量适当。如小青龙汤和金沸草散的剂量均为小剂量较佳。

19. 老年人的便秘，一定要注意用瓜蒌、生白术。肠易激综合征，用药不能太猛烈，三天吃一剂药。

20. 病人吃了中药拉肚子，拉一次、二次不要紧，拉四次时要注意，如二花汤、清暑益气汤服后可见拉肚子。

21. 肺胃热盛，浊气不降，大便要保持一日 1～2 次，如清暑益气汤治疗扁桃体炎时就有此现象。

22. 人在饱食的情况下容易感外邪，吃饭应吃八成饱，吃得太饱肺胃之气不降，营卫不和，容易感冒，血糖、血脂升高，治疗要清泻胃肠积热，可用槟榔、莱菔子缓泻。

23. 外感病的轻重，体现在内伤，如表气虚的感冒，越吃感冒药越感冒，属正气虚，可用参苏饮合小柴胡汤（取其和谐）。

24. 参苏饮的辨证要点：

（1）参苏的比例：党参 10g，苏叶 15g。

（2）要加生姜 3 片，大枣 5 个。

（3）一定要喝米汤，是非常重要的，可以存津液，保胃气。

（4）药一定要热喝。

25. 柴胡桂枝汤也应当服热粥。

26. 肝炎后期，要注意六君子汤、一贯煎的应用，不可过量使用茵陈蒿汤，使病情加重。肝炎后期多气阴两虚，故不宜再用茵陈蒿汤等苦寒药。

27. 医生治病，不治痰和喘，因为怪病多痰"内科不治喘，外科不治癣"。

28. 气滞外感（生气后外感），可用香苏饮（香附、苏叶），香附是治疗气郁外感的要药，苏叶用于外感，苏梗用于内伤，紫苏既有外感，又有内伤。若有嗳气加陈皮；寒气偏重加荆芥、防风、羌活。

29. 脾胃湿热，内湿和外湿相互结合，应当宣通湿热的气机，可用藿朴夏苓汤（藿朴夏苓杏薏仁，赤苓枳壳豉蔻仁）。

30. 舌苔腻，中有剥脱者，要用养阴利湿的药物：石斛，既能养阴，又能利湿。芪脉三妙汤多可加用芦根，因为芦根长在水里，中空说明既能养阴，又能利尿，可用至 30g。

31. 泌尿系感染表现有尿频、尿急、尿痛，首先选用八正散，如解决不了根本问题，应当从三焦气化着手，小便是少阳三焦的问题，可用大柴胡汤，因为三焦气化失职，必须选用柴胡剂，柴胡为枢，以和为上，如外有营卫不和，内有郁热，就可用桂枝汤合银翘散。

32. 补阳还五汤：治疗中风，可加石斛，《本草纲目》云："石斛可治疗痿痹、中风。"加地黄、桑枝用于阴亏阻络证。

33. 桑枝汤：桂枝汤去桂枝改桑枝，用于营阴不足证。

34. 中医的理论和经验都是从实践中来的。如五味子，是酸苦甘辛咸都具备（具五味可入五经），如生脉散，小青龙之姜辛夏味，六味去山萸改五味子、地黄，生地入水则沉，称地黄，属上品。

35. 人参保健用量 3g，治疗量 3g 以上，保健应当隔一日或隔两日服 3g。

36. 清暑益气汤是李东垣的代表方：

（1）黄芪、党参用量必须小，黄芪 6～9g，党参 6～9g，当归 3～6g，因为补气药加重，就会化热。

（2）大便不通畅，一定要加大黄，若脾胃气虚推动无力，容易产生积滞，也应当加大黄。

37. 淋巴结肿大：可用如意金黄散，滴点水或醋。红肿热痛可用牛黄解毒丸和水外敷。

38. 中医的综合治疗是中医的一贯手段和特色，如配合针灸。

39. 肌肉骨化症：认为是肾虚和营分有热，可用清营汤合肾气汤加酸收的药物，如诃子、乌梅、五味子。

40. 李东垣的阴火，实际上通过补气可以消火。脾虚不能运化水谷精微，水谷精微郁而化火为阴火。

41. 高热引起的抽风，可用羚羊钩藤汤或羚羊粉。

42. 痢疾不拉肚子者采用两头灌的方法（上吃中药，下面灌肠）。

43. 危重病人用安宫牛黄丸，一般用 6g，或用 3 天，见效就见效，不见效就放弃。

44. 羚羊角对清醒大脑有较好的效果，角类对头部的肝阳上亢有效，有些疾病治疗效果不好，要注意平肝。

45. 阴阳水具有调和阴阳的功效，阴阳水即一碗开水，一碗凉水。

46. 抢救药要少而集中，一两付药就要见效。

注：以上内容为胡兰贵 2005 年 10 月 27 日在山东第一批全国优秀中医临床人才第七期培训班的听课笔记总结。

第二十四节　邓铁涛经验

邓铁涛，国医大师，广州中医药大学教授。

1. 高血压用中药治疗是治本，我用的是气功和针灸降压。

2. ……三是回归中医，振兴中医，当泡沫中医走到低谷的时候，必向好的方向发展，即物极必反，如国家中医药管理局发现这一问题，启动了全国优秀中医临床人才，"读经典，做临床，跟名医"就是由低谷向好的方向发展；四是铁杆中医，就是用中医的理论治疗疾病，根是四大经典，枝是名医学说，叶是科研。

3. 高血压：一是用针灸：针刺太冲穴，高血压危象用泻法（郝万山的耳垂点刺放血疗法）；二是砭石刮背：无副作用，西药复方降压片具有精神抑郁的副作用。

4. 三消饮：达原饮+大黄，可以消内、消外、消不内外饮。

5. 煤气中毒：根据"温邪上受，首先犯肺，逆传心包"，邓老用安宫牛黄丸点舌，用大黄、紫苏叶灌肠，原理是紫苏叶入肺经，肺与大肠相表里，大黄入小肠经，心与小肠相表里。

6. 邓老非常重视中药的煎煮，治疗危重病人应当将中药浓缩，郝万山强调治疗发热病人应将柴胡剂浓缩。

7. 肌无力的危象，用中医的理论指导用西药，可用补中益气汤。

8. 邓老八段锦：两手托天理三焦；左右开弓似射雕；调理脾胃须单举；五劳七伤往后瞧；摇头摆尾去心火；背后七颠百病消；两手紧握固肾腰；攒拳怒目增力气。

9. SARS 病人：可用达原饮、三消饮。

注：以上内容为胡兰贵 2005 年 12 月 14 日在广州第一批全国优秀中医临床人才第八期培训班的听课笔记总结。

第二十五节　熊继柏经验

熊继柏，国医大师，湖南中医药大学教授。

1. 中医必须在临床，离开临床不是中医。

2. 学习《内经》的目的：掌握中医理论，如《内经》认为咳嗽是外内合邪，肺主皮毛，从外伤肺，内是指寒冷伤胃，又因为肺的经脉绕胃，则内外合邪就咳嗽，即"形寒饮冷则伤肺""重寒伤肺"均是指内外合邪伤肺。

3. 学习《内经》理论的目的：就是应用临床，如小青龙汤表寒内饮就是符合内外合邪致病指导临床，这才是学习的目的。

4. 疑难病：诊断疑惑，不能下诊断，但症状存在，查不出病来，长时间治不好，必须用中医理论辨证思维。中医理论有《内经》、《伤寒论》、《金匮》、《温病》。

5. 凡遇疑难棘手的病证，应用《内经》理论进行辨析，可以启迪辨治思路获取良好疗效。

6. 根据《内经》"清气在下，则生飧泄""五脏相通，移皆有次。五脏有病，则各传其所胜"，"下者举之"的理论，对于久泻引起的脱发，眉毛脱落，可用健脾补肾的方法，"下者举之"升提中气，与升阳益胃汤、参苓白术散合鹿茸丸。

7.《内经》"五脏相通，移皆有次，五脏有病，则各传其所胜"的理论；告诫我们治疗疾病，要透过现象看清本质，要知道五脏相通，一脏有病影响他脏，病脏治好，他脏痊愈。

8. 根据《内经》"肺者，藏之长也，为心之盖也……则发肺鸣，鸣则肺热叶焦……发为痿躄""诸痿喘呕，皆属于上""治痿者独取阳明""肺热病者……热争则喘咳"的理论用于咳喘引起的痿躄，予沙参麦冬饮合千金苇茎汤，益胃汤合振痿汤。

9. 根据《内经》"膀胱者，州都之官，津液藏焉，气化则能出矣"，"膀胱不利为癃，不约为遗溺"的理论，对于小便不利，腹胀，疲乏无力，可用春泽汤（五苓散十人参）。

10. 根据《内经》"肝气热，则……筋膜干，筋膜干则筋急而挛，发为筋痿"，"肝藏筋膜之气也"，"急者缓之"的理论，可用于全身肌肉拘急不适，舌红苔少，脉弦细数，属肝阴虚，风火相煽，首先要治肝，既要平肝，又要养阴，与镇肝熄风汤合一贯煎。

11. 中医的优势是辨证论治，高明的中医靠的是精湛的思维。

12. 炎性包块不一定是热证，因为包块是固定不移，中医认为是积（积是由寒、痰、瘀所致），予《金匮要略》治癥瘕第一方桂枝茯苓丸（桂枝通阳治寒；茯苓祛痰；丹皮、桃仁、赤芍活血），可见仲景根据《内经》"肠外有寒，汁沫与血相抟，则并合凝聚不得散，而积成矣，"认识到寒、痰、瘀是导致结块的根本原因。

13. 少腹刺痛积块可用桃核承气汤合血竭散。

14. 根据《内经》"足厥阴肝经，抵小腹至期门"的理论可用于右乳下筋痛硬肿，夜间尤其，可予血府逐瘀汤（由四逆散合桃红四物汤组成），四逆散疏肝气，桃红四物汤不能入肝经，两者相合，桔梗、牛膝一升一降调理气机，王清任认为血府是胸膈，脉为血之府，脉又为心所主，心位于胸中，故血府逐瘀汤可用于胸满、心悸的证候。

15. 舌根与三条经有关：心、脾、肾。

16. 舌根疼痛应确定是寒是热。

17. 舌根痛属肾，可用六味地黄汤+肉桂（赵献可方），肉桂引火归原。

18. 治肾不见效的舌根痛，还必须心肾同治，可用刘河间的地黄饮子（去附子）。

19. 治舌痛应根据经脉的循行确定是哪脏，然后再辨证施治。

20. 根据《内经》"肾咳之状，咳则腰背相引而痛，甚则咳涎""膀胱咳状，咳而遗溺""肾病者，喘咳身重"的理论，用于咳喘，遗尿浮肿，此类病人多是老年人或久咳病人，多表现为咳嗽，气喘、畏寒肢冷，阳虚内寒的表现，不要考虑用小青龙汤，此类病人多为肾虚，用肾气丸加五味子（都气丸在内）。

21. 肾虚咳嗽用一般止咳药只能帮倒忙。

22. 肾气丸+五味子意在加入都气丸亦可治肾咳。

23. 苓甘五味姜辛夏汤合缩泉散治疗咳而遗尿。

24. 缩泉散：桑螵蛸、菟丝子、乌药、益智仁。

25. 根据《内经》"肾风之状，多汗恶风……其色炲（炲：煤烟灰，色黑）"，"在藏为肾，在色为黑"的理论，对于汗出色黑者可用知柏地黄汤合三甲散。

26. 中医临床要有扎实的基础，要走正路，看病最怕两种人，一是认为内分泌失调，脑动脉硬化；二是症状跑得快，此时思维稍不清就易搞错。

27. 发热、苔腻、大便稀，可用叶天士的枳实导滞丸。

28. 中医用的是方，不是单味药。

29. 风府穴乃督脉的穴位，脑后漏汗根据《内经》"阴阳之要，阳密乃固"的理论应用桂枝加龙骨牡蛎汤，因为阳虚外邪容易入侵，内在的阴津容易外泄，故用桂枝汤，桂枝、甘草化阳；芍药、甘草化阴。

30. 作为一个中医，开不出汤方，说明你的基本功不够，一天看 80 个病人，都是有汤方的，不至于 80 个汤方，所以要注意汤方辨证。

31. 学中医必须懂中药，用药剂量是有秘诀的，如麻黄、生石膏，生石膏是麻黄的 5 倍量。

32. 成人、小儿夏季发热，可用王孟英的清暑益气汤。

33. 中医必须走正道：即必须搞中医的临床，因为中医的生命力在于临床。

34. 中医如何搞临床：走中医的临床必须履行理、法、方、药；辨证必须用中医的理论进行判断，采取基本的方法用方，这才是中医的正道。

35. 上工治病，十愈九；中工十愈七；下工十愈六。临床高手十个治愈八个，就是临床高手，没有达到这个标准，说明理、法、方、药不行。

36. 严格处方：有汤方，方证合拍（汤方辨证）才能治好病，时刻辨清寒热虚实。

注：以上内容为胡兰贵 2005 年 3 月 14 日在福州第一批全国优秀中医临床人才第五期培训班的听课笔记总结。

第二十六节　　王永炎经验

王永炎，国医大师，中国中医科学院教授。

1. 读经典、做临床是培养优秀中医临床人才的重要途径。

2. 中医不能向西医学习，危重病人一定要切脉，甚至全身脉（趺阳脉、人迎脉）都需要切。

3. 非典型病原体肺炎（SARS）的防治：一是证候要素，毒、火、瘀、湿；二是证候病机，玄府气液，膜原病络；三是治法，解毒清热，凉血化瘀；四是世界卫生组织专家考察认可，安全有效。

4. 全身的膜原都有玄府，玄者黑也，属水，不单纯是汗孔，此话出自《素问·玄机原病式》。

5. 癌的治疗：一是扶正培本加解毒消癥；二是综合治疗提高生活质量。

6. 动脉硬化：虚瘀并见，虚为心脾虚，脾肾虚，可用西洋参一份，冬虫夏草一份，三七六份，研粉装胶囊，一次 0.2g 的胶囊 3 个，一日两次。

7. 预防动脉硬化：首先预防脾气虚，继而肝气虚，可用何首乌 10 份，二至丸（女贞子 5 份，旱莲草 5 份），荷叶 3 份，研粉装胶囊，一次 3 粒，一日两次。

8.优秀中医临床人才的培养：一是中医药学自身的规律；二是中医理论知识的积淀；三是鲜活的临床经验总结及升华。

9.幽门螺杆菌：可用肾气丸合理中汤，因为《内经》有"肾为胃之关，关门不利，聚水而从其类也"之说。

10.临床人才培养的模式：一是参师襄诊，提高"悟性"；二是精于诊疗业务，熟读案头书，多临床实践；三是求真务实，重思辨总结，以疗效作检验。

11."读经典，做临床"在取得若干鲜活的诊疗经验的基础上，应是学术闪光点凝聚提炼出来的精华。

注：以上内容为胡兰贵 2006 年 2 月 23 日在天津第一批全国优秀中医临床人才第九期培训班的听课笔记总结。

第二十七节　赵炳南经验

赵炳南经验，北京中医医院皮肤科　陈凯汇报。

1.皮肤病重视整体观："皮肤疮疡虽形于外，而实发于内，没有内乱，不得外患"。

2."舌为皮之镜"：看到了舌就看到了皮肤，赵老掌握舌诊与皮肤病来用药，强调了望舌的重要性。

3.皮科也强调阴阳：辨证必首辨阴阳，若不辨阴阳，妄加投药，"犹以安胎之药，服其夫矣"，如治痈的药给疽的病人吃了。

4.每个老中医都有自己的心得与验方，故亦有 1、2…10（一贯煎、二至丸、三妙散、四物汤、五子衍宗丸、六味地黄丸、七味都气丸、八味肾气丸、九味羌活汤、十全大补汤）。

5.加减龙胆泻肝汤：去当归加连翘，去柴胡改丹皮。黄芩、栀子清上焦，通草、泽泻清下焦，因"气有余，便是火"，去柴胡改丹皮加连翘，用于足厥阴肝经循行部位疾病，如耳部、颈部、胸胁、阴部的皮肤病急性期，急性期即红斑、丘疹、落痂的过程。但抓口苦为主症，舌质红，苔薄黄，舌苔黄稍腻亦可以。凡急性、热性、感染性都可以应用。临证加减阴虚加知母、麦冬。养阴除湿，既扶正可以祛湿，还可加黄连、黄芩、黄柏、栀子；正气虚可加血肉有情之品，如羚羊粉、代瑁粉；用于带状疱疹加莲子。

6.皮肤病的三大治法：清、调、补。

7.加减除湿胃苓汤：胃苓汤去桂枝，加黄柏、滑石、枳壳。因为湿是皮肤病的根源，湿乃皮肤病一半也（故有胸科一身痰，外科一声屁，皮科一身湿之说），临证抓舌体胖大，有齿痕，舌质淡，就可用本方。本方加减用几生几炒来加减（黄柏、枳壳改为炒黄柏、炒枳壳），必要时加一些解毒药以毒攻毒，加全蝎（因为湿久便生毒，湿久便生）；以形给形可用分心木，亦可以皮达皮可用皮类药，瘙痒的给带刺的药。

8.皮肤病过敏：亦可治胃肠以抗过敏，因为抗过敏从肠道治，肠道的淋巴细胞多，是免疫的大系统，如加减除湿胃苓汤、消风散，治胃也可抗炎，也可抗过敏。

9.凉血五花汤：红花、鸡冠花、凌霄花、玫瑰花、野菊花，因为花容月貌都上颜面，用于红斑狼疮初期，玫瑰糠疹（风疹），多形性红斑（血风疮）及一切红斑性皮肤病初期。偏于上半身或全身散在分布者，凡是头面部的血热病都可以用本方。气郁的可加合欢花（五花色——治五脏）。

10.合欢花：解郁安神。因为本药白天开，夜间合，此花是花生叶开的花，最初牛吃了花生叶打盹，因为此花是白天开，晚上合。

11. 抗过敏方：亦称五花汤（款冬花、首乌花、红花、野菊花、地肤子）。

12. 凉血五根汤：白茅根、瓜蒌根、茜草根、紫草根、板蓝根。诸根都降，唯桔梗能升，故下部的病不能用桔梗，下肢为天之根，下部的病多用根药，即以根达根，用于下部结节性红斑及一切红斑类皮肤病的初期。偏于下肢者，本方加苦参称为六根汤，可治疗牛皮癣，促进鳞屑凋亡。

13. 多皮饮：地骨皮、五加皮、桑白皮、干姜皮、大腹皮、白鲜皮、粉丹皮、赤苓皮、冬瓜皮、扁豆皮，川槿皮（五皮饮加减而成）。其为以皮达皮，用于慢性荨麻疹，病程在 6 周以上者。

14. 下肢浮肿兼有心脏不好的，可用五皮饮合归脾汤。

15. 全虫方：全虫 4.5g，皂刺 3g，猪牙皂角 3g，刺蒺藜 3g，炒槐花 3g，黄柏 3g，威灵仙 3g，苦参 10g，白鲜皮 10g。用于慢性湿疹，阴囊湿疹，神经性皮炎，顽固性瘙痒，本方是治疗刚痒的方剂，亦有治疗柔痒的方剂（刚痒：瘙痒较甚者；柔痒：瘙痒轻缓者）。治柔痒的方剂当归饮子（四物三色荆防草：四物即四物汤，三色即黄芪、首乌、白蒺藜），二方合用止痒效果好。

16. 止痒方：当归、白蒺藜、苦参。

17. 赵老习惯使用的引经药：头部为藁本或川芎；面部为菊花、凌霄花；眼睑部为谷精草；眉棱骨为白芷；鼻部为辛夷花；耳轮为龙胆草；口唇为芡实；胸部为厚朴；腰部为杜仲；背部为厚朴或杜仲；腹部为姜厚朴；乳房为橘皮、橘叶；肛门为防己；阴囊为车前子、龙胆草；女阴为蛇床子、苦参；上肢或手为片姜黄、鸡血藤、葛根；下肢为木瓜；四肢为桑枝。

18. 威灵仙：俗称铁脚威灵仙，通行十二经络，走而不守；肉桂守而不走，用量不宜过大；莲子清心火，故怜子心中苦，离别儿子酸（莲子心中苦，梨儿腹中酸）。

19. 仙人头：萝卜干了结子的根。

20. 心理感冒：属郁证，用解郁药就可以了，临证经常感冒的人，多有肝气不舒。

21. 红斑狼疮可用乌梢蛇、白花蛇舌草（乌梢蛇 10～15g，止痒乌梢不伤人）。

22. 口腔溃疡、糜烂：可予金莲花、金雀花、金果榄、藏青果、马蔺花/子（为噙药，含在口中的药）。

23. 几生几炒：六生汤，生白术、生薏米、生扁豆、生黄柏、生芡实、生枳壳；六炒汤，炒白术、炒薏米、炒扁豆、炒芡实、炒黄柏、炒枳壳。

24. 皮肤科拿手的三种治法：一清；二调（调理脾胃，调理冲任，因为女人是水做的，月经28 天，皮肤也是 28 天换一层皮）；三补（以托补内治，化腐外治）。

25. 白癜风，可用透骨草煎汤外洗。

26. 脂溢性脱发、脂溢性皮炎，可用透骨草、侧柏叶、皂角洗头止痒。

27. 从苦死我也，谈龙胆草的剂量一般为 10g。

28. 四两拨千斤，一个药用量不要太大（如龙胆草）应该几个药合用。

29. 中医传方不传量，关键是用量。

30. 湿有出处：疾病的相关学说，中医有治一经损一经学说，如脚气治好了，头皮又痒了，因此每感冒一次，可能减少患肿瘤的机会少一次。

31. 酒渣鼻：用玉坠等物压迫督脉，对酒渣鼻、头痛、头晕有效。亦可用颠倒散，硫黄（火中精大热）、大黄（大寒），两药研末用阴阳水（热水和冷水）调敷，故曰颠倒散。

32. 多皮多筋，少气少血的皮疹不好治。

33. "12345"：一个原则，不要用有害于生命的药，不要用有害的药物；二个对待，像对待过敏一样对待牛皮癣；三好三不好：不治比快治好，慢治比快治好，中药比西药好；四难四不难：

男人比女人难治，病程长比病程短难治，胖人比瘦人难治；五要五不要：要缓和不要峻烈；要简单不要复杂；要安全不要风险；要治人不要治病；治留有余地，不要赶尽杀绝。

34. "病走熟路"：每次每个病从哪出现，复发还是从哪出现，如口疮。

35. 复发性丹毒的外治法：可用铁箍散 15g，如意金黄散 15g，化毒散 2 小瓶按比例混匀，用原蜂蜜或红糖水调，外用患处，上覆嫩白菜叶，绷带自下而上包裹。

36. 斑秃：外用药宜戳不宜搓，类似敲梅花针，可用生姜汁布包或人参，补骨脂戳。

37. 犀黄丸为疮家圣药，治疗疔毒恶疮及疔毒走黄，外用时宜水泡后研末，可加入药粉中或直接用鲜芦荟外戳；服用时宜凉开水泡 1~2 小时，连水带药一齐服，否则整吃整拉。

38. 疣：俗称"千日疮"，言其一千日自落之意，可用心理疗法治疗，可用生薏米 1 斤研粗末分为 14 份，加少许糖，每天 1 份，分三次冲服（生薏米煮着吃无效）。

39. 黄褐斑：用白玉石沾玉苓粉按摩局部，"面宜常摩"，使气血流通，玉石含有很多微量元素，自古即有用玉杵研药美白之说。

40. 带状疱疹：一定要记住"不荣则痛"，用西洋参、黄芪补益。

41. 带状疱疹用止痛药不见效，改用解郁安神补益的方法，如酸枣仁汤治疗带状疱疹的疼痛。

42. 水蛭：不能煮着喝，应当研末吃，否则无效。

43. 痒为痛的弱刺激，痛为痒的强刺激，二者是一条路，越抓越痒，用拍、搓、弹、扫、摩，用海螵蛸外摩、搓可止痒。

44. 鲜白菜叶，鲜莴笋叶捣烂配如意金黄散，可治疗痈疽疔肿，已溃未溃者，皆可用之。

45. 黑豆的妙用："日出千言，不损自伤"，吃黑豆入肾养阴（牲口吃黑豆长膘，可治白癜风、黄褐斑）。

46. 黑五类：黑豆、黑芝麻、黑枣、黑米、黑木耳。

47. "肾盛则黑"：如受孕、黄褐斑是肾病黑。

48. 小孩十六字方针："药少力专，少用苦寒，多用甘寒，注意消导"，故有小儿"早承气，晚理中"。说明变化快，多用甘寒（金银花、连翘），注意消导（山楂、神曲、鸡内金），广用通草。

49. 遗尿：白果烧熟内服，旧时新娘子上轿子，服白果 2 枚。

50. 红斑狼疮需注意：急、气、累、风、光。

51. 白驳风：茄蒂蘸三黄粉外擦。

52. 胶布反缠法治嵌甲（甲沟炎）。

53. 锁口疮：疮疡不合口，静脉曲张溃烂，用手掰开干痂，刺鲜肉部出血。

54. 卫气营血一步走：清营汤；卫分加金银花；营分加赤芍；血分加丹皮。

注：以上内容为胡兰贵 2006 年 2 月 25 日在天津第一批全国优秀中医临床人才第九期培训班的听课笔记总结。

第二十八节　全国优秀中医临床人才经验总结

第六期

1. "凡十一脏皆取决于胆"：凡怪病、难病、杂病，皆从胆论治，从少阳论治。

2. "知其要者，一言而终，不知其要者，涣散无穷"。

3. 陈可冀："一个人的临床经验大部分是来自前人的，而自己的经验要少一点。"

4. "学问无长幼，见识有高低。"

5. 当归四逆汤、炙甘草汤可用于心血管病变。

6. 当归芍药散可治疗痴呆，记忆力减退，《金匮要略》云："妇人妊娠，腹中疞痛，当归芍药散主之"。

7. 温经汤可用于闭经、痛经、不孕。

8. 任何一个处方都要有它的依据，都要有它的学术特点。如治疗皮肤病，根据："心布于表用炙甘草汤"。

9. 血府逐瘀汤合苓桂术甘汤，治疗心功能不全（瘀水同治）。

10. 身痛逐瘀汤合肾着汤可治疗风湿病。

11. 肾炎一般多见气虚与阴虚互见，而且湿热贯穿于始终（足见芪脉地黄汤为治肾炎之良方，故临证多选用芪脉地黄汤）。

12. 尿血、血尿的区别：尿血是肉眼血尿；血尿是镜检血尿，尿常规潜血阳性。

13. 长期血尿多属气虚兼有血瘀，治疗以补气养血，活血止血，不可长期应用凉血止血药物，否则气虚血瘀证加剧，血尿难治。

14. 穿山龙是个植物药，不是穿山甲，性味是甘苦温，具有活血舒筋、消食利水、祛痰截疟的作用，用于风寒湿痹。

15. 单纯性蛋白尿，无其他症状，可用黄芪、防风、白术、金银花、连翘、地丁、蒲公英、蛇莓、白花蛇舌草、穿山龙，若以血尿为主者，无蛋白尿去穿山龙加生侧柏叶、仙鹤草（易于感冒者加黑芥穗）。

16. 肾病综合征可用济生肾气汤。

17. 糖尿病者应当注意：一是饮食；二是运动；三是心情舒畅。

18. 寸脉不足用黄芪，尺脉不足用附子。

19. 糖尿病气阴两虚者，可用黄芪 15g，西洋参 5g，川芎 30g，芡实 15g，金樱子 15g。

20. 腰部的经验用药：狗脊、川续断、川牛膝、杜仲。

21. 腹胀用药：香附配乌药善除腹胀（加减小柴胡、理气通淋汤）。

22. 糖尿病的合并症有三：一是心脏病；二是眼底病；三是末梢神经炎。

23. 糖尿病合并心衰竭：可用苏梗 10g，香橼 10g，佛手 10g，桑白皮 15g，葶苈子 10g，泽泻 30g，泽兰 30g，丹参 30g，大枣 5 枚。

24. 具有降糖作用的药物：牛蒡子配鬼箭羽、夏枯草具有降糖的作用。

25. 风寒咳嗽：可用白萝卜、生姜、川贝煎汤服。

26. 糖尿病合并肾病综合征，肌酐高，尿素氮高，可用灌肠的方法。肾衰尿毒症可用金银花 15g，连翘 15g，大黄 3g，大便稀者改用大黄炭。

27. 糖尿病合并肾病综合征的预防：吕仁和教授说："二五八法。"二是两个目标：即健康、长寿；五是五个指标：血压、血糖、血脂、体重、症状；八法：即三项基本措施（一是饮食，二是运动，三是心情舒畅）、五项选择措施（口服、注射、中药、丸药、针灸）。

28. 慢性咽炎：泡胖大海，列缺穴外贴六神丸。

29. 过敏性鼻炎：可用蝉衣 10g，钩藤 10g，白蒺藜 10g，白鲜皮 10g。

30. 头皮痒，脱发可用五倍子 30g，蛇床子 30g，刘寄奴 30g，制首乌 15g，白鲜皮 15g，煎汤外洗。

31. 蛋白尿可用五子衍宗丸、桑螵蛸散。

32. 名言："治湿不利小便，非其治也""治湿不理脾胃，非其治也""治湿不分三焦，非其治也"。

33. 腰椎间盘突出是青壮年的常见病，而60岁以上的老年人不会出现。

第七期

1. 要想成为中医大家，必须背，背得多，才有可能成为临床大家。

2. 不会用《伤寒论》《金匮要略》的方子，不是个好医生，是个劣等医生。

3. 读了《伤寒论》，不被感动的，不是好医生。

4. 学医要拜名医，要是自己摸索，那很费劲，能拜到名医，才能成为名医。

5. "悟"就像一层窗户纸，需要有人捅破。如果没有人给你讲，也许你一辈子也不知道。

6. 张仲景《伤寒论》是中医临床医学的奠基之作。

7. 辛开苦降法，出自《伤寒论》的半夏泻心汤，是治疗慢性泻泄的很好方剂。

8. 桂枝茯苓丸是治疗妇科囊肿、闭经的好方剂。

9. 一个小青龙汤加减成五个小青龙汤，它的加减可悟出，仲景用药的巧劲，如逍遥散，内含治未病"见肝之病，知肝传脾，当先实脾"之意，加党参一味，既有四君子补气健脾，又有"悲则气消"之补气之意。

10. 桂枝汤能加减成很多方剂，加饴糖名为小建中汤，男性加黄芪叫黄芪建中汤，女性加当归，叫当归建中汤。桂枝改肉桂可治疗腹痛，五苓散桂枝改肉桂亦取此意（如柴平汤合苓桂术甘汤改肉桂亦取其可治腹痛之意），王绵之老先生特别注重剂量，剂量的改变就是质的改变。

11. 找个性，就找到了开锁的钥匙，疗效会更好。

12. 《伤寒论》记载了一批具有重大学术价值的经典方剂。

13. 《伤寒论》的特点：药物少，组方合理，有加减方，注意它的加减应用。

14. 八珍汤是双向调节，符合郝万山老师危重病人用合方。

15. 风湿病发热的病人，舌苔厚腻，可用桂枝芍药知母汤（白芍、知母的剂量要大，防止附子的辛热）。

16. 《伤寒论》是理论寓于方药之中，从方中体现法则。

17. 既有腹痛，大便稀溏，又有口腔溃疡，可用黄连理中汤（理中汤+黄连）。

18. 顽固性泛酸，可用旋覆代赭汤、左金丸、丁香柿蒂汤的合方+白及。

19. 幽门螺杆菌：采用健脾固胃的法则。用四味调黄汤（黄芪、党参、白术、黄连、黄芩、黄柏、槟榔、厚朴、丹参、白及、三七粉、甘草）。

20. 食管反流引起的喘息，可用旋覆代赭汤合半夏泻心汤。

21. 老年性便秘采用滋阴润便加疏肝利胆的法则，可用草决明、半枝莲、知母、苍术、茵陈。

22. 萎缩性胃炎的治疗法则，首先消灭幽门螺杆菌。

23. 个别药物的特性：凉肝勿忘羚羊，滋阴勿忘生地，清肝勿忘黄芩，泻肝勿忘龙胆（龙胆草的剂量不可过大，一是本药苦寒伤胃；二是过苦难喝）。

24. 要善于总结失败的病案，要向病人学习。

25. 名言："伤寒下不厌迟，温病下不厌早"（伤寒重阳气，有一分阳气，就有一分生机；温病重津液，有一分津液，就有一分生机）。

26. 对传染病的治疗，要注意用生石膏、大黄（生石膏治风湿病很好，有很强的止痛能力）。

27. 五脏之贼：肝。

28. 中医的三大本领：一是主症；二是舌象；三是脉象。如失眠、脉濡缓用十四味温胆汤；脉虚大用补阴益气煎；脉沉弦用逍遥狗脊汤、小柴胡丹参饮；脉弦滑的用柴苓温胆汤；脉弦紧的用柴胡加龙骨牡蛎汤。又如头晕：脉弦紧的用柴胡加龙骨牡蛎汤；脉弦滑的用柴苓温胆汤；脉沉弦滑的用眩晕方；脉弦细的用逍遥散加菊花、枸杞子。

29. 名言："血见黑则止"，故药物制炭皆可止血。

30. 名言："治黄必解毒，治黄必活血，治黄必化瘀"。

31. 慢性肝炎，应当调理脾胃，中州要当先，因此，仲景云："见肝之病，当先实脾。"

32. 细脉：不是阳虚之脉，微脉才是阳虚之脉（少阴脉微细）。

33. 提升白蛋白，要用有情血肉之品：紫河车、鹿角胶、阿胶，可提高白蛋白降低球蛋白。

34. 中满分消汤可用于肝硬化腹水。

35. 中医不能分科，因为中医讲的就是整体，杂病是指众多的意思。

36. 中医的发展经历了一个源头，二个发展，三个繁荣：一个源头（《黄帝内经》），二个发展（《伤寒论》《温病条辨》），三个繁荣（一是汤液经阶段创立了《伤寒论》；二是金元时期；三是新中国成立后，成立了众多的中医院校）。

37. 不读经典，不会成为好医生。

38. 中医赖以生存的根本：临床（但必须是在理论指导下的临床）。

39. 一个真正的中医一定是一个全科的医生。

40. 看病不能过分依赖实验室检查和各种理化检查。

41. 中医现代化就是用中医治疗现代的疾病。

42. 心咳用清心莲子饮。

43. 中医理论是从临床上提炼出来的，临床医生最有权力来说明中医的理论。

44. 胃脘疼痛的主因：一是饮食不当；二是情志失调。

45. 吴茱萸（3～5g）用量不宜过大，因为本药有特殊的气味，故有臭吴茱萸之称，以 3g 为佳。

46. 口中流涎：可用平陈汤+菖蒲、藿香、佩兰（芳香化湿，燥湿化痰）。

47. 代赭石色红，碍胃，用量不宜过大，以 10g 为佳。

48. 莱菔子多为生的，对胃不好，一般多用炒莱菔子。

49. 胃脘疼痛，痰多（平陈汤），六君子汤+桂枝、旋覆花。

50. 治胃十穴：两侧内关、足三里、天枢及上脘、中脘、下脘、气海。

51. 痛经：可内关、委中交叉扎针。

52. 萎缩性胃炎在辨证的基础上加乌梅、生山楂。

53. 浅表性胃炎、糜烂性胃炎，在辨证的基础上加蒲公英、黄芪。

54. 具有抑制幽门螺杆菌的药物：黄连、大黄。

55. 胆汁反流性胃炎：可用旋覆花、代赭石、半夏、枇杷叶。

56. 具有防癌变的药物：土茯苓、白花蛇舌草。

57. 胃痛、结肠炎，一定要通大便，两日服一付。如理中大黄汤隔日一剂。

58. 具有中和胃酸的药：乌贼骨（海螵蛸）、瓦楞子、煅龙牡，西医用奥美拉唑、复方氢氧化铝。

59. 《内经》理论是原则，是高于一般理论的原则。

60. "汗之则疮已"，说明外科病可用发汗的方法治疗。

61. 人活着的时候，经络存在，当生命已去经络消失。

62. 春夏养阳，秋冬养阴的原则；老百姓都知道这一原则，有"春捂秋冻"的说法。春捂有助于阳气的升发；秋冻有助于阴气的潜藏。

63. "正气存内，邪不可干；邪之所凑，其气必虚"，如阴虚后阳必凑之。

64. 40 岁才想起来学经典，太晚了，只有背会，才能应用。

65. 任何一个人不能把世界上的病都看完，讲《内经》只要讲原则就行了。

66. 六淫与六气是以发病与不发病为标准。

67. 辨证论治，源于《内经》，仲景进一步完善，提出了六经辨证；脏腑辨证也不是钱乙提出的，因为在《素问·咳论》已经提到了脏腑辨证。

68. 厥与厥逆：厥，是经气紊乱；厥逆是厥病的逆证，预后不好。

69. 顿悟：是在长期的积累下，你突然醒悟。

70. 咳而呕是胃咳，可用杏苏散、金沸草散；咳而遗尿是肾咳，朱进忠老先生认为是少阳咳，可用咳嗽遗尿方。

71. "用则进，废则退"，西医用调人工周期，三年不见效，无月经，越用越无效，反而不用，半年就来了。

72. 任何一个医家研究中医都是以《内经》为理论依据。

73. 《内经》提出"治病必求其本"，本就是阴阳，阴阳就是正气，医生治病必须爱护病人的正气，才能治好疾病。"谨察阴阳，以平为期"。

74. 心理疾病引起的失眠，不能用抑制剂，应当用中药解郁之品。

75. 《内经》治疗失眠的方剂：半夏秫米汤，因为半夏生于五月，熟于八月，具有调阴阳的作用。

第八期

1. 毒：就是发生了性质的改变，是一个病因概念，是一类致病物质的总称，如这个人很恶毒。

2. 药价越高，进口的药副作用越大，如非典型病原体肺炎期间用的药后遗症很多，如股骨头坏死。

3. 三物白散（桔梗、巴豆、贝母），因三味药都是白色的，可以治疗肾衰竭者的排尿不畅。

4. 麝香、葱白，肚脐给药一个通内窍，一个通外窍，也可用于肾衰竭者的排尿不畅。

5. 急救病人中医及早介入，只有好处没有坏处。

6. 高热的病人，用白虎汤，生石膏至少要 30g。

7. 既能疏风解表，又能清热解毒，可用荆防败毒散加土茯苓、野菊花。

8. 发热的妇女用小柴胡汤合桃红四物汤，月经一来体温就降下来了，这就是《伤寒论》所说的热入血室。

9. 高热病人不主张冷服，也不主张外面冷敷。

10. 高热病人可用六味饮：生石膏 30g，仙茅 10g，葛根 15g，金银花 10g，薄荷（后下）6g，柴胡 10g。

11. 中医的课程，应该西医课占 30%，中医课占 70%。

12. 女孩子有下腹部疼痛，病程较长的是典型的少腹逐瘀汤。

13. 高热先恶寒，口苦、心烦者，可用小柴胡汤加生石膏 30g。

14. 长期低热：可用补中益气汤加生石膏。凡是发热的都应该加生石膏。

15. 外感高热，针灸上肢取曲池、合谷配内关、手三里，下肢取足三里、阳陵泉、三阴交，均用泻法。

16. 有人找你看病，你的医疗职业就能生存，师承是学习捷径的一条路。

17. 温病学实际不是中医四大经典，只是因为它对临床实用，所以把温病学规定为经典，因为它是好多书的组成，故称温病学。

18. 温病著作首当推崇《温病条辨》，其是温病学的精华，概括了所有温病的书籍，是温病学派最高系统、最完整的专著，仿照《伤寒论》的手笔，用条文的形式，白话文的书写，选用了临床确实疗效的方剂，该书共92条，很快用于临床，被后人所公认的一部经典。

19. 伤寒辛温，寒邪在表，温病是里热外发，又称伏气温病。

20. 吴鞠通发现叶天士的医案，"立论甚简"是真东西，因此说吴鞠通是发了叶天士的财。

21. 前人的理论和自己的经验总结结合，是发展的捷径，古人云："学医不精，不如不学医。"如月经间期出血，心烦、纳差、脉虚弦，归脾汤合补中益气汤十白芍（加白芍把逍遥散加入，因为"调经先调肝，肝疏经自调"）（黄芪30g，陈皮、当归各3g，升麻、柴胡各6g）。

22. 跟老师学习，主要学思路，而不是学一个方，如邓老治一吃针的病人，予猪膏发煎（头发把针缠住，猪膏润滑地排出）。

23. 临床家不浮躁，都是一点一点总结出来的。

24. 吴鞠通《温病条辨》就是从叶天士《临证指南医案》中总结出来的，仿照《伤寒论》一条一条写出来，虽然不能与《伤寒论》相提并论，但是对温病学的形成做了重大贡献。

25. "治外感如将，治内伤如相"，治上焦如羽，非轻不举，治中焦如衡，非平不安，治下焦如权，非重不沉。

26. 《伤寒论》以太阳立论，温病以太阴立论。治疗急性热病，宜从《温病条辨》。

27. 发热用银翘散，但咳无痰用桑菊饮，燥咳用桑杏汤。

28. 太阴温病由实转虚，所用方剂依次为白虎汤→白虎加人参汤→生脉散。

29. 营卫同病的皮下出血，可用加减银翘散（胡兰贵教授多用丹参银翘饮）。

30. 治湿必须调气。

31. 湿热病的治疗原则：开上、畅中、渗下（杏仁、滑石、通草）。

32. 治疗湿热，一定要给通道，方能去掉湿邪，如开上渗下。

33. 舌苔白腻的咳嗽，应当用温化寒痰的药物，如平陈汤。

34. 鱼生火，肉生痰，白菜萝卜保平安。

35. 温病的本质是郁热，治疗原则是清热透邪。此则告诫我们治温病不可一概以苦寒降热，应该注意郁热的本质，而应用发散郁热之品，即火郁发之之意。

36. 温病的分类：分温热与湿温两类即可，各种温病既然本质相同，就没必要烦琐地分为新感、伏气、瘟疫等，其辨证论治规律没有原则区别。

37. "气有余便是火"：一旦气机郁遏不达，升降出入不畅，阳气失其冲和之性，即郁而化热。

38. 费伯雄曰："凡郁病必先气病，气得流通，何郁之有。"

39. 气机何以被郁：一是邪气阻滞；二是七情所伤；三是正虚无力升降，致阳气郁而化火。

40. 沉主气郁：由于气滞不畅，气血不能外达以鼓荡血脉，故脉沉，凡火郁证，皆有气郁不畅这一共同病理改变，故脉皆当沉，恰如《四言举要》所云："火郁多沉。"

41. "火郁发之"：发之，固然包括汗法，然其含义，远比汗法要广。凡能畅达气机，使郁热得以透发者，皆谓之发。张景岳喻之"如开其窗，揭其被，皆谓之发"。

42. 温病的表证：即卫分证，恶寒，舌边尖红，脉数为特征，是温邪郁肺，不能宣散卫阳故恶寒，因此治疗温病表证不能辛温发汗，应辛凉宣肺，故历代有"温病忌汗"的说法，吴鞠通云："温病忌汗，汗之不唯不解，反生他患。"杨栗山云："在温病，邪热内攻，凡见表证，皆里热郁结，浮越于外也，虽有表证，实无表邪。"

43. 表证初起脉为何不浮：寒邪外袭，寒性收引凝泣，气血不能畅达，故而不浮，反而见沉。《四诊抉微》云："表寒重者，阳气不能外达，脉必先见沉紧，或温邪犯肺，肺气膹郁，气血不能外达，故脉沉。"

44. 叶天士："在卫，汗之可也。"所谓汗之可也，并非汗法，乃指正汗而言，意即温病经过清透之后，只要正汗出来就可以了，它是判断病情转归的一项客观标准。

45. 欲求正汗：必须里热清，气机畅，阴精复，阳气得以宣发，阴津得以敷布。阴阳调和，方能阳蒸阴化而为汗，临床上见此正汗，即可推断已经阴阳调畅、里解表和矣。

46. 正汗的标准有四：微微汗出，遍身皆见，持续汗出，随汗出而热减，脉缓。

47. 三焦治则："治上焦如羽（非轻不举），治中焦如衡（非平不安），治下焦如权（非重不沉）"。轻平重的含义，一指药的性味；二指药量；三指煎法。吴鞠通于银翘散服法中曰："肺位最高，药过重则过病所。"上焦位高，药宜轻；下焦位卑，药当重。又于煎法中云："香气大出，即取服，勿过煮。肺药取轻清，过煮则味厚而入中焦矣。"

48. 升降散应用指征：郁热。凡有郁热者，不论外感内伤，内外妇儿各科皆用之。

49. 升降散中僵蚕、蝉蜕：功在疏透郁热，非为表证之专设。

50. 姜黄：气辛味，苦性寒，善能行气活血解郁。

51. 杨栗山云："伤寒以解表为先，温病以清里为主，此一着最为紧要关隘。"若固于"先解其表，乃攻其里，此大谬也"。热与糟粕相结，"开导其里热，里热除而表症自解矣"。

52. 张锡纯云：连翘，"升浮宣散，流通气血，治十二经血凝气聚"，"治外感风寒，用至一两必能出汗，且发汗之力甚柔和，又甚绵长"。

53. 新加升降散：升降散加豆豉 10g，栀子 7g，连翘 15g，薄荷 4g 以助其清透之力。

54. 患儿高热 39.7℃，手足冷，无汗，头痛恶心，流涕，舌略红，苔白，脉沉而躁数，与新加升降散（蝉蜕 3g，僵蚕 8g，姜黄 5g，川军 4g，豆豉 10g，焦栀子 6g，连翘 12g，薄荷 5g）＋竹叶 4g，4 小时一煎，二剂后体温正常，本方应用体会，发病于春季，虽然乍像风寒，但因舌红脉躁数，诊为风热，既不泥于时令诊为风寒，亦不泥于症状诊为风寒，而是根据《内经》躁脉的论述诊为风热。

55. 新加升降散的意义：本方升清降浊，透达气分郁热。气机畅通，郁热自可透达于外而解。王孟英曰："凡视温证，必察胸脘。如拒按者，必先开泄""虽舌绛神昏，但胸下拒按，即不可率投凉润，必参以辛开之品，始有效也"。柳宝诒亦云："凡迂此等重证，第一为热邪出路。"邪虽入营，亦必求其透转，透转之关键，在于气机之畅达，故以升降散疏畅气机，透发郁伏之热邪，而不率用凉开之安宫、紫雪。

56. 阳郁而寒与阳虚而寒的鉴别：肢冷、腹冷、腰冷、周身冷等乃临床常见之症。阳虚阴盛固可冷，然阳郁而冷者尤为多见，若脉沉而躁数舌红者，不论何处冷，甚至冷如冰，皆属阳郁所致，不可误用热药温阳。阳郁而寒与阳虚而寒的鉴别之点，重在脉沉而躁数，且按之有力。即使舌不甚红，若见此脉，即可断为火郁。若脉虽沉数，但按之无力，当属虚寒。凡脉沉而无力者皆虚。且越虚越数，越数越虚，当予温补，不可误作火郁而犯虚之戒。

57. 中西医发热的概念不能等同：西医发热是以体温为标志，而中医是指脉数舌红，烦躁口渴溲赤便结等热证。体温高者，中医可称为有寒或阳虚阴盛；体温低者中医仍可称为有热，例如麻疹患儿，高热达41.5℃。头胸疹点隐隐且色淡，舌淡，面色青白，以为体温如此之高，必是热盛，而误予寒凉清热，无异雪上加霜，疹不能透，疹毒内攻而亡。《濒湖脉学》言数脉："实宜凉泻虚温补"。同为数脉，当寒凉清热还是温热扶阳，关键在于脉之沉取有力无力。此性命悠关之处，万不可稍忽，倘差之毫厘，必失之千万。若脉之有力无力在疑似之间，当察其舌，察舌重在舌质，苔或黄或白，若舌质淡者，当为虚寒。再进而观色，若色白或兼青者乃虚寒。

58. 小孩危重病人，可采用药物浓煎频服。

59. 凡重证当诊趺阳脉：趺阳主胃气，虽寸口脉已绝，只要趺阳未绝，说明胃气尚存，尚有生机，有挽救之希望，若趺阳亦绝，难以复生。

60. 切记大量用激素的危重病人出现脉洪，面赤、苔黄，不是白虎加人参汤的指征，因为面赤乃大量使用激素所致，脉洪大乃血管活性药物反应。设若无西药，或现一派亡阳之象，当非人参白虎汤所宜，所以，中医辨证时，尚须考虑因用西药所产生的影响，否则易为假象所惑。

第九期

1. 经方：宋以前叫经方，唐宋以后叫时方，经方即经验方。

2. 当归芦荟丸对血液病有效。

3. 血液病补肾比补气血、补脾疗效好。

4. 血液病的用药：①制首乌有疗效；②淫羊藿配丹参、黄芪配白术、菟丝子配肉苁蓉，可使红细胞增多；③补骨脂可使巨噬细胞增多；④血肉有情之品：如羊肉、鸡蛋、人乳、兔脑、鹿茸、鹿血，对血液病有好的疗效。

5. 血液病疗程要3个月。

6. 再生障碍性贫血（再障）的用药：人参、黄芪、附子、肉桂。

7. 十四味建中汤对再障肾阳虚型治疗效果较好。

8. 防崩汤：由白茅根、藕节、侧柏叶、生地、栀子炭、花蕊石、丹皮、煅龙骨、煅牡蛎、阿胶组成，用于再障或妇女月经过多。

9. 六味地黄丸可预防白血病复发。

10. 六神丸可用于急、慢性白血病，成人90～120粒／日，维持量30粒／日，疗程为1～3周。

11. 雄黄散：青黛、雄黄1：9或5：5散剂，用于慢粒白血病。

12. 杀癌7号方：白花蛇舌草、薏苡仁、龙葵、黄药子、乌梅、三七用于肿瘤及血液病。

13. 羊肝丸合四消散：羊肝、神曲、炒麦芽、焦山楂、鸡内金（焙干）：用于巨幼细胞性贫血。

14. 低热，血常规白细胞计数$20×10^9$/L，脉细数，用当归六黄汤。

15. 温病用药轻浅如儿戏。

16. 肿瘤是全身性疾病，需全身调理。

17. 治病求本：一是《素问》云认为"生之本，本于阴阳"；二是本为病源，标为表现；三是内为本，外为标；四是正为本，邪为标；五是人为本，病为标；要治病救人，转变医学模式，有人提出："见血休止血，有热莫攻热。"

18. 中晚期癌症：采用扶正不助邪，关注脾胃，预防出血，开合并举，如补中益气汤用参、芪主升，陈皮开之；又如人参白虎汤。

19. 肿瘤病人处方结构：一是主体（辨证）+辨病+对症；二是主体（辨病）+辨证+对症；三

是经验方+辨证。

20. 肿瘤清热解毒药：半枝莲、白花蛇舌草、苦参、白英临证多用。

21. 肿瘤活血化瘀类慎用，软坚散结类不用，以毒攻毒类多用成药。

22. 辨部位常用抗癌中药：一是食管，石见穿、威灵仙、急性子；二是胃部，白花蛇舌草、白英、藤梨根；三是大肠，苦参、拳参、生薏苡仁；四是肝，凌霄花、土鳖虫；五是肺，鱼腥草、木蝴蝶、土贝母；六是乳腺，野菊花、蒲公英、穿山甲；七是头颈部，猫爪草、黄药子；八是膀胱，半枝莲、龙葵、土茯苓；九是宫颈，墓头回、铁树叶、石上柏。

23. 癌症常用的方剂：一是肺癌，百合固金汤；二是大肠癌，仙方活命饮；三是子宫癌：薏苡附子败酱散（薏苡仁 30g，附子 6g，败酱草 15g）；四是脑瘤，半夏白术天麻汤；五是皮肤癌转移：《证治准绳》中和汤（人参 6g，陈皮 6g，黄芪 5g，白术 5g，当归 5g，白芷 5g，茯苓 3g，川芎 3g，乳香 3g，没药 3g，金银花 3g，甘草 3g，皂角 3g）。

24. 癌性胸腔积水外敷中药基本方：葶苈子、大枣、桑白皮、二丑、猪苓、泽泻、生薏米、车前子，浓煎 30～40ml，冰片 5g 兑入，外敷胸壁，每日一换。

25. 伤口瘢痕：姜黄、露蜂房、地肤子、玫瑰花，煎汁外敷。

26. 养血生发方：可用当归 20g，黑芝麻 30g，何首乌 15g，黄精 10g，桑椹子 30g，枸杞子 15g，菟丝子 10g，女贞子 10g，柏子仁 10g，桑白皮 10g，川芎 10g，黄芩 10g，水煎服，每日一剂，用于放化疗脱发。

27. 术后，放疗后皮肤不愈合：可用生黄芪 10g，当归 10g，紫草 10g，生大黄 20g，红花 10g，炉甘石 20g，加植物油约 400ml，慢火煎开约 10 分钟，过滤取油，局部外用。

28. 促进肠蠕动：半夏厚朴汤+大腹皮各 10g，冰片 2g，微炒研粗末，装粗布袋外敷腹壁，治疗胃肠腹痛，不排气，或术后不排气。

29. 静脉炎：活络效灵丹+鸡血藤各 15g，外用时加姜黄 15g，可用于四肢瘀肿、内外痔、脑血栓。

30. 怎样能开窍？靠的是方剂，和法是方剂的要点，理解了和法可以指导其他法则。

31. 和法的特色：一是具有鲜明的中医特色，调和多病位，多病性，如上、下、表、里、寒、热、虚、实均能用和法，也包括疑难病；二是应用广泛，用于多种外感，内伤不和之病，如"病痰饮者，当以温药和之"，嘈杂亦和之。《内经》云："以平为期。"

32. 和合：唇合之义，"和为贵"。

33. 中医成为名医的两个起点：一是临床实践（救人之术）；二是文化根基（智慧医学）俗称儒医，即后人所说"秀才学医，如笼捉鸡"。

34. 少阳之特点：一是表里不和，虚实不和，寒热不和；二是有咽干，没口渴说明邪热没入里；三是生姜、大枣合用，一个走表，一个走里，就是和解。佐柴胡，解半表之邪；人参、甘草合用防止邪入里；柴胡、半夏合用一升一降，气机畅达；柴胡、黄芩均为苦寒，但柴胡升、黄芩降；人参、大枣、甘草持中焦来运气机（持中运机）。

35. 持中运机的典例：如平陈四君汤既可治胃炎，又可消蛋白尿，因此多脏衰竭的关键是胃肠，可用持中运机的方法，如痔疮也可用持中运机的方法，补中焦可灌四脏。

36. 小柴胡汤可使"上焦得通（柴胡主升，舒畅气机），津液得下（姜枣辛甘化气机，通津液，加半夏主降），胃气因和（姜枣益气和胃），达到身漐然汗出而解"。

37. 经方应用特点有三：一是抓主症用；二是按病机用；三是扩大范围用。

38. 胃息肉：可用小柴胡汤+鸡内金、鸭胆子（每剂 6 粒，入胶囊吞服）。

39. 外感风寒，中等发热：可用小柴胡汤+荆芥、豆豉（咽不痛用）。

40. 小建中汤八症：虚劳里急，悸，衄，腹中痛，梦失精，四肢酸痛，手足烦热，咽干口燥。

41. 格言"为医着想，多用寒热；为病家着想，多用温药"。

42. 胸痹者用理气活血药，不效者兼有低热不退，改用桂枝汤。

43. 重症感染：用抗生素无效，按急性虚证论治，用黄芪建中汤合参附汤。

44. 逆流挽舟法：泄泻属降，应用桂枝、荆芥、防风从上走，即为逆流挽舟。

45. 蛋白丢失的泄泻、水肿：可用黄芪建中汤合葛根芩连汤（去黄芩因苦寒攻下，不去黄连因有厚肠胃功效，葛根有升提之功）。

46. 越是与阳气密切的地方，湿邪都容易侵犯，如"因于湿，首如裹"。

47. 中医病案的特色：一是夹议夹叙；二是病机讨论；三是引经据典。

48. 藿朴夏苓汤与三仁汤的比较：藿朴夏苓汤疏表化湿；三仁汤清热化湿。

49. 募原：薛生白云："募原者，外通肌肉，内近胃府，即三焦之门户，实为一身之半表半里者也。"

50. "见湿先化湿，湿祛邪易除，病易解"，临证可用藿朴夏苓汤。

51. 无名高热：可用达原饮+青蒿、连翘（连翘有透达的作用）。

52. "方眼"：如逍遥散中的薄荷（薄荷为方眼，其性疏散透达，不可缺）；保和丸中的连翘；一贯煎中的川楝子均为方眼。

53. 调和肝胃法：可用左金丸，左指肝，金指肺。而方剂却由黄连、吴茱萸组成。黄连清心火，心无火，不能制金，金则能制木，即隔二隔三治法。

54. 左金丸外用可治口腔炎；研末冲服可治吐酸。

55. 小柴胡汤合左金丸：可治反酸性疾病，抑杀幽门螺杆菌。

56. 幽门螺杆菌阳性（湿热证）：予三黄一野汤。组成是黄芩、黄连、大黄、野菊花。

57. 顽固性疼痛（头痛、膝痛、痛经、乳痛）：可用小柴胡汤+荜茇、白芷、全虫。

58. 左金丸合四逆散：治疗肝热之郁之不寐，抑郁、胸胁痞闷。

59. 高尿酸血症：可用左金丸合楂甘散+泽泻、萆薢。

60. 开方的要点：有靶、有眼、有方、有规。

61. 温药和之：即"温和"之法，使阳气斡旋运转，饮邪自除。所谓"大气一转，其气乃散"。

62. 食管癌：可用苓桂术甘汤+竹沥、半枝莲、桔梗。

63. 心力衰竭：可用苓桂术甘汤+泽泻、附子。

64. 头摇，身体颤抖的帕金森病：可用苓桂术甘汤+葛根、胆南星。

65. 格言："一日不读书，两日可恶，一日不记方，千日可恶"；"腹有经典气自华"。

第五部分　医籍学习参悟

一、《笔花医镜》女科证治心谈

《笔花医镜》女科证治部分，自述多采自程钟龄《医学心悟》在女科卷谓："天台程钟龄女科一卷。悉从诸大家论述中斟酌尽善而出之，字字毫发无憾………兹卷大半家此，以为女科正范。"其分别作妇女正论，室女、月经、肝气、带下、嗣孕、胎前诸证，临产护法，产后诸证，女科列方等条分述之。

（一）妇女证治

古人谓"男女授受不亲"，加之封建思想对妇女封闭，妇女之症难与人言，而医生更不能进行检查，全靠医家熟谙医理、洞晓其情，慎思明辨。故有"宁治十男子不治一妇人"之说。然而，纵是男女有别，其表里阴阳虚实寒热却无异，治疗也有据可循，《笔花医镜》云："大要不离乎中情郁结者近是。"此一言正据妇人病之要害，一者"妇人本坤阴吝啬之性，心地浅窄，识见拘虚，一有逆意即牢结胸中"。二者，封建社会三纲五常等封建思想对妇女的压迫。三者，妇人有经孕产乳的生理，而血为本，又易亏成，肝主藏血，阴血亏，则血不足，而易生郁结。郁久而成病矣，故治之之法唯当以养血疏肝四字。"用四物汤逍遥之类，可以得其八九"。此四字亦可谓治女科病之纲要矣。

（二）月经

经色红为正，紫黑为热，黄如米泔为湿，浅红白者虚也。成块而色暗者寒凝也。成块而紫黑色明者热结也。将引而腹痛拒按者，气滞血凝也。既而腹痛喜按气虚血少也。经兹发热者为血热；经后发热者为血虚；腹胀者为气滞，腹痛者为血滞；昔经水过多者，色淡为虚，色深为热，此为辨月经之常法，治疗《笔花医镜》多以四物汤加减治之，热者加生地、丹皮、丹参、益母草，虚者合四君子汤，寒凝者加桂心、牛膝，气滞者加延胡索、香附、木香等。

（三）肝气

"肝气者，妇女之本病。妇女以血为主，血足则盈而木气盛，血亏则热而木气亢。木盛木亢皆易生怒"，盖"肝为刚脏"体阴而用阳，"故肝气，唯妇女为易动焉，然怒气泄则肝血必大伤，怒气郁则肝血又暗损。怒者，血之贼也"。怒为肝志，怒则耗伤肝血故也。

肝气郁结，昔"气在本位者，左胁痛，移邪于肺者，右胁亦痛"左肝右肺也，但是肝经布两胁，其实仍为肝病。"气上逆者头痛、目痛、胃脘痛"气上逆，乃郁而化火，火气上逆也。肝火气逆，克犯脾胃，故胃脘痛，"气旁散而下注者，手足筋脉拘挛"肝主筋故也。"腹痛、小腹痛，乳岩，阴肿、阴痒、阴挺诸症"皆肝经所过之处也。治疗矣即逍遥、疏肝之类，若血虚者兼以养血，火盛者清肝火。

（四）带下

带下之生总由脾虚生湿，故治疗首以健脾除湿，方选五味异功散加扁豆、薏苡仁、山药、泽泻等，或完带汤亦可，若有热加黄柏、莲心，或易黄汤。

（五）胎前诸证

胎前诸证，恶阻者宜予二陈汤加枳壳或六君子汤加苏梗、砂仁、香附；胎动不安者，用安胎饮；胎漏者予四物汤加减或补中益气汤，子眩者，予紫苏饮或六君子汤；胎不长者，予五味异功能散或八珍汤；子烦者，用淡竹叶汤或二陈加白术、黄芩、苏梗、枳壳；转胞者予茯苓升麻汤或补中益气汤，并随服而探吐之（提壶揭盖法）；至于子痫之急危重症，在现今当中结合全力挽救。

胎前诸证的治则当治病与安胎并举，治病不忘保胎，但是亦不可过于拘泥而不敢治病，《内经》所谓"有故无殒亦无殒也"。

（六）产后诸症

产后之症最宜将护，一为休息，二为补充营养，旧时有将产妇悬掉以渗其恶血，或初产后只宜食粥之陋习，今当弃之，盖"产后多虚"将养恐有不及，岂可再遭此恶罪。另外有"产后多瘀"之然，于产后服生化汤，此宜不可胶执，妇人经产乃生理现象，此期虽易生诸疾，大都因将养失宜所致。若将养适宜，无须服药自可恢复。

二、试论《笔花医镜》的主要学术思想

《笔花医镜》，清代江涵暾著。江涵暾，字笔花，浙江归安人，仕而兼医，因见时医"理法未清"，而"何以司活人之柄耶"。故"久思引救"终于引退还山，采集、融汇诸家学说，参以己见，而成《笔花医镜》。所谓镜者，盖病有千万，总有脏腑，总不外乎寒热虚实，审知其为何脏何腑之寒热虚实，而联其病类以集之。则药归同路，疗一病可，疗千万病亦无不可。

江氏著本书之旨，一在救正时弊，如其所云："而习见此邦医士，如文家相题布局，理法未清，其何以司活人之柄耶。"二为人人能稍知医理，而不为庸医所误，故其著作文字浅近，说法亦不在精究其意。"一切经络原委，概不缕叙"，而是"但言其现何病象，系何脏腑，作何治法，寥寥数语，亦易知矣"。因此，流传较广，为窥探医学门径之佳作。

1. 立论浅近，内容翔实，力在使人有头有绪。

"天下之至变者病也，天下之至精者医也，欲极其精以穷其变，虽千万言不足以发明其绪"，"然至变者病，而可见者恃乎形；至精者医，而可据者恃乎理。以形求理，即以简驭繁，达乎此，通乎彼，固有千万言所不然尽，而一二语足以赅之矣"。故其首论四诊，而尤重望、问。"四事本不可缺一，而唯望与问为最要"，又立"表里虚实寒热辨"一论，谓"凡人之病，不外乎阴阳，而阴阳之分，总不离乎表里虚实寒热，六字尽之"，此论即今之八纲，为临床诊察疾病之首务，可起到提纲挈领的作用，且又分别为表里虚实寒热立法、列方。论内伤、外感汇列总结为十字。即"内伤者里症也，而有气血痰郁四字之分，外感者表症也，而有风寒暑湿燥火六字之别"。于伤寒论治，论伤寒之传变为其特色，谓寒邪由表入里首犯太阳，继则阳明胃经，少阳胆经，失治则传入三阴经，亦有不传入三阴经而传入太阴脾腑，宜五苓散，阳明胃腑宜白虎调胃之类。可见其治重在提纲挈领以执简驭繁，而避免形成卷帙浩繁的长篇大论。

2. 药分猛将、次将，别出心裁使人浅显易懂。

历代医家咸谓"用药如用兵"，而大多不出剂量，不可过重，药味不可乱投，峻烈之品不可妄用等。而江氏独出心裁，将诸药分为猛将、次将。而分别于脏腑又有补泻温凉之猛将、补泻温凉之次将。如在心部药队中有"补心猛将：北五味；次将：柏子仁、枣仁、远志等；泻心猛将：石菖蒲、黄连等；次将：山栀仁、连翘等"。正如其所谓："须量其材力之大小，盖有一利，即有一弊。如大补、大攻、大寒、大热之品，误用即可杀人。各部后分猛将，次将，俾阅者不敢轻用，即用亦必斟酌分量庶知利害。"

3. 论治各证，采摭诸家，择其善者而从之。

"是编大半采仲景、东垣、景岳、钟龄诸家之说，亦述而不作之意"，对各科论治，大都采摭诸家，如"妇科证治"中论："天台程钟龄女科一卷，悉从诸大家论说中斟酌尽善而出之，字字毫发无憾……兹卷大半宗此，此为女科正范。"其所列诸方亦比较切合实用，且无庞杂。对各证，论治精当，如其对脏腑治疗分虚实寒热，又分别述其脉证，列其方药，简易明了。

是书之作，力求简明实用避免繁杂虚浮，使不知医者免于庸医之手，而误伤性命，穷乡僻壤之地亦可对症自医，知医者之读书少，阅历浅者，得此亦有头绪，稍知把握。

三、《医学心悟》评述

《医学心悟》的作者程国彭，字钟龄，原字山龄，号恒阳子，法号普明子，天都（今安徽歙县）人。清初名医，少时因病而酷嗜医学，潜心研索"自《灵》、《素》、《难经》而下，于先贤四大家之旨，无不融会贯通……常彻夜不寐，无未曙，辄剪烛搦管，举平日所心得者。一一笔之于书"，历三十年，著成《医学心司》。"间有未缜细者，必绳削之。至于尽善而后已"。

本书首论四诊八纲，施治八法及其应用。次论伤寒，分述伤寒六经证治；三论内科杂病的辨证施治。四论五官诸病及外科常见病的证治；五论妇科病的证治，并有《外科十法》补充了本书的不足。本书的主要贡献有三个方面：一是将病证明确概括为八纲，指出"病有总要，寒、热、虚、实、表、里、阴、阳八字而已"，"并且对寒与热、虚与实、表与里分别做出了区别。将阴阳作为总纲。对寒、热的真假亦做了论述。二是将中医治法明确归类为八法。指出"论治病之方，则又以汗、和、下、消、吐、清、温、补八法尽之"，对八法做了详细论述。如基本概念，适用范围，代表方剂，直至使用禁忌等都逐一做了介绍。三是论述各科病证简明易行，脉因证治，环环相扣，使人一目了然，其所选用方剂则为多年临证经验效方，如止咳散、半夏白术天麻汤等，至今仍为人们所喜用。

程氏治学主张"学贵沉潜，不容浮躁"。其谓："历经三十载，殊觉此道精微，思贵专一，不容浅尝者问津，学贵沉潜，不容浮躁者涉猎。"宗《内经》之旨，师仲景之方，而又能得其要，执简驭繁，圆机活法，博采众家之长。

在学术思想上，论火以虚实言"夫实火者，六淫之邪，饮食之伤，自外而入，势犹贼也；虚火者，七情色欲，劳役耗神，自内而发，势犹子也"，还详尽地阐述了驱贼火四法、养子火四法，简明扼要，切于实用。论补法应"分气血""辨寒热""识开合""知缓急""分五脏""分根本"，因症定方，对于"补肾不若补脾"和"补脾不若补肾"之争，程氏提出"须知脾弱而肾不虚者，则补脾为亟，肾弱而脾不虚者，则补肾为先，若脾肾两虚，则并补之"的观点。对于咳嗽的辨治，注意辨其成因，"余治外感咳嗽，用止嗽散加荆、防、苏梗以散之，散后肺虚，则用五味异功散，补脾土以生肺金……虚损渐成，咳嗽不止，乃用紫菀散、月华丸、清而补之。此治虚咳之要诀也"。寥寥数语，已将外感咳嗽与内伤咳嗽的辨治说的泾渭分明。

总之《医学心悟》是一本通俗易懂、理论与临床紧密结合,融《内经》,《伤寒论》,河间、东垣、丹溪诸家于一炉,对各科病证的论述简明扼要,执简驭繁。使读书者"心如明镜,笔发春花,于以拯救苍生,而药无虚发,方必有功"。

四、《医学心悟》治咳嗽探析

《内经》谓:"五脏六腑皆令人咳,非独肺也。"又外感六淫、内伤七情,也能导致咳嗽,但是"咳嗽不止于肺,亦不离乎肺也"。程氏云:"肺体属金,譬若钟然,钟非叩不鸣。风、寒、暑、湿、燥、火,六淫之邪,自外击之则鸣,劳欲、情志、饮食、炙煿之火,自内攻之则亦鸣。"因此,咳嗽之病,原因复杂,治病较难。程氏创制的止嗽散,统治诸种咳嗽,执简驭繁,用之有效。

"凡治咳嗽者,贵在初起得法,经云:微寒微咳。咳嗽之因,属风寒者十居其九。故初治必须发散,而又不可过散。不散则邪不去,过散则肺气必虚,皆令缠绵难愈"。譬如"医者不去其鸣钟之具,而日磨锉其钟,将钟声损声嘶而鸣之者如故也,钟其能保乎"。所以他对外感咳嗽,风寒初起,用止嗽散加荆芥、防风、苏叶、生姜以散邪。既散而咳不止,亦专用本方,以调和肺气,或兼用人参胡桃汤以润之。又云:"肺居属辛金,生于戊土,久咳不已,必须补脾土以生肺金。"若汗多食少者,用五味异功散加桔梗以补土生金。综其所述,治疗咳嗽约有以下四点特长:

(1) 肺为娇脏,畏寒,畏热。表散寒热之品都忌过用;唯温润和平,最为恰当,他创制的止嗽散,用荆芥、防风、桔梗宣肺,紫菀、百部润肺止咳,甘草泻火,陈皮、白前降气化痰,药只七味,平正和缓,服之多效。

(2) 咳的病位虽在肺,但发生咳嗽的因素很多,程氏虽以一方统治诸咳,但加减之法,其加详密。指出"须按《内经》十二经见证而加减,如法,则治无不痊"。例如风寒初起,头痛鼻塞,发热恶寒而咳嗽者,加防风、苏叶、生姜以散邪,暑邪伤肺,口渴心烦,溺赤而咳嗽者,加黄芩、黄连、天花粉以泻火;湿气生痰,咳痰稠黏者,加半夏、茯苓、桑皮、生姜、大枣以祛湿;燥热灼肺,干咳无痰者,加瓜蒌、贝母、柏子仁、知母以润燥;咳而两胁痛,不能转侧,属肝脏加柴胡、枳壳、赤芍;咳而喉中如梗状,甚则咽肿喉痹,属心脏,本方倍桔梗,加蒡子。由此可见程氏治咳嗽,是在辨证施治的基础上运用经验方,决非执死方治活病。

(3) 程氏对外寒已尽,咳犹未止之症,主张调和肺气,用止嗽散或合人参胡桃汤润之。或有疑外感虽解,骤进补涩,恐有锢邪之虞?考《本草》胡桃温肺润燥,补气养血,通利三焦,它与生姜同用,取其温润之性。所以两方相合,除温肺润燥、止咳祛痰之外,还有宣散的功用,不致锢闭外邪。

(4) 外邪已解,咳嗽如故,同时汗多食少者,此为脾肺俱虚,肺气虚,所以卫阳不固而自汗出,脾气损,所以运化失职而纳食少。程氏用异功散加桔梗治之。

五、学习《伤寒来苏集》的读书体会

1. 柯氏认为《伤寒论》不独论伤寒,亦论杂病,六经之提纲,不独为伤寒之提纲,亦为六经分司诸病之提纲,六经可以兼盖杂病。柯氏云:"是六经之为病,不是六经之伤寒。乃是六经分司诸病之提纲,非专为伤寒一证立法也。"

2. 六经伤寒之总纲当是(第 3 条)"太阳病,或已发热,或未发热,必恶寒,体痛,呃逆,脉阴阳俱紧者,名为伤寒。"

3. 发热恶寒发于阳,无热恶寒发于阴。是论病之阴阳也。故当列于全论之首。

4. 认为六经赅尽诸病。柯氏曰:"清理脉症之异同,寒热之虚实,使治病者只在六经下手,

行汗吐下和解温补等法，而无失也。"

5. 少阳为枢，少阴亦为枢，故皆主半表半里证。少阳为阳枢，归重在半表，故以口苦目眩为提纲，而不及胸胁痛硬；"少阴为阴枢，其欲寐不寐，欲吐不吐，亦半表半里证……归重在半里也""少阴为阴中之枢，故所主或寒或热之不同，或表或里之不定，与少阳相似也"。

6. "夫仲景之六经，是分六区地面，所赅者广，虽以脉为经络，而不专在经络上立法"。

7. "病有定体，故立六经而分司气，病有变迁，更求合病并病而互参之。此仲景之法尽善也"。

8. "夫病温，病暑，当时即病者不必治，凡病伤寒而成者，其病虽由于冬时之伤寒，而根实种于其人之郁火……虽外伤于寒，而阳气足以御之，但知身更寒，而不为寒所病，然表寒虽不得内侵，而虚阳亦不得外散乃下陷如阴中"。

柯氏认为温暑之病，虽然由于外伤于寒，但根本原因在于，其人素有郁火，即淫欲之人，冬不藏精，以欲绝其精，以耗散其真，阳强不能密，精失守而阴虚所致。

9. 辨温病与瘟疫的区别——"温热利害，只在一人，温疫移害，祸延邻里"。

10. 柯氏认为痉病之因当属燥。"诸病项强，皆属于湿"。愚尝疑其属燥，今本论（指《伤寒论》）有痉、湿之分，又曰："太阳病发汗太多，因致痉，则痉之属燥无疑也""治风君葛根，治湿君瓜蒌根者，非以治风，实以生津，非以治湿，实以润燥耳""今人但知风寒，不惜津液，所以发汗太多，因致痉者多也""风痉之为病，因外邪伤筋者少，因血虚筋急者多"。

可见柯氏认为痉病之属燥者，乃是阴血之亏虚也，非谓感受燥邪以致痉，而是诸病之导致阴血虚后，筋脉失于濡养以成痉病。故治疗当"滋阴以和内"。

11. "当知痹与痉，皆由湿变，夫同一湿也，湿去燥极则为痉，久留而着则为痹，痹为实，痉为虚。

12. 太阳提纲"脉浮，头项强痛，恶寒"，但是"三阳之脉俱浮，三阳俱有头痛症，六经受寒俱有恶寒，唯有头痛项强，是太阳所独也"，故见头连项强痛，知是太阳受病……如脉浮恶寒发热，而头不痛项不强，便知非太阳病。如头但痛，不及于项，亦非太阳定局"。柯氏认为头连项强痛，方是太阳病之独有症状。

13. "凡是脉浮迟浮弱者用桂枝，浮紧浮数者用麻黄，不必于风寒之分，但从脉之虚实而施治，是仲景治法，亦是仲景定法"。

六、程钟龄治病经验举隅

（一）感冒

"有汗不得服麻黄，无汗不得服桂枝，今用此方（加味香苏散）以代前二方之用，药稳而效，亦医门之良法也，不论冬月正伤寒，及春、夏、秋三时感冒，皆可取效"。

程氏以加味香苏散统治四时感冒，余在临证多用柴胡桂枝汤，身痛明显加羌活、独活、防风。鼻塞重者加苍耳子散；若气虚感冒用清暑益气汤；气郁感冒用柴胡枳桔汤；经期感冒用丹栀逍遥散；房事后感冒用滋水清肝饮；冬春季感冒风寒为主；夏季感冒暑湿为主，予藿香正气散；秋季燥邪为主，用桑杏汤或杏苏散；若大便不通，发热咽痛者，用升降散；风热则用银翘散。

"大凡一切用药，必须相天时、审地利、观风气、看体质、辨经络、问旧疾、的确对证，方为良剂"又制柴葛解肌汤。"治春温、夏热之病，其证发热头痛，与正伤寒同，但不恶寒而口渴，与正伤寒异耳"。或以加味香苏散加柴、葛及清凉之味。

（二）胁痛

伤寒胁痛，属少阳经受邪，用小柴胡汤。杂证胁痛，左为肝气不和，用柴胡疏肝散。七情郁结，用逍遥散。若兼肝火、痰饮、食积瘀血，随证加药。唇焦口渴，乍痛乍止者，火也。加山栀、黄芩。肝经一条扛起者，食积也，加青皮、麦芽、山楂。痛有定处而不移，日轻夜重者，瘀血也，加归尾、红花、桃仁、牡丹皮。干呕，咳引胁下痛者，停饮也，加半夏、茯苓。右为肝移邪于肺，用推气散。凡治实证胁痛，左用枳壳，右用郁金，皆为的剂。

然亦有虚寒作痛，得温则散，按之则止者，又宜温补，不可拘执也，喜热畏寒，欲得热手按者，寒气也，加肉桂、吴茱萸。其论胁痛分为左右，左为肝，右为肺，肝多气郁，肺多气逆，治肝重在疏郁，治肺多以理气。现医学证明左侧胁痛多与胃有关，右侧胁痛多为胆囊炎，余多以右侧胁痛汤以治之。

（三）痹证

痹者，痛也。风、寒、湿三气杂至，合而为痹也。其风气胜者为行痹，游走不定也。寒气胜者为痛痹，筋骨挛痛也。湿气胜者为着痹，浮肿重坠也。然既曰胜，则受病有偏重矣。治行痹者，散风为主，而以除寒祛湿佐之，大抵参以补血之剂，所谓治风先治血，血行风自灭也。治痛痹者，散寒为主，而以疏风燥湿佐之，大抵参以补火之剂，所谓热则流通，寒则凝塞，通则不痛，痛则不通也。治着痹者，燥湿为主，而以祛风散寒佐之，大抵参以补脾之剂，盖土旺则能胜湿，而气足自无顽麻也，通用蠲痹汤加减主之。痛甚者，佐以松枝酒；风气胜者，更加秦艽、防风；寒气胜者，加附子；湿气胜者，加防己、萆薢、薏苡仁。痛在上者，去独活加荆芥。痛在下者，加牛膝。间有湿热者，其人舌干喜冷，口渴溺赤，肿处热辣，此寒久变热也，去肉桂加黄柏三分。

余治疗此证，注重顾护胃气，五脏以胃气为本，"有胃气则生，无胃气则死"，"胃气无伤，诸可无虑"治疗多用升阳益胃汤、归芪建中汤、柴平汤、逍遥狗脊汤以调理脾胃，补养气血，上肢关节疼痛明显者，柴胡桂枝汤加羌活、防风、片姜黄；下肢关节疼痛，或踝关节肿痛、浮肿，兼木防己汤；手指关节疼痛，手足逆冷，兼桂枝附子汤。手足憋胀，脉沉滑，四逆香佛二花汤；寒湿化热者，桂枝芍药知母汤或桂枝加石膏汤。

七、读《血证论》的体会

《血证论》云："血生于心火，而下藏于肝；气生于肾水，而上主于肺。其间运行上下者，脾也。"可见血液与人体五脏的关系是非常密切的，血的生成、运行、贮藏、统摄需要五脏共同完成。

（一）血与肝

《血证论》云："肝为风木之脏，胆寄其间。胆为相火，木生火也。肝主藏血，血生于火，下行胞中，是为血海。凡周身之血，总视血海为治乱，血海不扰，则周身之血，无不随之而安。"所谓"肝藏血"。唐代王冰解释说："肝藏血，心行之。人动则血运于诸经，人静则血归于肝。何者？肝主血海故也。"就是说，肝具有贮藏血液和调节血量的功能。当人体在劳作或情绪激动时，机体各部的需血量增加，循环血量也须相应增加，这时肝就把贮藏的血液排出来，以供机体活动的需要；当人在休息或情绪安定时，全身活动量减少，机体所需血量亦减少，部分血液便贮存于肝。

如果肝有病，藏血的功能失常，既影响人体的正常活动，亦可出现血液方面的病变。若肝血不足，因肝开窍于目，不能上荣于目，则两目昏花、干涩、夜盲；因肝主筋，不能濡养于筋，则筋肉拘急，屈伸不利；不能充盈血海，则妇女月经量少，甚至闭经；肝主疏泄，肝失疏泄而肝气逆乱，则藏血不固，易引起出血病变，如吐血、呕血、衄血，妇女月经过多或崩漏等。

（二）血与心

《血证论》云："心者，君主之官，神明出也。心之能事，又主生血，而心窍中数点血液，则血中之最精微者，乃生血之源泉，亦出神之渊海。"《内经》又云："心主身之血脉"，"诸血者皆属于心"。可见血液具有营养作用，脉是血行的隧道，心则是血行的动力。心和血脉相互联系，互相贯通，互相配合，共同完成血液的正常运行。血液循着脉管运行不息，从而将血液中的营养物质不断地输送到全身，以供给机体生理活动的需要。虽然血液循环是心与血脉共同的活动，但心是起主导的、主要的作用。

《内经》说："心者，生之本，神之变也，其华在面，其充在血脉"，"心之合脉也，其荣色也"。正常时，心脉充盛，则面色红润光泽。如果心与血脉虚弱，则面色苍白无华；心气衰竭，则血行无以推动，必致气血瘀滞，面色灰暗或青紫；血虚，则心血不足，心脉空虚，而见面无血色，面白无华，脉数或结代，怔忡惊悸。可见，心、血、脉三者，在生理上是互相联系，密不可分的。在病理上则又是互相影响的，其中任何一方出现异常，都可发生有关疾病。

（三）血与脾

经云："中焦受气取汁，变化而赤是为血。"也就是说脾为后天之本，化生血液的源泉。《难经》又指出："脾裹血，温五脏。"裹的意思就是统摄。所谓统血，指脾有统摄血液在脉管中正常运行而不溢出脉外的功能。而脾的统血功能全赖脾气的作用。清代沈目南说："五脏六腑之血，全赖脾气统摄。"后来唐容川也说："经云脾统血，血之运行上下，全赖于脾，脾阳虚，则不能统血"，"人身之生，总是以气统血"。可见，血液的运行除依赖于心的推动、肝的调节之外，还必须有脾的统摄。明代武之望《济阴纲目》说："血生于脾，故曰脾统血。"说明脾可生血，也可统血。

脾气虚弱，失去统摄血液的功能，造成血液溢出脉外而引起各种出血。清代多位医学家著书立说，对这一问题皆有论说。尤在泾说："脾统血，脾虚则不能摄血；脾化血，脾虚则不能运化，是皆血无所主，因而脱陷妄行。"夏鼎说："营血者，水谷之精气也。脾胃有伤，营卫虚弱，故血失常道而妄行。"张志聪说："有因腹满而便血、吐血者，此因脾伤不能统摄其血也。"临床上，可见到再障等因脾虚不能统血而引起的出血证。对于这类出血证的治疗，清代李用粹认为："故血证有脾虚者，当补脾以统其血。"即采用健脾益气摄血法，可用黄土汤。

（四）血与肺

中焦脾胃吸收转化而成的精微物质，需"上注于肺脉乃化为血"，说明肺脏亦参与血的生成。又有"肺朝百脉"之说，意思是说人体所有的血液都要通过百脉汇聚于肺，通过肺的吐故纳新作用保持着血液的清新，新鲜的血液在宗气的推动下，再循行于血脉，温养着五脏六腑、四肢百骸。

（五）血与肾

中医学认为，肾藏精，精生髓，髓化血。同时，肾中命门为原气之所系，十二经之根，生化之源，也是温煦、促进血液生化的原动力之所在。可见，肾是形成血液的主要脏器之一，故中医有"生血根本在于肾"的说法。而血之精华又可化为肾精。如隋代巢元方《诸病源候论》说："肾藏精，精者血之所成也。"清代唐容川说："肾藏精，然精虽以肾为主，而合心血之所化。"意思是说，精血同源，是可以互相转化的。因此，治疗上常精血并补。如再障，用健脾补肾法往往能取得较好的生血效果。同样，肾精亏虚者在用补肾药的同时，亦给予补气血之品，有助于生精补髓。

八、学习《血证论》的体会

清代唐容川《血证论》来源于《内经》《难经》及《伤寒杂病论》，不但治疗血证有其独特一整套系统的理论和方法，对于其他杂病的治疗和许多方药的运用也有很多独到之处。

《血证论》提出止血、消瘀、宁血、补虚四要法，而其中尤以止血为第一要法。"试思人身之血，本自潜藏，今乃大反其常，有翻天覆地之象""血之所以不安者，皆由气之不安故也"。血证有血出上窍和血出下窍之分，"所以逆上者，以其气逆故也"。唐氏认为血出上窍与冲气上逆有极大关系，他在"吐血门"中说："冲为血海，隶属阳明，未有冲气不逆上而血上逆者也。仲景治血以治冲为要。冲脉隶于阳明，治阳明即治冲也。阳明之气，下行为顺，今乃逆吐，失其下行之令。急调其胃，使气顺吐止，则血不致奔脱矣"，唐氏认为血出上窍诸证是由于冲气上逆所致，止血莫先于降气，降气当首推大黄。而况"大黄一味，能推陈致新，以损阳和阴，非徒下胃中之气也，即外而经脉肌肤躯壳，凡属气逆血分之中，致血有不和处，大黄之性，亦无不适。盖其药气最盛，故能克而制之，使气之逆者，不敢不顺。既速下降之势，又无遗留之邪"。由此可以认为，大黄的止血效果是通过其降气功能来达到的，即使用于某些血出下窍之证，也是因为其出血"属气逆于血分之中，致血有不和处"所致，用大黄降其逆气，使其气平血和，则出血自止。唐氏对大黄的降气功能情有独钟，在"抱儿痨"篇中说："若气逆火甚，非寻常杏仁、枳壳、枯芩等药所能治者，酒炒大黄亦间可用。"在此也说明了大黄的降气作用非他药可比。大黄性味苦寒，因其药气最盛，有极速下降之气，气之逆者，都能降而制之，故其治疗不限于血证，凡是气火上逆引起的各种病证，均可用大黄治疗。概而言之，大黄因其气味重浊，苦寒沉降，内入脾、胃、大肠、肝、心经，"外而经脉肌肤躯壳"，所以脏腑内外、经脉肌肤，凡有气逆不和之处，均可应用大黄降而治之。当然，大黄性味苦寒，若属寒气上逆，则另当别论。

气有余便是火。气火上逆则吐血、呕血、咳血，诸证辄发。降气即是降火。唐氏用泻心汤、十灰散治疗胃中气火上逆的吐血，就是"治血以治冲为要""治阳明即治冲"理论的具体体现。泻心汤由大黄、黄连、黄芩组成，唐氏认为"方名泻心汤，实则泻胃，胃气下泄，则心火有所消导，而胃中之逆气亦不上壅，斯气顺而血不上逆矣"。他通过大量的临证体会到，该方"得力大黄一味，逆折而下，兼能破瘀逐陈，使不为患。此味今人多不敢用，不知气逆血升，得此猛降之药，以损阳和阴，真圣药也"。十灰散由大黄配合清热凉血止血之药十味，烧灰存性所成，"义取红见黑即止，其妙全在大黄，降气即以降血"。唐氏这些论述也阐明了大黄是通过降气而达到止血效果的。因于怒气逆上，气火太甚的吐血和肝气怒逆而为呕逆的呕血，以及怒气伤肝，血因兴奋的怒复（指因怒而复发的血证），唐氏均采用当归芦荟丸"以平其横决"。当归芦荟丸在大量清肝泄热药中配一味大黄，取其极速下降之力，以降怒逆之肝气，气降则血止。又如"咳血门"中，对于"痰咳……气逆而咳血者，扬汤止沸，不如釜底抽薪，泻肺丸主之"。泻肺丸由瓜蒌霜、贝母、半夏、郁金、葶苈子、杏仁、黄连、黄芩、大黄、甘草组成。唐氏在方解中说："肺部痰火血气壅滞不降，用此方解泄破下，力量最大。"方中解泄破下，能降壅滞之气，力量最大之药当非大黄莫属。诸如用大黄配合温胆汤加味治疗肝气上逆、肝犯肺经的痰咳带血，用大柴胡汤加味治疗少阳逆气的呕血等，皆取大黄一味"即速下降之势"，以降上逆之肝气和少阳之逆气，"其妙全在大黄，降气即以降血"。唐氏极推崇大黄降气作用，非但用于血证，凡是由于气火上逆引起的其他杂病，也皆配大黄以降逆气。如治疗火热上攻，少阳逆气犯胃的噤口痢，独树一帜，用大柴胡汤加石膏、天花粉、人参，"攻逆生津，开胃进食"，其方"攻逆"功能，当然属大黄之力，治疗火逆夹痰上冲的不得卧和呃逆用滚痰丸，其中就是利用大黄清降上冲之火逆。又如治疗气甚于下，而逆于上的喘息、呃逆用三物汤（大黄、厚朴、枳壳），治疗火气不得下降的痞满和火气上逆、食入即吐用泻心汤及其加味，都是利用大黄降其逆气，使上逆之气得以平降，则诸证自解等。

总之，《血证论》对大黄降气，发前人所未发，创后世之先河。书中极尽大黄降气之用，不但治疗血证能降气而止血，举凡气火上逆其他杂病均可用大黄清降。

九、学习唐宗海治疗血证四法的体会

唐宗海的《血证论》是一部论述血证的专著。其治疗血证有四法"止血，消瘀，宁血，补虚"。通过此四法，血证的治疗变得更加具体化和系统化。

（一）止血法

其提出了"血之为物，热则行，冷则凝，见黑即止，遇寒亦止"的止血通则。正如《内经》，仲景书之要旨，认为吐衄、咳咯痰血的发生，多由冲气上逆，或夹肝火，或迫肺气，逆乱冲止所致。治疗时需降气止逆，使气顺吐止，则血不致奔脱。对于下血，唐宗海认为下血与吐衄同是血病；然一则其气上行，一则其气下行，提出"治病之法，高者抑之，下者举之"，"升举非第补中益气之谓、开提疏发，此皆是升举"。其中包括以下几种方法。

1. 清热泻火止血法。

多用泻火降逆止血的泻心汤，认为血入胃中，随上逆的胃气从口鼻而出，是天翻地覆之象，且属实属热居多，宜釜底抽薪，降气止逆以止血；而《伤寒论》的泻心汤是达到这种目的的最好方剂；清肝泻火止血。唐宗海依《伤寒论》中肝气怒逆刺期门，泻法，本仲景刺法之意，变为汤药，用柴胡、龙胆草、芦荟、栀子辈治之。唐氏曰："逍遥散尤为治肝之要药，加减得宜，皆能应手而取效也。"清心泻火止血，导赤散主之。唐宗海认为心主血脉，心经火旺、血脉不得安静，因而出血，故用导赤散加味以治疗心经火亢之出血证。如唐氏谓："咯出血丝象血脉之形，故治之以治心为主；清肺润燥止血，唐氏主张：清肃下行，使肺中常有津液润养其金，则金清火伏，肺润则皮毛不泄。今汗血已作，速用人参清肺汤加蒲黄以清肺润燥止血；咳咯鲜血乃肺之治节不利，气火逆上，肺络受伤所致，宜太平丸主之。挟外感所致咳血者，宜麻黄人参芍药汤；鼻为肺窍，若热伤阳络，而为鼻衄，宜人参泻肺汤加荆芥、葛根、蒲黄、生地、童便以清泻肺火，疏利肺气，又有肺经遗热，传于大肠而便血久不愈之疾，方用人参清肺汤加乌梅、罂粟壳；肺为水之上源，金清则水清，水宁则血宁，若水病及血而致尿血者，亦人参泻肺汤去大黄加玄参、蒲黄。"

2. 滋阴清热止血法。

滋阴清热止血，宜地黄汤主之。唐氏曰："阴虚火旺宜地黄汤。"指出了地黄汤为治疗阴虚火旺出血证的妙方。

3. 固气摄血止血法。

固气摄血止血，宜人参、黄芪辈。唐氏曰："虚证去血太多，其证喘促昏愦，神气不续……危脱之证者，独参汤救护其气，使气不脱、则血不奔矣。"守气者，血也；今血去则气随血脱，当急者治标，用独参汤固气摄血。如刀伤出血，宜内服独参汤固气摄血，外用花蕊石散收涩止血；

用于吐血甚者，血尽气亦尽，则用大量人参煎汤服之。对于气虚不能统血之出血，亦可用固气摄血止血法。如脾气虚弱，气不统血，或出于口鼻，或出于二阴，均可用归脾汤加碱以健脾益心，固气摄血。

4. 补气升阳止血法。

补气升阳止血，黄土汤主之。唐氏认为：黄土汤，所治之远血是"中宫不守，血无所摄而下也"，方中佐以附子，"以阳气下陷，非此不能举之"，用黄芩以清血虚生火于未萌，温清兼用，使得阳气升于中焦而止，免除继续升达引动肺火之虞，较单用补中益气汤类更胜一筹。故用治疗脾阳虚陷下血之疾，收效甚佳。

（二）消瘀法

其认为：大凡出血证，血液已溢出血脉外，留着于肌肉、腠理、脉络之间，再也不能重新回到脉管内而参与运行，势必阻碍新血之生机。"瘀血不去，则新血断无生理"，临床用血府逐瘀、甲己化土、归芎散、花蕊石散等方。

（三）宁血法

唐氏认为："吐既止，瘀既消，或数日间，或数十日间，其血复潮动而吐者，乃血不安其经常故也，必用宁之之法，使血得安乃愈。"他以为：冲气逆乱是引起出血的根本原因之一。宁气即宁血，只有通过抚慰，上逆之冲气才能得以安和，血证的治疗才有可能达到善始善终，尽善尽美的程度。宁者，安宁抚慰之意也。四磨汤、麦门冬汤、清燥救肺汤、犀角地黄汤、龙胆泻肝汤等方均为宁血之选方。

（四）补虚法

唐氏于止血、消瘀、宁血三法之后，更主补虚法，用以对失血造成虚损的修补，使整个病理状态全面消除，使身体全面康复，只有这样，血证的治疗方可谓尽善尽美矣。唐氏每每在辛字润肺膏、黄芪糯米汤、生脉散、六味地黄丸、补心丹、归脾汤、滑氏补肝散等名方中随证选用。

十、唐容川用药宜忌论

唐氏为治疗血证一大家，在《血证论》一书中提出了治疗血证的用药宜忌。认为汗、吐、攻、和为治疗杂病的四大法。而失血证有宜有不宜，治疗血证力主下、和，而禁汗、吐。

一是忌汗，是因为发汗则伤津液，而血证患者营血久耗已亏，又因有"血汗同源"之说，那么发汗即是伤血而导致阴血更亏，例如仲景早在《伤寒论》一书就提出"亡血不可发汗，发汗则寒栗而振"，"衄家不可发汗，汗出必额上陷，脉急紧，直视不能眴，不得眠"，就是要告诉我们血证患者即使有表证，也不可用发汗之法。唐氏遵从古训，提出"脉潜气伏，斯血不升，发汗则气发泄，发泄不已，血随气溢，而不可遏抑"，所以血证患者即使得了表证，也只宜和散，不得径用麻、桂、羌、独，果系因外感失血者，乃可从外表而散，然亦须敛、散两施。毋令过汗亡阴。

二是忌吐，唐氏认为其尤为严禁，吐血既伤阴血，又伤水津，则水血两伤，吐血之人，气最难敛，发泄不已，血随气溢即不可遏抑，所以血家最忌是动气，不但病时忌吐，即已愈后，另有杂证，亦不得轻用吐药，往往因吐便发血证。

三是力主下、和之法，所谓"上者抑之"使气不上奔，血不上溢而治血，可用降其肺气，顺气胃气、纳其肾气、气下则血下、血止气亦平复。

下法乃折其气，血证气盛火旺者，十居八九，当其腾溢，而不可遏，正宜下之而折其势。仲景在《伤寒论》中"阳明病、少阴病都有急下存阴之法"，正合此旨，血证火气太盛者，最恐亡阴，下之正是救阴，然而下之也需乘邪气盛时，如正气已虚则只可缓缓调停，而用清润降利之法。

唐氏则认为和法是治疗血证之第一良法，他提出"表则和其肺气，里者和其肝气，而尤照顾脾肾之气。或补阴以和阳，或损阳以和阴，或逐瘀以和血，或泻水以和气"等。

总而言之，血证论治用药正如唐氏所云，是我们在现在临床实践中值得借鉴和运用的。

十一、王清任活血化瘀思想概述

王清任，字勋臣，著有《医林改错》一书，他是我国解剖史上第一位做动物实验的医学家，创制了诸多活血化瘀的方剂，如血府逐瘀汤、少腹逐瘀汤等。他在组方用药上形成了自己的体系。掌握这些规律便有助于理解王氏的活血化瘀思想，临证亦大有裨益。

（一）活血药的应用原则

活血化瘀之药，历代本草记载很多，而王氏所选用者多为一些最常用最平稳的药物，如桃仁、红花、赤芍、川芎等，尤其喜用桃仁、红花，在其所创制的 16 个内服活血方中，就有 12 个桃、红并用之方。如同补气之黄芪，王氏凡提到补气几乎不离黄芪，凡活血祛瘀则可用桃仁。而较为峻烈之三棱、莪术、水蛭之类却从未出现，通经逐瘀汤中亦仅适用穿山甲、皂角刺。虫类活血通络药自古不少医家所应用，而王氏仅用一味地龙。同时在活血祛瘀时还十分注意配伍补血之品，其意旨在活血而不伤血，药不过病适至其所，而且在药量的使用上王氏亦重视此点。

（二）诸活血剂的组方规律

王氏诸活血剂的组成中，每以桃仁、红花、川芎、赤芍等为基础，再根据瘀血所在的部位、性质、兼症及其病因的不同而配伍相应的药物，创制出新的方剂。在其诸活血方中形成了一定的规律。

分部逐瘀：因部位不同而立方不同，如"通窍活血汤，治头面四肢周身血管血瘀之证"等，分部位，立专方以治疗血瘀证，在活血化瘀的基础药上加上各部位的引经药，而成为一组特殊的活血方。

病因不同，配伍相应的对症药物，如气虚血瘀之补阳还五汤，重用黄芪；热毒血瘀之解毒活血汤配伍清热解毒凉血之品；阳衰血瘀之急救回阳汤，活血化瘀与回阳救逆同用。气滞血瘀之血府逐瘀汤，四物汤与四逆散化裁。通痹逐瘀之身痛逐瘀汤，活血药与祛风湿药合用。

以上仅为对王清任活血化瘀思想的管窥之见，正误与否，尚有待临证以检验之，如临证屡以血府逐瘀汤治疗胸痛之属瘀血者，胸部刺痛，夜间尤甚等屡屡获效。身体疼痛呈窜痛，舌质紫暗，常用身痛逐瘀汤亦多取效。

十二、王清任论痹证

历来中医学认为痹证为"风寒湿三气杂至，合而为痹"，正如《内经》所论述："黄帝问曰：痹之安生？岐伯对曰：风寒湿三气杂至，合而为痹也。其风气胜者为行痹，寒气胜者为痛痹，湿气胜者为着痹。"《内经》认为痹证多由风寒湿三气所致，所以祛风散寒除湿就成为主要治法，把祛风散寒除湿的药物作为治疗本病之主药，如羌活、独活、防风、桂枝、白芷、细辛等。汉代张仲景继承和发展了《内经》的思想，在其所著的《伤寒论》《金匮要略》二书中，也多处提到了痹证的病因、病机、脉症、诊断、治法及其方药，如《伤寒论》中的桂枝附子汤证、白术附子汤证、甘草附子汤证等。特别是在《金匮要略》一书中有专门论述痹证治疗的"痉湿暍病脉证治"篇中的麻黄加术汤、麻杏薏甘汤、防己黄芪汤等。主要是以祛风散寒化湿为主，佐以补虚为标。到了金元时期，朱丹溪又提出了四肢百节走痛，风热、风湿、血虚有痰，大法主方：苍术、南星、川芎、白芷、当归、酒黄芩，创立了上中下痛风方又为治疗痹证开一新法。后世清代吴鞠通《温病条辨》云："湿聚热蒸，蕴于经络，寒战热炽，骨骱烦疼，舌色灰滞，面色萎黄，病多湿痹，宣痹汤主之。"又说："暑痹者，加减木防己汤主之。"其认为痹证也有热痹一说，故而清热祛湿又成治痹一法。

以上种种基本上是继承了《内经》的思想，也不乏有所创新，治则不外乎疏风、散寒、化湿、清热、祛痰种种，而王清任在临床实践中发现"凡肩痛，臂痛，腰疼，腿疼或周身疼痛总名曰痹证。明知受风寒，用温热发散者而不愈；明知有湿热，用利湿降火药无功，久而肌肉消瘦，议论阴亏，遂用滋阴药，又不效者，乃风寒湿热之邪入于血管令血瘀之故"。故而王氏明确提出了"痹证有血瘀之说"，认为"总逐风寒，祛湿热，已凝之血，更不能活"。提醒人们在采用祛风、散寒、除湿、清热、化痰、养阴的同时能够配合活血化瘀之法。为此他创立了身痛逐瘀汤活血化瘀，既能通经活络，除湿止痛，又能气血行而风自灭，血活湿亦行。

身痛逐瘀汤，方中桃红四物汤活血祛瘀，意在使血行风自灭，血行湿亦行；没药、灵脂、香附则理气化瘀止痛；牛膝、地龙活血通络而利关节；另有秦艽、羌活祛风除湿，正体现了其"痹有瘀血之说"，在临床应用中还应注意随证之加减，如王氏在方后注中说"若微热，加苍术、黄柏；若虚弱，量加黄芪一二两。"根据临床报道发现此方对有瘀血的痹证疗效颇佳。

王氏"痹证有瘀血之说"又一次丰富了中医对痹证的理论认识和辨证论治，是值得我们继承和发扬的。

十三、王清任之五逐淤汤

王清任，字勋臣，武庠生。纳粟而得千总，性磊落，精岐黄，名噪京师，代表著作为《医林改错》。王氏一生的学术成就，较之为解剖方面更为主要的是在继承前人"气血"的基础上，通过十几年的临床实践，创造性地总结了活血逐瘀法则。创立数首逐瘀汤。《素问·调经论》指出："人之所有者，血与气耳""血气不和，百病乃变化而生"。气和血的有余不足或逆乱或受外界致病因素的侵袭均可导致"血泣""经有留血"的病变。其治法要"随而调之"或"其血气，令其调达而致和平"。《伤寒论》继承了前人思想创立了大黄䗪虫丸、下瘀血汤、桃仁承气汤、抵当汤等方。王氏在此基础上发前人之未发，认为"治病之要诀，在明白气血，无论外感、内伤。要知初病伤人何物，不能伤脏腑，不能伤筋骨，不能伤皮肉，所伤者无非气血，气有虚实，实者邪气实，虚者正气虚……血有亏瘀"，王氏结合了个人临床经验，强调气虚血瘀，在病程发展过程中的重要性。故而创立了数首逐瘀汤方剂。临床颇佳。

1. 血府逐淤汤：本方活血祛瘀，理气止痛。用以治疗"胸中血府血瘀之证"，具有使瘀血去而又不伤血，正符合"血化下行不作劳"之目的。王清任根据自己多年临床经验认为属于血府血瘀的病证有头痛、胸痛、胸不任物、胸任重物、急躁、梦多、呃逆、心悸等十九种病，只要有瘀血之证皆可应用。

2. 通窍活血汤：治头面、四肢、周身血管血瘀所致的头痛、头晕、耳聋、脱发、面色青紫、小儿疳积等十四种病。方中麝香辛香通窍；黄酒通窍止痛；赤芍、川芎活血行血；桃仁、红花活血通络；老葱、生姜温经通络；佐以大枣缓和芳香辛窜药物之性。

3. 膈下逐瘀汤：本方活血祛瘀，行气止痛，主治瘀在膈膜下、上腹部血瘀的积块，以及小儿积块，痛处不移，或肚腹痛，卧则腹坠似有物等病。方药组成当归、川芎、桃仁、丹皮、赤芍、红花活血化瘀，养血凉血，五灵脂通利血脉祛瘀止痛，上药合用奏活血散瘀、散结消积定痛之功，主治血分；乌药、延胡索、香附、枳壳疏肝行气，主治气分而止痛；甘草补脾和中，调和诸药，全方使气血并调，使气行血畅，瘀去痛止；且本方丹皮、赤芍凉血清热，配伍当归养血润燥，使辛通而不燥阴，祛瘀而不伤正，活血而不耗血，祛瘀又能生新，方走膈下而逐瘀血，故云："膈下逐瘀汤。"

4. 少腹逐瘀汤：王氏说："此方治少腹积块疼痛，或有积块不疼痛，或疼痛而无积块，或少腹胀满，或经血见时，腰酸少腹胀，或经血一月见三五次，接连不断，断而又来，其色或暗，或黑，或块，或崩漏，兼少腹疼痛，或粉红兼白带，皆能治之。"另外本方更出奇者，种子如神，王氏用此方效可屈指。

5. 解毒活血汤：是解毒与活血两大法则的结合运用，用以治瘟毒结于血分之证。方中连翘、柴胡、甘草清热解毒；生地、赤芍凉血化瘀；当归、桃仁、红花活血化瘀；葛根升清；枳壳降气，以平复脾胃升降之职，诸药相伍，解毒活血并举，兼以平复胃气，对后世治疗外感疫毒有很大的启发。

十四、王清任论中风

《灵枢·刺节真邪论》云："虚邪偏客于身半，其入深内居荣卫，荣卫稍衰，则真气去，邪气独留，发为偏枯""偏枯者，半身不遂也"。《素问·风论》云："风中五脏之俞，则为偏风。"《金匮要略·中风历节病脉证并治》又云："夫风之为病，当半身不遂。"综上所知，很早以前我们的祖先对半身不遂就有一定的了解。"半身不遂"者"偏瘫"也，即"中风"也。临床特点表现为口眼㖞斜，语言不利等，相当于西医所说的脑血管意外、面神经麻痹等。

"中风"早在两千多年前的《内经》中就有提到这个病名。汉代以来，又有中经、中络、中脏、中腑之分，用以表示病变部位和病情轻重的不同，然半身不遂病本一体，诸家立论意不相同。如《金匮要略》、《内经》立论，本源皆专主于风，多以"内虚邪中"立论；金元时期刘河间主张"中风由心火暴盛"，云："中风者，非肝木之风内动，亦非外中于风，良由将息失宜，内火暴盛，水枯莫制，心神昏昧，卒倒无所知"；李东垣则认为"正气自虚"，其云："中风者，气虚而风邪中之病在四旬以后，壮盛希有，肥白气虚者间亦有之。"论中有中脏、中腑、中血脉、中经络之分，立论为"气虚外受风邪"；朱丹溪则偏重于"湿热生痰"，其云："西北气寒有中风，东南气湿非真中风，皆因气血先虚，湿生痰，痰生热，热生风也。"王安道见丹溪论中有"东南气湿非真中风"一句，便云《灵枢》《素问》，仲景所言是真中风，河间、东垣、丹溪所言是类中风。而明代虞天明则以"气湿痰火挟风而作"；直到张景岳才明确指出了"本旨内伤积损颓败而然，原非外感风寒所致"。因所述中风皆因风、因火、因气、因痰而作，所立之方，俱系散风、清火、理气、化痰之方。有云气血虚弱而中风邪者，于散风清火方中，加以补气养血之药；有云阴虚亏损而中风邪者，于滋阴补肾药中，佐以理气化痰之品，或补多攻少，或补少而攻多，故或有立竿之效，或寸功皆无。

王氏在前人的基础上，结合自己的临床医疗实践，发现前人有不足和欠妥之处，他认为中风不是外感风邪，也不是风火痰湿，而认为"半身不遂，无疼痛之症"，如果"有疼痛之症，乃是身痛之痹证，非是半身不遂"，并且认为半身不遂的根本原因是元气亏损，半身无气。如其所言："君言半身不遂，亏损元气是其本源。"认为"若元气一亏，经络自然空虚，有空虚之隙，难免元气向一边归并，如右半身二成半，归并于左，则右半身无气；左半身二成半，归并于右，则右半身无气。无气则不能动，不能动名曰半身不遂"，还指出本病发病的特点和规律有"睡时气之归并，人不能知觉，不过是醒则不能翻身，唯睡醒时气之归并，自觉受病之半身，想不病之半身流动，比水流波浪之声尤甚；坐时归并，身必歪倒；行走时归并，半身无气，所以跌仆"。

王氏根据元气亏损为主要原因，创造性地创立了补阳还五汤，补阳还五汤为治疗中风偏瘫的基础方剂，方中将补气和活血化瘀结合运用于中风病的治疗，方中重用黄芪为君药达4两，大补元气，使气旺血自行，祛瘀不伤正；归尾和血活血为辅药，活血祛瘀而不伤正；用川芎、赤芍、桃仁、红花活血祛瘀，地龙通经活络，共同起到补气活血、祛瘀通络的作用。方中一味黄芪体现了王氏尤重于气的思想。气为血帅，血随气行，血液的周流离不开气的推动。王氏独开生面，首先把益气药和活血化瘀药配伍，开创了益气活血治疗中风的新途径。

十五、东垣脾胃学说初探

（一）论元气与胃气的关系

李东垣是"补土派"的创始人，其脾胃元气论是脾胃学说的中心内容。如云："真气又名元气，乃先身生之精气也，非胃气不能滋之。胃气者，谷气也、荣气也、运气也、生气也、清气也、卫气也、阳气也，又天气、人气、地气，乃三焦之气。分而言之则异，其实一也。"他认为元气就是胃气。元气的来源，首先有先天真气，再加上后天胃气的滋养，亦即元气又赖胃气以滋养之，"元气之充足，皆由脾胃之气无所伤，而后能滋养元气；若胃气之本弱，饮食自倍，则脾胃之气既伤，而元气亦不能充，而诸病之所由生也"，可见胃气一虚，元气亦虚而诸病由生。

（二）阐述脾胃病机，创"阴火论"

若饮食失节，寒温不适，则脾胃乃伤。喜、怒、忧、恐，损耗元气。既脾胃气衰，元气不足，而心火独盛。心火者，阴火也。起于下焦，其系系于心，心不主令，相火代之。相火，下焦胞络之火，元气之贼也。火与元气不两立，一胜则一负。脾胃气虚，则下流于肾，阴火得以乘其土位，盖阴火上冲，则气高喘而烦热，为头痛，为渴而脉洪；脾胃之气下流，使谷气不得升浮，是春生之令不行，则无阳以护其荣卫，则不任风寒，乃生寒热，此皆脾胃之气不足所致也。此云阴火为"元气之贼"。"火与元气不两立，一胜则一负"。《内经》云："壮火食气，气食少火，少火生气，壮火散气。"火盛即为壮火。"壮火食（蚀）气"而必然耗散元气，反之若元气亏虚则火必相对有余，而有余之火，亢而为害，亦必会损耗元气。故谓"火与元气不两立"，亦即"壮火散气"。"少火"即正常生理性之火，少火虽可生气，但必须是在"气食（饲）少火"的基础上，如果元气亏虚，无以食（饲）养少火，则少火成为无根之火，浮游于上导致"阴火上冲"的证候。

《素问·调经论》云："病生于阴者，得之饮食居处，阴阳喜怒。"又云："阴虚则内热，有所劳倦，形气衰少，谷气不盛，上焦不行，下脘不通，胃气热，热气熏胸中，故为内热。"此之内热东垣解作"脾胃一伤，五乱互作，其始病遍身壮热，头痛目眩，肢体沉重，四肢不收，怠惰嗜卧，为热所伤，元气不能运用，故四肢困怠如此"，即劳倦伤脾，脾气不运，水谷精气滞留胃中，郁而化热，损伤元气，元气亏虚所致，因脾属阴，故《内经》称为"阴虚生内热"，东垣称此为"阴火"是也。于此可知，东垣所谓之"阴火"与阴虚所致之虚火不同。

（三）脾胃为病可互相传变

"夫饮食不节则胃病，胃病则气短精神少而生大热，有时而显火上行，独燎其面，《黄帝针经》云：面热者，足阳明病，胃既病，则脾无所禀受，脾为死阴，不主时也，故亦从而病焉。形体劳役则脾病，脾病则怠惰嗜卧，四肢不收，大便泄泻；脾既病，则其胃不能独行津液，故亦从而病焉"。可见，东垣认为，脾胃为病纵有先后之不同，亦可因二者的关系而发生互传，胃病传脾，脾病传胃，最终导致脾胃同病。

（四）脾胃病用药特点

东垣师承张元素。张元素著有《脏腑标本寒热虚实用药式》倡导升降浮沉，药物归经学说。东垣师其说，而尤其重视升降浮沉，如"此阳气衰弱，不能升发，不当于五脏中用药法治之，当从脏气法时论中升降浮沉补泻法用药耳""唯当以辛甘温之剂，补其中而升其阳，甘寒以泻其火则愈矣""若不达升降浮沉之理，而一概施治，其愈者幸也"，且其在药后禁忌中亦强调"须薄滋味之食，或美食，助其药力，益升浮之气……慎不可淡食，以损药力，而助邪气之沉降也"。在立方中，"有辛甘温药者，非独用也，复有甘苦大寒之剂。亦非独用也，以火、酒二制为之使，引苦甘寒药至顶，而复入于肾肝之下，此所谓升降浮沉之道，自耦而奇，奇而至耦者也"。在用药上多用黄芪、柴胡、升麻等以升阳，羌活、防风、独活等风药以助之，多用泽泻、茯苓、猪苓等淡渗药以下行之。

十六、脾胃论读后杂谈

（一）东垣补土学派的形成

东垣（1180—1251）生活于宋金元混战、民族矛盾和阶级矛盾十分激化的年代，当时战争频繁，人民生活极不安定，疾病流行，东垣亲眼看到"壬辰之变"，五六十日之间，死亡近百万人，所患疾病多由饮食失节、劳累过度所致。而医不能察，抱残守缺，执古不化，硬搬治伤寒外感诸方以治内伤各证，而重伤胃气，造成诊断治疗上的错误；加上东垣本人病脾胃久衰、气短、精神不足等证的切身体验，分析发病多为脾胃元气亏乏，机体抗病能力减弱所致，必须增强脾胃中的元气，专靠古方是不行的，根据其师张元素"运气不齐，古今异轨，古方新病不相能"的思想，于是"自为家法"创立新说。著成《内外伤辨惑论》和《脾胃论》，创立"脾胃学说"成为补土派的创始人。

由此可见一个学术流派的形成，必然有它特定的历史背景，因此我们在评论古代医家时，必须考虑其所处的历史时代，肯定其所取得的成就，而不能因其不足而全部否定。像李东垣为"脾胃学说"的创始人，但其详于升发脾胃之阳气而略于滋补脾胃之阴，至清代叶天士详细论述了"胃阴学说"，方使"脾胃学说"更趋完整。

（二）对内伤病病因病理的认识

东垣根据《素问·调经论》"邪之所生也，或生于阴，或生于阳，其生于阳者得之风雨寒暑；其生于阴者，得之饮食居处，阴阳喜怒"而创立内伤学说。内伤之病，顾名思义病由内伤而致，他结合自己的临床实践，认为内伤病的病因主要有三个方面：一是饮食不节；二是劳役过度；三是精神刺激。饮食不节则伤脾胃，脾胃伤则元气无所充。劳役过度亦损耗元气，而喜怒忧恐资助心火，内耗元气。元气一伤"而诸病之所由生也"。

内伤病的主要病理变化在于中气不足，一方面清气下陷，"脾胃之气下流，使谷气不得升浮……则无阳以护其荣卫，不任风寒，乃生寒热"；另一方面又阴火上冲，形成"气高而喘，身烦热，为头痛，为渴、而脉洪大"等症，使阴阳清浊升降反常"互乱互作"。

（三）对脾胃为升降之枢纽的认识

李杲认为升降浮沉是自然界一切事物运动的主要形式，决定了"天地阴阳生杀之理"。如一年四季，春夏地气升浮而生长，万物始发萌繁茂，时至秋冬，则天气沉降而杀藏，万物斯凋落、收藏，这一年之气的升降，唯长夏土气居于中央，为四时变化的升降枢纽。在人体"盖胃为水谷之海，饮食入胃，而精气先输脾归肺，上行春夏之令，以滋养周身，乃清气为天者也；升已而下输膀胱，行秋冬之令，为传化糟粕，转味而出，乃浊阴为地者也"，唯脾气居于其中以为枢纽也。如脾胃受损，升降失司，就会发生病变，"或下泄而久不能升，是有秋冬而无春夏，乃生长之用陷于殒杀之气，而百病皆起；或久升不降，亦病焉"。

（四）对阴火证证候的认识

阴火病证亦即"内伤热中证"，表现到底为何？东垣谓"脾胃之证。始得之则气高而喘，身热而烦，其脉洪大，而头痛，或渴不止，皮肤不任风寒，而生寒热"。据其所述，可分为脾胃气虚和火热亢盛两大证候群。脾胃气虚则皮肤不任风寒，而生寒热，甚则可见到肢体沉重，四肢不收，怠惰嗜卧，气短精神少等；火热亢盛则表现为气高而喘，身热而烦，其脉洪大，头痛或渴不止，以及火热上行，独燎其面等各种发热。如果这两种证候群中的某些症状集中出现在同一患者身上，同时具有饮食劳倦、七情损伤的病史，即可诊断为内伤热中证，而使用甘温之法以除大热。

（五）对甘温除热法的认识

对于脾胃虚损、元气亏乏所致的发热，东垣提出甘温除热法。什么是甘温法，历来有不同的理解，根据东垣的组方用药分析，甘温之法，非指投以一般甘补之剂，如建中、归脾、十全大补等。东垣甘温法的制方有其特定的原则——甘补药加升发药，后再加清热药，代表方如补中益气汤。补脾胃泻阴火升阳汤。补中益气汤中以参、芪、术、草甘温益气；升麻、柴胡升发阳气。补脾胃泻阴火升阳汤中参、芪、草甘温补中；升麻、柴胡升阳；芩、连、石膏以泻阴火，佐以羌活，一者风能胜湿，另一方面，风性升散，可助升、柴以升阳。临床上我们可以灵活运用，"师其法而不泥其方"，但一定要注意东垣制方之法则，"以辛甘温之剂，补其中而升其阳，甘寒以泻其火则愈矣。经曰：劳者温之，损者温之，盖温能除大热，大忌苦寒之药，损其脾胃"。并非随意将甘温药堆砌成方就可称为"甘温以除大热"，甘温虽能除大热，但用之不当，以热助热则祸不旋踵，而苦寒之品亦非绝不可用，若阴火亢盛之症明显者，亦可酌加苦寒之药，如芩、连、知、柏之类，但切记中病即止，不可太过，反伤脾胃。

十七、东垣清暑益气汤探析

东垣对于长夏湿热胃困尤甚而创立的清暑益气汤以治之，其谓："时当长夏，湿热大胜，蒸蒸而炽，人感之多，四肢困倦，精神短少，懒于动作，胸满气促，肢节沉痛；或气高而喘，身热而烦，心下膨痞，小便黄而数，大便溏而频；或痢出黄如糜；或如泔色；或渴或不渴，不思饮食，自汗体重；或汗少者，血先病而气不病也。其脉中得洪缓，若湿气相搏，必加之以迟，迟病虽互换少差，其天暑湿令则一也。宜以清燥之剂治之。"

《内经》曰："阳气者，卫外而为固也，炅则气泄。"今暑邪干卫，故身热自汗，以黄芪甘温补之为君；人参、橘皮、当归、甘草，甘微温，补中益气为臣。苍术、白术、泽泻、渗利而除湿，升麻、葛根甘苦平，善解肌热，又以风胜湿也。湿胜则胃不消而作痞满，故炒曲甘辛，青皮辛温，消食快气，肾恶燥，急食辛以润之，故以黄柏苦辛寒，借甘味泻热补水虚者滋其化源，以人参、五味子、麦冬，酸、甘微寒，救天暑之伤于庚金为佐，名曰清暑益气汤。药由黄芪、苍术、升麻各一钱，人参、泽泻、神曲、橘皮、白术各五分，麦冬、当归、炙甘草各三分，青皮二分半，黄柏二分或三分，葛根二分，五味子九枚组成。"此病皆因饮食失节，劳倦所伤，日渐因循。损其脾胃，乘暑天而作病也。如汗大泄者，津脱也，急止之，加五味子十枚、炒黄柏五分、知母三分、此按而收之也，如湿热乘其肾肝，行步不正，脚膝痿弱，两足欹侧，已中痿邪，加酒洗黄柏、知母以上各五分，令两足涌出气力矣。如大便涩滞，隔一二日不见者，致食少，乃血中伏火而不得润也。加当归身、生地黄，以上各五分，桃仁泥，麻仁泥，以上各一钱以润之"。

东垣又详列变证加减法于后。如一，心火乘脾，火邪阻遏阳气的升发，清暑益气中必须增加黄柏、当归用量，泻火益阴以助春生的阳气；如二，脾胃自身不足，阳气不升，谷气下流，清暑益气外，加柴胡、升麻发诸经的阳气；如三，心火尤甚，侵侮脾胃，以至肺绝生化的源泉，增加芪、参、草用量。泻火而补脾肺之间的元气；如四，脾胃已虚，阴火又伤害了脾胃升发的元气，导致营血大亏，心失所养，烦闷不安，除在清暑益气汤中主用参、芪、炙甘草升阳，当归和血之外，稍加黄连助黄柏泻心火，补肾水，借以扶持下陷的阳气；如五，除气浮心乱而用朱砂安神丸镇固外，发现清浊相干，气乱于胸的证征，加重橘皮于清暑益气中，助参、芪、炙甘草发阳气，并宣理滞气；如六，长夏湿旺，湿热阻滞脾胃的气机，运化失职，增用二术、泽泻、六曲分消湿邪，助益运化，重用参、麦、五味子之时令药，泻火滋津，先助"秋损"的肺气。于常法中复立变法，阐明了益元气与泻阴火的治疗规律。然东垣立清暑益气汤治疗暑伤元气之证。因"夏热"与"长夏湿"交结成溽暑，故特别注重湿胜的问题，所以本方中治湿的药占很大比例。清代王孟英在《温热经纬》中评论东垣所制清暑益气汤"虽有清暑之名，而无清暑之实"，认为东垣方中药多辛燥，不利于暑热之证。遂另立清暑益气汤，药用西洋参、鲜石斛、麦冬、黄连、淡竹叶、知母、鲜荷梗、甘草、粳米、西瓜翠衣等味组成，以治疗暑伤气津，肺胃阴液不足之证。但是东垣之方适用于脾胃元气先虚，暑湿之邪复乘虚侵害元气致病。俗云："至虚之地，便是留邪之所是也。"二者立方的本旨不同，故不可偏废，全在用方之人灵活掌握，暑湿偏重、脾气亏乏的以东垣之方；暑热偏重、肺胃津伤的以王孟英之方。

余在临床亦喜用本方，根据多年临证经验认为本方补气阴而兼能除湿。有补阴而不碍祛湿，祛湿而不伤阴之妙，而且还有"升清降浊"的功效，用于治疗眩晕、气虚外感、气虚发热、自汗、湿热腰痛、痤疮等病证，屡获良效。临证时抓住疲乏无力、头晕、下肢沉重、脉虚大或濡缓等主症便可放手用之。

十八、学习《脾胃论》之"春气升则万化安"

《素问·六节藏象论》曰："凡十一脏取决于胆也。"李东垣在《脾胃论·脾胃虚实传变论》中注释为："胆者，少阳春升之气，春气升则万化安，故胆气春升，则余脏从之，所以十一脏皆取决于胆也。"他在《内外伤辨惑论》中又说："谷气者，升腾之气也，乃足少阳胆，手少阳元气始发生长，万化之别名也。"又说："胃气、谷气、元气、肝胆上升之气，一也，异名虽多，正是胃气上升者也。"他将"胆"注释为胆所通应的季节，即春升之气，是肝胆功能的体现，并认为春气的变化决定十一脏的变化。

少阳胆气升发、疏泄正常协调五脏六腑，使人体达到阴阳调和、气血顺畅的目的。也就是说，人体无论是五脏还是六腑都必须具有升发的功能。胆为乙木，其季应春，少阳胆气升发疏畅，则各脏腑功能得以正常调节，尤其是脾胃的升清降浊功能正常与否，取决于胆的疏达与否。可见，胆气的升发与疏泄对人体的影响是很大的。

"春气升则万化安"理论在李东垣临床遣方用药方面得到了充分的发挥。其所制定的众多补脾胃方剂，如补中益气汤、调中益气汤、升阳益胃汤、清暑益气汤、补脾胃泻阴火升阳汤等方中，多在重用人参、黄芪、甘草3味甘温之品补脾胃元气的基础上加入了小量的升麻、柴胡、防风、羌活、独活、川芎、藁本、荆芥等味薄气轻、具有发散上升作用的药物，从而使脏腑具有生发之机，增强人体的抗病能力。

明代医家周慎斋善用养阴法治疗肝病，但也经常效法李东垣，在主方中加入少量散肝之药如羌活、防风、川芎等，因为肝胆相表里，治肝即治胆。《傅青主女科》中所载保产无忧汤除厚朴、艾叶、当归、黄芪、陈皮、枳壳、甘草等外，也有小量的荆芥穗、羌活，亦是取升发肝胆之气的缘故。值得指出的是，补益方中加升发药物时剂量不能太大，否则升散太过，反有耗伤正气之弊。

十九、学习《脾胃论》之"甘温除大热"

甘温除大热指以味甘性温的药物为主组成方剂，治疗因中气不足或气虚血亏导致的内伤发热病的一种治法。其代表方剂为补中益气汤和当归补血汤。临床经常见到长期发热的患者，多有劳倦太过的病史，其热势或高或低，但多在劳累后发作或加剧，以口干喜热饮、纳差便溏、脉虚大无力、舌淡红胖大等为特点。如方药对证常可取得较为满意的疗效。

"温能除大热"首见于《脾胃论·饮食劳倦所伤始为热中论》。李东垣根据《素问·调经论》"有所劳倦，形气衰少，谷气不盛，上焦不行，下脘不通，而胃气热，热气熏胸中，故内热"的论述，提出"若饮食失节，寒温不适，则脾胃乃伤；喜怒忧恐，损耗元气。既脾胃气衰，元气不足而心火独盛……相火、下焦包络之火，元气之贼也。火与元气不两立，一胜则一负"是脾胃内伤的病因。元气不足会引起"阴火独旺"，而这种阴火是与元气相对立的。元气充沛时，阴火戢敛下降；元气不足时，阴火就亢盛枭张。阴火越炽盛，元气就越益受耗伤。

关于气虚发热的临床表现，他在《脾胃论·饮食劳倦所伤始为热中论》中描述说："脾证始得，则气高而喘，身热而烦，其脉洪大而头痛，或渴不止，其皮肤不任风寒而生寒热。"这些都是脾虚导致阴火上冲的结果。从以上所举的内伤气血症状来看，证似外感，实非外感，外感是实火，证属有余，内伤是虚火，证属不足，故其治法各异。

李东垣根据《内经》"损者益之、劳者温之""热因热用"之旨，结合自己的医疗实践和经验，认为治疗此种内伤虚热证当以"辛甘温之剂，补其中而升其阳，甘寒以泻其火则愈"。此即后世所说的"甘温除热法"，忌苦寒重伐脾胃，亦不可汗下劫夺津气，补中益气汤是为代表方剂。该方以甘温补气为主，旨在使受损元气得到恢复，中焦枢机得力，阴火自敛。其甘温除热的机制，柯韵伯曾云："凡脾胃一虚，肺气先绝，故用黄芪护皮毛而开腠理，不令自汗；元气不足，懒言气喘，人参补之；炙甘草之甘以泻心火而除烦，补脾胃而生气。此3味除烦热之圣药也。佐白术以健脾；当归以和血；气乱于胸，清浊相干，用陈皮以理气，且可散诸甘药之滞；胃中清气下沉，用升麻、柴胡，气之轻而味之薄者，引胃气以上腾，复其本位，便能升浮以行生长之令矣。"

自甘温除热法治疗气虚发热的方法问世以来，历代医家对于"脾胃气虚生大热"病机的认识见仁见智，各有不同。但不论何种观点，究其主要病机仍然是脾胃虚损、元气不足所衍发的各种发热现象，因而不能单用滋阴、养血、透邪、泻火、清热燥湿等法，只能根据"劳者温之"、"损者益之"的原则，采用"甘温除热"法来用药。甘温除热是通过纠正引起气虚发热的病理变化来退热，因此，属于治本而非治标之法。

二十、张锡纯用药特色浅析（一）

（一）山药粥

《医学衷中参西录》中多处提到用粥剂治疗疾病或者用于病好后的调理，可见张锡纯对用粥剂有其独特之处。他提出，外感温病"纯乎温热"，内伤病"阳盛阴虚者实为十分之八九也……临证之际，以急急保其真阴为急务"，特别强调"治阴虚专责重于脾"的理论，重中"阴虚之甚者，其周身之血脉津液，皆就枯涸，必用汁浆最多之药，滋脏腑之阴，即以溉周身之液"，在治疗过程中首推山药。书中提到其早年"岁试津门"，患泄泻不适，服药无效，用"白粳米煮烂熟作粥"服之，泄泻遂愈。可见其早年便对用粥剂体验最深。其谓："无论何物作粥，皆能留恋肠胃。"所用粥剂，都以山药为主（亦有用白粳米者）。其认为山药汁浆稠黏，以之作粥，大有留恋肠胃之功，待药力吸收输布。

薯蓣粥：治阴虚劳热，或喘或嗽，或大便滑泻，小便不利，一切羸弱虚损之证。每次取生山药细末 20～30g，和凉水作粥食之。该粥多服久服，间有发闷者，可将金钱橘饼（代白布圣）切成细末，调入粥内，再食即无斯弊。《医学衷中参录》常以之治脾胃受伤、大便滑泻不止、产后暴虚喘嗽及阴分素虚、血液短少诸证。薯蓣粥治小儿夏秋渴泻，效果极佳。因"小儿为少阳之体"，阴分未足，如滑泻不止，尤易伤阴分，兼见发热烦渴、小便不利、干呕懒食等证，形成"燥渴多饮、饮水过多、不能运化，遂成滑泻，而燥渴益甚"等循环相因之病理。此际，"欲滋其阴而脾胃愈泥，欲健其脾，而真阴愈耗"。所谓凉润温补，皆不对证。加之小儿苦于服药，家长又多姑息婉随，竟至不治者多矣。唯"山药脾肾双补，在上能滋，在下能固，利小便而止大便"，且为寻常服食之物，以之作粥，调以砂糖，小儿必喜食之，一日两次，可期数日必愈。山药富有汁浆，炒则汁浆枯焦而无滋阴之效。山药随配伍不同，而治证各异。

山药鸡子黄粥：治泄泻久而肠滑不固。即于薯蓣粥内，加"固涩大肠"之熟鸡子黄，两补脾肾，加强止泻作用。

薯蓣苤苢汤（粥）：治阴虚肾燥、小便不利、大便滑泻，兼虚劳有痰作嗽者。用生山药 30g 轧细，生车前子 12g，同煮作粥服之，一日连服三次，小便自利，大便自固。该方重用山药，固大便，利小便，配伍少量车前子"滋阴"而利小便。且二药皆汁浆稠黏，能留连胃肠以发挥药效。车前子虽能滋阴，因其利水，故治阴虚有痰之证，用量宜减半，恐水道过利而阴分更伤。

珠玉二宝粥：治脾肺阴分亏损，饮食懒进，劳热咳嗽，并治一切阴虚之证。生山药、生薏苡仁各 60g，共捣成粗渣，煮至烂熟，再将柿霜饼 24g 切碎调入，随意服之。方中"山药、薏米皆清补脾肺之药"。且山药滋腻，薏米淡渗，两药并用，滋腻与淡渗互济，可久服无虞。更以柿霜饼益肺阴，清肺热，滋肺燥为佐使，能大滋脾肺之阴，诚为至稳善之方。

薯蓣半夏粥：治胃气上逆、冲气上逆，以致呕吐不止、闻药气则呕吐益甚，诸药皆不能下咽者。生山药 30g 轧细，清半夏 30g。先用微温水将半夏淘洗数次，待全无矾味为止，以做饭小锅（电饭煲）煮半夏清汤两杯半，调山药细末作粥，和白砂糖食之。半夏"为降胃安冲之主药"，方中用量超出常规量者，乃补充因过度淘洗所丢失之药力。张氏谓："凡呕吐之人，饮汤则易吐，食粥则借其稠黏留滞之力，可以略存胃腑，以待药力施行。"而山药之润肺生津，可济半夏之燥，又能补肾敛冲，冲气得养而自安其位，呕吐自止。且两药皆清淡无味，故奏效甚捷。

（二）枸杞

《医学衷中参西录》中介绍说："每夜眠时，无论冬夏床头置凉水一壶，每醒一次，觉心中发热，即饮凉水数口，至明则壶水所余无几。唯临睡时嚼服枸杞子一两，凉水即可少饮一半，且晨起后觉心中格外镇静，精神格外充足。" 老人易口干，尤其是晚上睡觉时，需要多次起床喝水，以至于影响到睡眠的质量。人到老年，肾阴不足，气血亏虚，津不上承，于是导致口干，白天时，老人基本可以按时补水，因此问题不大。但在睡前，由于担心夜尿多，很多老人不愿多喝水，所以口干问题在晚上更常见。此外，老人睡觉时习惯张口呼吸，这也是引起夜间口干的原因之一。枸杞性味甘平，可滋补肝肾、益精明目、安神、生津。对缓解口干有一定功效。所以，在睡前，老人可嚼服一些枸杞，或用新鲜枸杞用水煎服对口干的缓解效果很好。

（三）胡桃

《医学衷中参西录》云："胡桃，为滋补肝肾，强健筋骨之要药。"故善治腰疼腿疼。

二十一、张锡纯用药特色浅析（二）

（一）石膏

石膏性凉而散，张锡纯谓其"有透表解肌之力，为清阳明胃腑实热之圣药，无论内伤、外感用之皆效"。在《医学衷中参西录》中，载有其重用石膏之验案颇多。如"同邑友人赵某之妻，年近六旬得温病，脉数而洪实，舌苔黄而干……单用生石膏细末六两……药下咽后，觉烦躁异常，病家疑药不对证。愚曰：非也，病重药轻故也，饮至三饮，遂不烦躁"。可见其用石膏之胆识。

他对石膏的退热功效认为是散热从肌表而出，他说："盖诸药之退热，以寒胜热也，而石膏之退热是逐热外出也。"故可用于伤寒、温病之高热患者，而无凉遏之弊。

但是，若用石膏以治寒温诸热病时，他提出切不可用煅者，世有谓"石膏煅不伤胃"之语及石膏大寒不可轻用，故煅后以减其寒凉之性，殊不知，石膏煅后其性既善于敛涩，而又可失其辛寒之性。故有用煅石膏有止血之法。

（二）山萸肉

山萸肉味酸性温，张锡纯谓其"大能收敛元气，振作精神，固涩滑脱"。故张氏屡用山萸肉以治元气虚脱之急症。如"一人四十余，外感痰喘，愚为治愈。但脉浮力微，按之即无……迟半日忽发喘逆，又似无气以息，汗出遍体，四肢逆冷，身躯后挺，危在顷刻。急用净萸肉四两，爆火煎一沸，即饮下，汗与喘皆微止"。

张氏认为山萸肉不但收涩，兼具有条畅之性。"因得木气最后，收涩之中兼具条畅之性，故又通利九窍，流通血脉，治肝虚胁疼腰疼"。凡肝气因虚不能条畅而作疼者，服之皆可奏效也。《神农本草经》谓其逐寒湿痹也，可用其治疗痹证，尤其痹久而致虚者或许更为适宜，与肝虚筋失所养而致之关节疼痛，此药大可治之。

（三）山药

山药味甘，为健脾之要药。张锡纯认为其"色白入肺，味甘归脾，液浓益肾"。故可治肺、脾、肾三经之病。又谓其"性平可以常服、多服"。故张氏又有"张山药"之称，可知其善用山药也。

山药用治泄泻之脾虚所致者，用山药作粥服用，效果更好，"诚以山药汁本稠黏，若更之作粥，则稠黏之力愈增，大有留恋肠胃之功也"。以粥性黏稠，留恋肠胃，而山药性以收敛，兼补脾胃，若煮粥食之，则其效更捷也。

（四）三棱、莪术

三棱、莪术方书皆谓其破血逐瘀，其性峻猛，张锡纯认为二药皆有辛意，性皆微温，"为化瘀血之要药""性非猛烈而建功甚速"。尤为特殊之处是谓其与参、术、芪等药并用，大能开胃进食，调血和血。故其在所拟治虚劳方中，每佐以三棱、莪术，如十全育真汤。

二十二、张锡纯用药特色浅析（三）

1. 龙胆草

微酸，性寒，张氏谓其色黄居土，称其为"胃家正药"，认为其苦能降胃气。坚胃质，其酸能补益胃中酸汁，消化饮食，凡胃热之证服之可以开胃进食，但因龙胆草其味特苦，若用量稍大，病人反难以下咽，若呃逆患者，更难服用，故临床上用量不宜过大，余使用本药用6～10g。

2. 麦芽

性平，味微酸，能消化一切饮食积聚，其性善消化，虽为脾胃之药，而实善疏肝气，故其镇肝熄风汤中用麦芽非仅取其助脾胃以消化也，实兼取其疏理肝气之功，且麦芽应春升之气与肝气相通，有同气相求之妙。

3. 三棱、莪术

此二药，皆以其为破血之品，药性峻猛，而用者甚为谨慎，若非体壮而有瘀阻者，一般不轻易使用，今观张氏解此二药，真乃给予以棒喝矣，余常用之方参芪丹鸡黄精汤，加味一贯煎等。皆有三棱、莪术，余用此二方久矣，获效良多。而无有偾事之时。余也体会其力并非如何猛峻，当读书至此方茅塞顿开。前贤已早有论述。

张氏说："三棱气味俱淡，微有辛意，莪术味微苦，气微香，亦微有辛意，性皆微温。为化瘀血之要药……若与参、术、芪诸药并用，大能开胃进食调血和血。"

三棱、莪术独具良能，确为妙药，希为医者皆能具此慧眼纠时世之俗弊，发前人之未发。

4. 萆薢

张氏谓其味淡，性温，能直趋膀胱，温补下焦气化，兼能涩精秘气。患淋证者禁用。张氏举出数例以萆薢分清饮治疗失败之案例。张氏认为其是治疗小便频数失溺之要药，而不可用之治淋，但细分析此方立方之意其所治为膏淋，方中萆薢、石菖蒲分清别浊，茯苓淡渗利湿，乌药、益智温肾固精，盐煎服之，咸能入肾。可知本方所治之膏淋乃下焦亏虚，肾失气化，泌别失职之故，与一般之淋证不同。古人云："淋证有五，气淋、膏淋、血淋、热淋、石淋，皆有虚有实，有寒有热，岂可以一方以统治之。况乎本方只宜于属虚证之膏淋乎。"

5. 鸡内金

张氏论内金之精，可谓无人能出其后，谓其味酸而性微温，为消化瘀积之要药，更为健补脾胃之妙品，不但能消脾胃之积，无论何处有积，皆能消之，又凡虚劳之证其经络多有瘀滞加鸡内金于滋补药中，以化其经络之瘀滞，而虚劳始愈，此即取仲景大黄䗪虫丸缓中补虚之意。鸡内金不但化瘀滞以通经络，兼能补脾胃以助药物运化。凡虚劳之人久则脾胃必虚，脾胃虚则运药无力，虽多服药亦无益也，故以鸡内金强健其脾胃，化其经络之瘀滞，则药的消化而兼可运引无阻。

又为治室女月信初潮不至之要药，以其能助归、芪以通经，又能助健补脾胃之药，多进饮食以生血也。

二十三、张锡纯山药论

张锡纯是清末民初著名医家，是汇通派的代表之一，张氏在其所著的《医学衷中参西录》中多次用到山药，特别是大病之后多用山药调理脾胃。其认为山药既滋阴又利湿，能滑润又收涩。功能健脾补肺，固肾益精，在滋补药中成为无上之品，并且指出其色白入肺，味甘归脾，液浓益肾，能滋润血脉，固涩气化，宁嗽定喘，强志育神。故可主治泻泄久痢，久喘虚喘，淋病遗精，虚劳久渴，带下产后，血证尿频等证。主张生者煮汁饮之，或生者轧细煮粥，或轧细蒸熟，忌炒用。一般剂量为 20～50g。

山药配伍石膏，其曾治马姓之一幼女，温病旬日，周身灼热，烦躁不安，精神恍惚，脉搏数，病势危险，此为外感实热而阴分亏损。张氏即用生石膏两半，配合生山药一两，煎熬二茶盅，徐徐频饮。连进二剂，灼热已退，大便得通。清热不伤阴，滋阴不碍温。山药配鸡内金，《内经》谓"女子二七天癸至"。凡室女年十五以上而月信不通，或经行复闭，饮食减少患者，每以山药末八钱或一两，煮作茶汤，调以红蔗糖送服鸡内金末五分，每日两次，用点心服，月信自通。其认为山药善养血，鸡内金善通血，是通月信最要之药。又鸡内金多用恐伤气分，以山药培元气而制之。山药配滑石，一人，年五十，于暑日痢而且泻，泻痢红色，下坠腹痛，噤口不食，两旬后精神昏愦，气息奄奄，诊其脉细数无力，肌肤发热，心中亦热，舌有黄苔，遂用滋阴清燥汤。滋阴清热，健运利水，泻热补虚，一举两得。生山药半两，滑石一两，生杭芍六钱，粉甘草三钱，一剂诸病皆见愈，可以进食，又能服一剂痊愈。此方妙在山药配滑石，一补一泻，一涩一利，一温一凉。重用山药偏温，汁浆黏稠，大补真阴，大固元气；滑石性凉，善清上焦胃腑之热，淡渗利窍，清膀胱之热，利小便而止泻泄。山药配薏苡仁，山药、薏苡仁清补肺脾，单用山药久则失于黏腻；仅用薏苡仁久则失于淡渗，唯等分并用，乃可久服无弊，如张氏治一少年，因感冒懒于饮食，犹勤稼穑，枵腹力作，遂成劳嗽，过午发热，彻夜咳吐痰涎，服滋阴补肾及参芪等二月，反致饮食减少，痰涎增加，渐至不起，脉虚数兼弦。脾肺阴分亏损，治以珠玉二宝粥。生山药二两，生薏苡仁二两，煮粥，调入切碎柿霜饼八钱，随意服之，半年后痊愈。山药配山萸肉，此药对最善救逆挽脱，尤以肝肾阴精亏损，阴分阳分不相维系之虚脱危候更宜。张氏则治一妊妇，得霍乱吐泻胎忽滑下，神气顿散，心摇摇似不能支，脉若有若无，气息奄奄。先以山萸肉六钱煎汤灌下，继则以山药、山萸肉各二两煎服徐徐温饮，精神顿复。再以山药粥善后。山药配山萸肉，救脱之功益彰。山药配车前子，即用山药一两，车前子四钱同煮稠粥食之。一日连服三次，治阴虚肾燥小便不利，大便滑泻兼治虚劳有痰作嗽。山药固大便，又能治阴虚小便不利，车前子利小便，又偏滋阴。二药相伍，既利小便，又止泻泄。他认为二药皆汁浆黏稠，作粥服之，可留恋肠胃，收效更速。山药配人参、附子，元气下坠伴下焦虚寒，小便频数有下脱之虞。人参、附子能救逆回阳，但必得山药收摄，保全下焦气化，才能化下焦虚寒，收摄下元，而有一阳来复徐徐上升之机。张氏曾治陈禹廷氏，呼吸气短下坠，小便不禁，下焦甚凉，肢体无力，脉沉濡，以本方一剂获效。再以山药合芪术升柴巩固疗效。

张氏认为山药既可用治虚损，也可用于外感实邪；既可与温阳药配伍，又能与滋阴药同用；既能收敛涩肠，又能利尿通淋，值得我们很好地去探索应用，更好地去发挥山药的疗效。

二十四、张锡纯治脾胃病

（一）调理脾胃，注重升降

升降运动是脏腑活动的基本形式，《内经》云："升降出入，无器不有。"而脾胃居于中焦，是人体升清降浊的枢纽。张氏在论述脾胃的升降作用时引黄坤载的话说："人之中气，左右回旋，脾主升清，胃主降浊。在下之气不可一刻而不升，在上之气不可一刻而不降。一刻不升则清气下陷，一刻不降则浊气上逆"。其在自拟的 176 首方剂中，以"升""降"二字命名者就有 11 方，在降气方面，如治呕吐的镇逆汤、薯蓣半夏汤；治膈食的参赭培气汤；治吐血的寒降汤、温降汤、清降汤等，都是降胃气的方剂，在选药上善用赭石。其谓"愚数十年经验以来，治此证者不知凡几，知欲治此证非重用赭石不能奏效也"。在病因方面，除脾胃本身病变外，又与肝气不舒或冲气上逆有关。在升气方面，提出了"大气下陷"，自拟升陷汤、醒脾升陷汤诸方。在选药上善用黄芪，"因黄芪既善补气、又善升气，且质轻松，中含氧气，与胸中大气有同气相求之妙用"。

对于升降逆乱的复杂病情，张氏又常以升降并施的方法，以复常态，如培脾舒肝汤，以补脾胃之芪术同桂枝、柴胡能助脾胃之升，同陈皮、厚朴能助胃气之降，清升浊降，满闷自去。

（二）顺从脾胃之性，注意运脾活血

脾主运化，主升清，以升为健，喜燥恶湿，胃主腐熟水谷，以降为和，喜润恶燥。脾胃职司运化，贵在疏通，故治疗脾胃病助之使"运"，是其学术思想之中又一特色。

"久病入血"张氏对慢性脾胃病常佐以活血化瘀之药以活血运脾。如其认为噎膈的病机"系贲门有瘀血肿胀"之法治之，用参赭培气汤，酌加桃仁、红花、三棱等。又如治疗脾胃久病，饮食减少时，常将补脾健胃药与活血化瘀药同用，以化瘀开胃。"况后天资生纳谷为宝，无论何病，凡服药后饮食渐增者易治，饮食减者难治。三棱、莪术与参、术、芪诸药并用，大能开胃进食"。

（三）健脾不伤脾阴，善于运用山药

金元四大家之一的李东垣著《脾胃论》，倡脾胃学说，但其强调升发脾阳，偏于温燥，清代叶天士发展这一学说，强调养胃阴的方法，偏于阴柔，而脾胃虚损的病人，脾阳虚者阴往往也不足，脾阴虚者，阳往往亦不足，所以张氏把温脾阳与养胃阴二者有机地结合起来，创制了不少平补脾胃与养胃阴的有效方剂，如滋生汤、扶中汤、十全育真汤等。在用药上善用山药以其"既能滋阴又能利湿，能滑润又能收涩，性味平和可多服，久服，而无伤胃之虞"。如以一味薯蓣粥治滑泻伤阴之证，使湿去而脾阳得复，滋阴而脾阴得长。

（四）用药做粥，留恋肠胃

张氏认为"无论何物做粥，皆能留恋肠胃"，肠胃是食药直接通过之处，故治肠胃病尤多用粥剂。如"治胃气上逆，冲气上冲"之呕吐不止，诸药不能下咽者，拟薯蓣半夏粥，"借其稠黏留滞之力，可以略存胃腑，以待药力之施行"，治脾虚滑泻之证，固病在肠胃，"用山药涩脾固肾，又恐其药力速去，故以之做粥，使药力逗留"，而在治阴虚劳热方中之"一味薯蓣饮"煎汤取汁，以其滋阴之力治阴虚劳热。

二十五、张锡纯论治痹证

张锡纯（1860—1933），字寿甫，河北盐山县人，晚清著名医家，主张中西汇通，衷中参西，中西药并用，取长补短，以"求得中华医学跟上时代的发展"，实现"济世活人"的凤愿。著有《医学衷中参西录》一书，是他多年临床经验的总结。其治疗痹证肢体疼痛，观点新颖，方法、药物独特，疗效卓著，现论述其治痹特色于下，以为临床借鉴。

（一）治痹善用活血通络

论痹之因，有风寒湿痹，或血瘀、气滞、痰涎凝滞，而尤注重瘀血。观先生所用诸方，皆有活血之品，而以乳香、没药最为常用。其谓"乳香、没药不但流通经络之气血，诸凡脏腑中有气血凝滞，二药皆能流通之"，可知乳香、没药善于流通气血，为张氏所喜用。又说："四肢之作疼，亦必有痹而不通之处也"，"若其素服之方皆佳，所以不见效者，大抵少开痹通窍之药耳"，其自制活络效灵丹，治疗气血凝滞肢体疼痛，"凡病之由于气血凝滞者，恒多奇效"。

（二）痹重视扶助正气

张氏治疗本病首重明辨虚实，强调固护正气，助正达邪。其痹证：有因气虚者，有因肝虚者，有因脾胃虚弱者，有因正气不足，风寒湿邪外客者，治疗当以扶正为主，不可专事疏散，他举例说："桂枝芍药知母汤治历节风之善方也，而气虚者用之，仍有不效之时，以其不胜麻黄，防风之发也"，遂自制加味黄芪五物汤，以扶正为主兼以祛邪。

气虚导致的腿疼、臂疼予健运汤。方中重用黄芪，党参以补其元气。他说："从来治腿疼，臂疼，多责之风寒湿痹……不知人身之气化壮旺流行，而周身痹者，瘀者，滞者，不治自愈。"盖因元气亏虚之人，"气虚不能充体，是以所服之药纵对证亦不见效也"，"愚临证体验以来，知元气素盛之人，得此病者极少，故凡腿疼臂疼历久调治不愈者，补其元气以流通之，数载沉疴，亦有随手奏效也"。

肝虚腿疼者，制曲直汤。曲直汤乃活络效灵丹加山萸肉、知母。方中重用山萸肉一两，其谓"山萸肉得木气最厚，酸性之中大具开通之力，以木性喜条达故也。《神农本草经》谓主寒湿痹……其性不但补肝，而兼能通利气血可知"。肝主筋，肝虚筋失濡养而致痛，治疗当以补肝，而不可伐肝，观其所治之案，大怒之后渐觉腿疼，日甚一日至卧床不能转侧，医者因其得之恼怒，皆予疏肝理气之药，病情加剧，后经先生诊视，"其左脉甚微弱"，自言凡疼甚之处皆热，因恍惚《内经》谓"过怒则伤肝""肝主疏泄，中载相火，肝虚不能疏泄，相火即不能逍遥流于周身，以致郁于经络之间，与气血凝滞而作热作痛，为制此汤，山萸肉补肝，以知母泻热，更以当归，乳香诸流通血气之药佐之"十剂而热愈疼止。

又有腿疼、腰疼、饮食减少者，因脾胃虚弱所致，制振中汤，"重用白术以健补脾胃，脾胃健则气化自能旁达"。因肌肉、四肢为脾胃所主，人饥饿之时觉两腿无力，不想劳作，食后顿觉有力可知也，又《内经》云："食气入胃，散精于肝，淫气于筋。"所以脾虚亦可令人腿疼。

（三）治寒痹善用硫黄

先生吸收古人应用硫黄的经验，又经本人亲自尝试，熟知其性"原无毒"，"功效甚奇，又甚稳妥"，所以常用硫黄治疗沉寒痼冷凝于筋脉。痹久不愈，诸药罔效者，他认为痹痛日久，"其寒在骨，非草木制品所能奏效，必服矿质之药"，故曾令一痹证患者服生硫黄 1kg 而愈。

（四）治热痹独创新法

热痹之证古人以桂枝芍药知母汤、白虎桂枝汤治之，至后世有谓石膏大寒，损害脾胃而不敢用之，先生说："石膏辛寒性凉而散，有解肌透表之力，无论外感内伤用之皆效"，故恒重用石膏以治疗热痹，并创造性地将石膏与阿司匹林并用治疗关节痛夹有外感热痛者。

综观张氏治痹之法，重视扶助正气，注重活血通络，无论虚实寒热，有否瘀象，皆加入活血通络之品，在应用西医治痹中，指出阿司匹林可治疗热性关节肿痛，并述其见效之因为阿司匹林可令人发汗，"以其凉散之性能使关节之郁热悉融化也"。这一点可以给我们一个启示，在应用西药之时，不可尽以西医之药理研究为根据，亦当参以中医之理，察其对中医所述人体生理、病理的影响而应用之。另外，提出肢体受寒之疼痛可熨以坎离砂，驱逐凝寒，流通血脉，可为临床治痹多一法门。

二十六、张锡纯治妇科病

1. 月经短少

方书多谓血虚、肾虚、血瘀所致，而张氏玉烛汤独从郁入手。其谓："妇女性多忧思，以致脏腑、经络多有郁结闭塞之处，阻遏阳气不能外达……"方中以黄芪补气更能升气，辅以柴胡之轩举，香附之宣通，阳气之抑遏者，皆畅发矣，当归调血，地黄养血，知母、玄参与甘草，苦甘化阴。一以济阴血，一以制郁阳。虚者得补，郁者得通，自无月经短少之患。

2. 闭经

一从虚论治，一从瘀论治。虚者从脾胃着手，认为，胃虚不能消化饮食，以生血液，所以在女子为不月也。治之者，自当调其脾胃，使之多进饮食，以为生血之根本、制资生通脉汤。实者，从瘀之论，瘀阻冲脉，经血不能应时而下，导致月经闭止，制理冲汤，理冲丸以治之，方中用三棱、莪术等破血之药以通冲脉之瘀，理冲汤主治为瘀阻较轻之症，故扶正护正之品为多，如参、芪、白术、山药以防三棱、莪术之耗散气血。理冲丸主治为瘀阻较重之症，故去参、术、山药加水蛭、桃仁以通络活血，共制为丸，取其缓不伤正，却能使药力持久，攻逐之力不减。

3. 崩漏

指经血非时而下，少者为漏下，多者为血崩。漏下为轻，治以安冲汤；血崩较重，治以固冲汤，安冲汤用芪、术以升补中气，续断、生地以补肾，因冲脉上隶于胃阳明经，下连于肾少阴经，白芍敛肝、生龙牡、海螵蛸、茜草固涩冲脉。固冲汤在此方的基础上加重白术的用量，又重用山萸肉，补肾兼具酸敛，龙牡皆用煅者，复加棕榈炭、五倍子以加强收敛之性，重在止血也，乃"急则治其标"之法。

4. 带下病

认为带下为冲任之症。"冲任有滑脱之疾，责在带脉不能约束，故名为带也"，但滑脱之中，实兼有瘀滞。清带汤中，龙牡固脱又具开通之力，茜草、海螵蛸化瘀，又具收涩之力，生山药、健脾补肾固元气，若证偏热者，佐以凉药；证偏寒者，佐以温药。赤白二带，赤者多热，白者多寒，但亦不尽然，当与问切参之。

5. 流产

流产之病，中医称为"胎漏"或"胎动不安"。若屡孕屡堕，在三次以上者称为滑胎。张锡纯制寿胎丸方中菟丝子大能补肾，肾旺自能荫胎，桑寄生能养血，强筋骨，大能使胎气强壮，故《神农本草经》载其安胎。续断亦补肾之药，阿胶系驴皮所熬，最善伏藏血脉，滋阴补肾，故《神农本草经》亦载其能安胎也。妇人受孕之后，或流产，或不流产，不尽关乎妊妇身体之强弱，实兼视所受之胎善吸取其母之气化否也，故保胎所用之药，当注重于胎，以变化胎之性情气质，使之善吸其母之气化以自养，自无流产之虞。

二十七、浅谈张锡纯大病瘥后调治的用药特色

（一）用药特点

1. 大病新瘥，首重山药

张氏认为：大病新瘥，多伤阴分，气血不足，而山药"色白入肺，味甘归脾，液浓归肾，能滋润血脉，固摄气化，宁嗽定喘，强志育神，性平可以常服多服"，在滋补药中诚为无上之品。

他反驳了陈修园谓山药为寻常服食之品不能治大病的观点，认为山药性虽缓和，但能扶正固本，补脾益肾，保元气，济阴阳，培气血，故久服对人体大有补益。据初步统计：在《医学衷中参西录》记载的 138 个病案中，重用山药瘥后调治者达半数以上。为方便病人服药，张氏还精心设计了山药的服用方法。如杨晴溪痢疾转肠溃疡病案：痢久不愈，下血过多，致肝肾阴亏。"气血不足，俾用生怀山药轧细末，每用两许煮作茶汤，调以白糖令适口，当点心服之"。

2. 味少而精，推崇食疗

张氏瘥后调治以简便实用为原则，药物少则一两味，多则四五味，且多是寻常服食之品。他认为食疗法"性甚和平，宜多服常服。用之对症，病自渐愈，既不对症，亦无他患"，提出"甚勿以寻常服食之药而忽之"。他喜用山药就是最有力的证明。又如陈锡周胁痛病案，服山药汤后"再嚼服熟胡桃仁二三钱"；苏媪黄疸兼外感病案"俾日用生怀山药、生薏米等分轧细，煮作茶汤，调入鲜梨、鲜荸荠自然汁，当点心服之"；津海道尹表霖普君夫人之温病案"俾用鲜梨、鲜藕、莱菔三者等分，切片煮汁，送服益之散三钱许，日服两次，至三次则喜进饮食，脉亦和平如常矣"；张宝华症痰兼脾胀病案"俾用生怀山药一两、熟莱菔子二钱、生鸡内金钱半煎汤，日服一剂，连服数日以善其后"；天津于姓媪肺痨喘嗽兼不寐病案"俾用珠玉二宝粥，常常当点心服之，以善其后"；刘氏妇血闭成癥瘕病案"俾用山楂两许，煮汤冲红蔗糖，当茶饮之，以善其后"。

（二）用药总结

张氏认为：大病新瘥，气血多虚，而"气血虚者，其经络多瘀滞"，指出临床上常有因饮食减少，生血不足，或失血过多，或热病伤阴，以致阴亏血涸而成瘀者，治疗宜补破兼施，健脾滋阴佐以活血化瘀，以达"生新祛瘀"之目的。如孙聘卿脑充血兼偏枯病案"俾停服汤药，日用生怀山药细末煮作茶汤，调以白糖令适口，送服黄色鸡内金细末三分许，当点心用之，以善其后。此欲用山药以补益气血，少加鸡内金化瘀滞也"。张氏瘥后选药多平和之品，谓"鸡内金性甚和平，而善消有形郁积，服之既久，瘀血之坚结者，自然融化。矧此方与健脾滋阴之药同用，新血活泼生长，生新自能化瘀也"。又如陈氏女处女经闭病案："每用山药末七钱，凉水调和煮作茶汤，加红蔗糖融化，令其适口，以之送服水蛭细末之分，一日再服，当点心用之"。谓水蛭"其性并不猛烈……且山药饶有补益之力，又为寻常服食之品，以其粥送水蛭，既可防其开破伤正，且又善于调和胃腑也"。张氏大病瘥后用药不但注意补破兼施，还注意药物寒热温凉特性的配合，使"药性和平，始能久服无弊"。如天津范姓媪温病兼下痢病案记载："俾用生怀山药细末煮作茶汤，兑以鲜梨自然汁，当点心服之，日两次，浃后之间当即可复原。盖山药多含蛋白质原善滋阴，而其补益之力又能培养气化之虚耗。唯其性微温，恐与病后有余热者稍有不宜，借鲜梨自然汁之凉润以相济为用，则为益多矣"。